《伤寒论》情志病辨证论治规律

张兆洲　郑月娟　主编

U0301973

全国百佳图书出版单位
中国中医药出版社
·北京·

图书在版编目（CIP）数据

《伤寒论》情志病辨证论治规律 / 张兆洲，郑月娟
主编 . -- 北京：中国中医药出版社，2024. 9
　　ISBN 978-7-5132-8920-7

　　Ⅰ . R222.2

中国国家版本馆 CIP 数据核字第 2024M9U752 号

中国中医药出版社出版

北京经济技术开发区科创十三街 31 号院二区 8 号楼
邮政编码　100176
传真　010-64405721
唐山市润丰印务有限公司印刷
各地新华书店经销

开本 850×1168　1/32　印张 14　字数 314 千字
2024 年 9 月第 1 版　2024 年 9 月第 1 次印刷
书号　ISBN 978-7-5132-8920-7

定价　59.00 元
网址　www.cptcm.com

服 务 热 线　010-64405510
购 书 热 线　010-89535836
维 权 打 假　010-64405753

微信服务号　zgzyycbs
微商城网址　https://kdt.im/LIdUGr
官 方 微 博　http://e.weibo.com/cptcm
天猫旗舰店网址　https://zgzyycbs.tmall.com

如有印装质量问题请与本社出版部联系（010-64405510）

《伤寒论》情志病辨证论治规律

编委会

主　　编　张兆洲　郑月娟

副主编　赵　玲　袁富文　刘兰英　刘淑清

编　　委　（以姓氏笔画为序）

王　杰　王　瑜　石舒尹　占向阳

冯媛媛　任振兴　刘兰英　刘淑清

关运峰　杜国庆　李　星　李要轩

李明杰　杨　琪　吴新楠　宋和平

沈　军　张　浩　张本瑞　张兆洲

张紫薇　张影茹　陈皖晴　邵诗芸

郑月娟　赵　玲　赵东峰　侯新新

姚　望　袁　苑　袁富文　贾丰菁

唐跃华　董加彬　蒋日磊　蔡　刚

学术秘书　吴新楠（兼）

刘 序

仲景学说如天宫瀑布垂流倾泻，浩浩然逾千年，声震四方，泽被遐迩！有关其研究之专著已达一千多部。综观世界科学史，能望其项背者，寥若晨星。然其宝藏之丰，储金之富，至今开采，远难罄竭，永远吸引着有志研究之中医人。

上海中医药大学青年才俊张兆洲、郑月娟博士，久存发掘仲景宝库之志，仰问前贤，俯察临床，殚精竭虑，历数年终有所获。当今社会，精神疾患猛增，往昔治法，多难应对，而仲景仅《伤寒论》所出 113 方中，即有 40 余方之所治关乎情志，另有 20 余条涉及症状描述，非常具有发掘价值！而此间涵盖面之广，临床需求之迫，均非一己之力所能胜任，遂诚邀临床、科研、教学之志同道合者数十人，弥纶群言，研精一理，数历寒暑，终使大论得成。

全书本仲景义而平添新论，集众家说而作依凭，采古方论而析机理，列多病案而传应用，令人能于系统复习文献中加深对仲景方之领悟，于百例验案之治中撷取新知。古虽有类证研究法，难具本书所展之视野；古虽有专病研治法，难替本书融入之新知。

昔王羲之因召众诗人畅吟，遂有《兰亭集序》千古绝唱传世；欧阳修因邀群贤促膝，方得《醉翁亭记》名篇垂留。是故名章精论，每出于才俊相聚。盖因"水尝无华，相荡乃成涟漪；石本无火，相击而发灵光"。编委会、课题组形类于此，故能智融一体而诞佳作。此书之成，由此而似染了古贤名篇之余气。

故乐以为之作序！

四川八三翁　刘方柏

撰于深圳市宝安纯中医治疗医院

2024 年 1 月 30 日

前　言

随着经济社会的快速发展，生活节奏的不断加快，竞争压力的持续增加，以及医学模式从传统的生物医学模式向生物－心理－社会医学模式的转变，精神心理疾病的发病率、确诊率逐年增加。以抑郁症为例，根据《2022国民抑郁症蓝皮书》显示，我国成人抑郁障碍终生患病率为6.8%，其中抑郁症为3.4%，目前我国抑郁症患者人数高达9500万。据世界卫生组织统计，全球约10亿人正在遭受精神障碍困扰，尤其2020年疫情暴发后，全球精神障碍疾病负担更加沉重，重度抑郁症和焦虑症的病例分别增加了28%和26%，抑郁症患者激增5300万，增幅高达27.6%。更为严重的是，抑郁症的发病呈现出年轻化、女性化、老龄化趋势。

近些年来，现代医学在精神心理疾病的发病机制、临床研究、心理治疗、药物研发等各个方面取得了长足进展，但也客观存在着药物副作用大、成瘾性强，以及药物耐受等问题。中医药学是中华民族的伟大创造，是中国古代科学的瑰宝，为中华民族的繁衍昌盛做出了重要贡献。中医药在防治情志疾病方面积累了丰富的临床经验，形成了比较完整的理论体系。秉承"传承精华，守正创新"的精神，我们从张仲景所著《伤寒论》中探寻情志病的辨证论治规律，以期有所裨益于当今临床实践和科学研究。

本书编委会成员涵盖了临床一线的医务工作者、从事中医药高等教育的教师，以及从事基础研究的科研工作者。各位编委始终以一丝不苟、严谨求实的态度推进稿件的撰写和修改，特此致敬！本书撰写过程中得到四川省乐山市中医医院刘方柏教授、云南中医药大学王寅教授、上海中医药大学吴中平教授的悉心指导，特此致谢！

在撰稿过程中，我们虽然尽了最大努力，但由于水平有限，时间紧张，本书难免存在着不足和疏漏之处，敬请广大读者提出宝贵意见，以便今后修订完善。

张兆洲　郑月娟

2024 年 1 月于上海

编写说明

本书分两部分，共9章。基于文献学和统计学的研究方法，对《伤寒论》中涉及情志异常的方证进行系统的梳理和研究。全书第一部分以《伤寒论》原文顺序为纲，以情志症状、释义、辨证、论治、方药、用法、方解、选注、方论、医案举隅、现代研究等部分为目，全景式展现张仲景辨证论治情志病的特色。第二部分以情志异常主证为切入点，采用统计学方法对张仲景辨证论治情志病的处方用药规律进行深入的分析总结。

具体编写分工如下：张兆洲、郑月娟撰写桂枝汤证、甘草干姜汤证、真武汤证、四逆散证、痞证、误治成痿、少阳病治疗禁忌、太阴中风、少阴病、霍乱病；张兆洲、袁富文撰写茯苓甘草汤证、文蛤散证、猪苓汤证、乌梅丸证、厥阴病、阴阳易差后劳复病；刘兰英、刘淑清撰写太阳病是否发生传变、温病辨证要点以及误治引起的变证、证象阳旦、太阳病火逆变证、阳明病、燥屎辨证、少阳病转归、太阴寒湿发黄、少阴病；赵玲、任振兴撰写白虎汤证、白虎加人参汤证、炙甘草汤证以及瓜蒂散证；张本瑞、贾丰菁撰写调胃承气汤证、小承气汤证、大承气汤证以及五苓散证；沈军、唐跃华撰写阳旦汤证、大青龙汤证、麻黄汤证以及黄连阿胶汤证；侯新新、张浩撰写干姜附子汤证、茯苓桂枝甘草大枣汤证、茯苓四逆汤证以及猪肤汤证；冯媛媛、邵诗芸撰写栀子豉汤证、禹余粮丸、吴茱萸汤证以及白通加猪胆汁汤证；赵东峰、李星撰写小柴胡汤证、小建中汤证以及大柴胡汤证；陈皖晴、杨琪撰写桃核承气汤证、柴胡加龙骨牡蛎汤证、肝乘脾证以及桂枝甘草龙骨牡蛎汤证；蔡刚、张影茹撰写太阳病火逆变证、桂枝去芍药加蜀漆牡蛎龙骨救逆汤证以及桂枝加桂汤证；关运峰、姚望撰写抵当汤证、大陷胸汤证、寒实结胸证；吴新楠、张紫薇撰写太阳与少阳并病证、热入血室证、柴胡桂枝汤证以及柴胡桂枝干姜汤证；袁苑、王杰撰写甘草泻心汤证、桂枝附子汤证、甘草附子汤证；张兆洲撰写有条文无方证类；张兆洲、郑月娟、赵玲、袁富文撰写处方用药规律的数据统计分析；吴新楠、李明杰负责参考书目核对和统稿；张兆洲、董加彬、王瑜、占向阳负责古籍原文核对；张兆洲、杜国庆、石舒尹负责"现代研究"部分内容的审核修改；蒋日磊、李要轩、宋和平负责一校稿中所有原文、医案部分的审核修改。

　　本书可供从事中医、中西医结合防治情志病、精神心理疾病的临床、教学和科研人员参考阅读。

张兆洲　郑月娟
2024 年 1 月于上海

目录

上篇　情志病证辨证论治

目
录

下篇　情志病辨证论治处方用药规律

张仲景原序

论曰：余每览越人入虢之诊，望齐侯之色，未尝不慨然叹其才秀也。怪当今居世之士，曾不留神医药，精究方术，上以疗君亲之疾，下以救贫贱之厄，中以保身长全，以养其生。但竞逐荣势，企踵权豪，孜孜汲汲，惟名利是务；崇饰其末，忽弃其本，华其外而悴其内。皮之不存，毛将安附焉？卒然遭邪风之气，婴非常之疾，患及祸至，而方震栗；降志屈节，钦望巫祝，告穷归天，束手受败。赍百年之寿命，持至贵之重器，委付凡医，恣其所措。咄嗟呜呼！厥身已毙，神明消灭，变为异物，幽潜重泉，徒为啼泣。痛夫！举世昏迷，莫能觉悟，不惜其命，若是轻生，彼何荣势之云哉？而进不能爱人知人，退不能爱身知己，遇灾值祸，身居厄地；蒙蒙昧昧，蠢若游魂。哀乎！趋世之士，驰竞浮华，不固根本，忘躯徇物，危若冰谷，至于是也！

余宗族素多，向余二百，建安纪年以来，犹未十稔，其死亡者，三分有二，伤寒十居其七。感往昔之沦丧，伤横夭之莫救，乃勤求古训，博采众方，撰用《素问》

《九卷》《八十一难》《阴阳大论》《胎胪药录》，并平脉辨证，为《伤寒杂病论》合十六卷，虽未能尽愈诸病，庶可以见病知源。若能寻余所集，思过半矣。

夫天布五行，以运万类，人禀五常，以有五藏；经络府俞，阴阳会通，玄冥幽微，变化难极。自非才高识妙，岂能探其理致哉！上古有神农、黄帝、岐伯、伯高、雷公、少俞、少师、仲文，中世有长桑、扁鹊，汉有公乘阳庆及仓公。下此以往，未之闻也。观今之医，不念思求经旨，以演其所知；各承家技，终始顺旧。省疾问病，务在口给，相对斯须，便处汤药，按寸不及尺，握手不及足；人迎趺阳，三部不参；动数发息，不满五十。短期未知决诊，九候曾无仿佛；明堂阙庭，尽不见察，所谓窥管而已。夫欲视死别生，实为难矣。

孔子云：生而知之者上，学则亚之。多闻博识，知之次也。余宿尚方术，请事斯语。

上篇 情志病证辨证论治

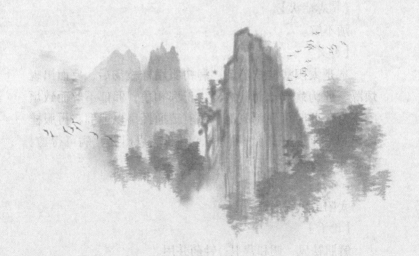

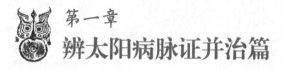

第一章
辨太阳病脉证并治篇

第一节　桂枝汤证

【原文】

太阳病，初服桂枝汤，反烦不解者，先刺风池、风府，却与桂枝汤则愈。（24）

【情志症状】

烦不解。

【释义】

本是太阳病桂枝汤证，病初服用桂枝汤后，反而出现烦躁，此为病邪重而药力轻，正邪相争，邪郁不解而致烦闷不舒。此时可先刺风池、风府疏通经络以泄邪，再服桂枝汤以解肌祛风，针药并用，给邪气以出路，病可得愈。此条开针药并用之先河。

【辨证】

太阳中风表虚证。

【论治】

解肌祛风，调和营卫；针药并用。

【方药】

桂枝汤：桂枝三两（去皮），芍药三两，甘草二两（炙），生姜三两（切），大枣十二枚（擘）。

【用法】

上五味，哎咀三味，以水七升，微火煮取三升，去滓，适寒温，服一升。服已须臾，啜热稀粥一升余，以助药力。温覆令一时许，遍身漐漐微似有汗者益佳，不可令如水流离，病必不除。若一服汗出病差，停后服，不必尽剂，若不汗，更服依前法，又不汗，后服小促其间，半日许令三服尽，若病重者，一日一夜服，周时观之。服一剂尽，病证犹在者，更作服，若汗不出，乃服至二三剂。禁生冷、黏滑、肉面、五辛、酒酪、臭恶等物。

【方解】

方中桂枝辛温，解肌祛风；芍药酸寒，敛阴和营，桂枝、芍药等量配伍，取其调和营卫之功。生姜辛散，佐桂枝以助卫；大枣味甘，佐芍药以和营；炙甘草调和诸药。此方为辛温解表之轻剂。服用桂枝汤取汗，须啜粥、温覆以助药力，既资汗源，又防伤正。

【选注】

陈修园：太阳病，审其为桂枝证，用桂枝汤，照法煮取三升，分三服。若初服桂枝汤一升，反烦不解者，缘此汤只能治肌腠之病，不能治经脉之病，治其半而遗其半故也。宜先刺风池、风府，以泻经中之热，却与留而未服之桂枝汤二升，照法服之，则愈。（《伤寒论浅注·辨太阳病脉证》）

徐灵胎：此非误治，因风邪凝结于太阳之要路，则药力不能流通，故刺以解其结。盖邪风太甚，不仅在卫，而在经。刺之以泄经气。（《伤寒论类方·桂枝汤类一》）

柯韵伯：桂枝汤煮取三升，初服者，先服一升也，却与者，尽其二升也。热郁于心胸者谓之烦，发于皮内者谓之热。麻黄证发热无汗，热全在表；桂枝证发热汗出，便见内烦。服汤反烦而外热不解，非桂枝汤不当用也，以外盛之风邪重，内之阳气亦重耳。风邪本自项入，必刺风池、风府，疏通来路，以出其邪，仍与桂枝汤以和营卫。(《伤寒来苏集·桂枝汤证上》)

【方论】

成无己：《内经》曰：辛甘发散为阳。桂枝汤，辛甘之剂也，所以发散风邪。《内经》曰：风淫所胜，平以辛，佐以苦甘，以甘缓之，以酸收之。是以桂枝为主，芍药甘草为佐也。《内经》曰：风淫于内，以甘缓之，以辛散之。是以生姜大枣为使也。(《注解伤寒论·辨太阳病脉证并治法上》)

柯韵伯：此为仲景群方之魁，乃滋阴和阳，调和营卫，解肌发汗之总方也。凡头痛发热，恶风恶寒，其脉浮而弱，汗自出者，不拘何经，不论中风、伤寒、杂病，咸得用此发汗……愚常以此汤治自汗、盗汗、虚疟、虚痢，随手而愈。(《伤寒来苏集·伤寒附翼》)

吴谦：名曰桂枝汤者，君以桂枝也。桂枝辛温，辛能发散，温通卫阳，芍药酸寒，酸能收敛，寒走阴营。桂枝君芍药，是于发汗中寓敛汗之旨；芍药臣桂枝，是于和营中有调卫之功。生姜之辛，佐桂枝以解表；大枣之甘，佐芍药以和中。甘草甘平，有安内攘外之能，用以调和中气，既以调和表里，且以调和诸药。以桂芍之相须，姜枣之相得，借甘草之调和，阳表阴里，气卫血营，并行而不悖，是刚柔相济以相和也……此方为仲景群方之冠，乃解肌发汗，调和营卫之第一方也。(《医宗金鉴·辨太阳病脉证并治上》)

【医案举隅】

病案 1：失眠

李某，男，33 岁。1995 年 6 月 20 日初诊。失眠 5 年，加重 3 个月。近 3 个月来常彻夜难寐，或仅睡 1~2 小时，多梦易醒，伴有目赤口苦，心烦易怒，尿黄便干，舌质红，苔薄黄，脉弦略数。辨证为营卫相悖，肝经郁火，治以调和营卫，清泻肝火。处方：桂枝 6g，龙胆草 6g，白芍 30g，生姜 3g，大枣 15 枚。水煎服，日 1 剂，3 剂后夜能入睡 3~4 小时，目赤、口苦等症减轻，药中病所，守方再进 5 剂后，每夜已能安睡 6~7 小时，余无不适。随访 1 年未再发作。

病案 2：多寐

许某，男，39 岁，干部。1988 年 4 月 10 日就诊。患者嗜睡年余，近来加重，终日哈欠频作，昏昏欲睡，以致影响正常工作。伴有精神委顿，易于出汗，形寒怕冷，舌苔薄腻，脉象细缓。辨证为阴阳失调，营卫不和。治宜调营卫，和阴阳。处方：桂枝 4g，白芍 10g，炙甘草 3g，生枣仁 10g，黄芪 15g，白术 10g，茯苓 10g，菖蒲 5g，生姜 3 片，大枣 5 枚。上药进服 7 剂，嗜睡、哈欠明显减少，精神振作，续服 20 剂，嗜睡现象基本消失，哈欠偶作，形寒、出汗等症亦除，恢复正常工作。

病案 3：梦游

赖某，男，10 岁。1996 年 10 月 21 日初诊。夜间入睡后坐起，甚则起床在房内四处行走，醒后不知约 4 个月。初起时数日一发，近日几乎每夜发作 1 次，每次持续 5~10 分钟，逐渐消瘦，面色㿠白，多汗，神疲，成绩下降，舌淡红，苔薄白而润，脉细无力。《灵枢·大惑论》认为人的日醒夜睡是营卫之气正常循行的结果。若营衰卫弱，则营卫循行失度，昼则卫气不得振奋于阳分而精神萎靡，夜则营气不能内助五脏涵敛其神气，而神气浮越，魂失所藏而发为梦游。治以桂枝汤调营卫，和阴阳。处方：桂枝3g，白芍10g，生姜6g，大枣15g，炙甘草6g，丹参15g，远志10g，郁金10g，茯苓、酸枣仁、生龙牡各10g。7剂。服药后，夜间未再起床，只是偶有睡中坐起，须臾倒头再睡，出汗减少，药已中病，守方调理并嘱家长在学习上勿过分施加压力，睡前勿过度兴奋，月余获愈。2年后因他病就诊时询得梦游未复发。

病案4：更年期综合征

李某，女，47岁。1995年10月7日初诊。患者近半年来月经不调，经期或前或后，经量时多时少，色泽正常，伴性情异常，时忧郁萎靡，或见烦躁多汗，睡眠不稳，易醒，或眠而多梦，或彻夜难眠，曾诊为更年期综合征，服用西药治疗，证情无明显改善，邀请中医诊治。查体见形体肥胖，舌质红，苔薄白，脉沉弦。此由肾精亏虚，冲任虚损，天癸将竭，脏腑功能减退，机体阴阳平衡失调所致。肾精不足，肝气失养，疏泄不利则性情异常；阴阳不相贯通，营卫失调易汗。取桂枝汤交通阴阳，调和营卫，再佐以补肾填精之品。处方：桂枝5g，白芍30g，甘草9g，益母草9g，山萸肉、熟地黄、珍珠母、旱莲草各15g，大枣2枚。5剂药后睡眠好转，性情豁然开朗，诸症基本消失，遂嘱服六味地黄丸合益母草丸调理善后。

病案5：小儿惊风

柯某之长子，年1岁半，住云南省昆明市原铁道分局。1922年阴历九月初六日晨，寐醒抱出，冒风而惊，发热，自汗沉迷，角弓反张，手足抽搐，目上视。指纹赤而浮，唇赤舌淡白，脉来浮缓。由于风寒阻遏太阳经气之机，加以小儿营卫未充，脏腑柔嫩，不耐风寒，以致猝然抽搐而成急惊风证。此为太阳肌表证，以仲景桂枝汤主之，使中于太阳肌腠之邪，得微汗而解。处方：桂枝10g，杭白芍10g，甘草6g，生姜10g，大枣7枚，加粳米一小撮同煎，嘱其服后温覆而卧，使得微汗。1剂尽，即熟寐，汗出热退，次日霍然。

病案6：精液不液化

卫某，男，25岁，工人。1987年2月2日初诊。自诉婚后3年余未生育，妻子妇科检查未见异常，性生活和谐。从1985年起，先后在当地几家医院多次化验精液均为24小时不液化，曾经多方治疗，服中药健脾补肾等均未能获效。诊时全身症状不明显，唯感畏风汗多，精神紧张，舌淡胖，苔薄白，脉沉弱。查外生殖器发育正常，精液常规24小时未液化。证属肾气不足，气化失常。治当补益肾气，调和阴阳，方投桂枝汤加味。处方：桂枝9g，白芍9g，淫羊藿9g，枸杞子12g，五味子12g，柴胡6g，炙甘草6g，黄柏5g，丹参15g，生姜5g，大枣5枚，5剂，水煎服。2月10日复诊：药后畏风自汗明显减轻，宗上方继服5剂。3月11日3诊：服上方30剂后，复查精液常规30分钟内可以液化。

病案7：阳痿

陈某，54岁。患者肝阳久虚，伤及脾肾之阳，以至阳事不举，阴冷囊缩，腰脊疼痛，纳呆，倦怠乏力，胁肋胀满，头昏眼花。经服五子衍宗丸、肾气丸未效，舌淡紫，苔薄白，脉沉弦迟。此病由阳虚寒凝而致，治宜温肝益肾，扶脾养阳。处方：桂枝12g，白芍12g，炙甘草9g，生姜9g，大枣10枚，淫羊藿9g，肉苁蓉9g，白术6g，前后共服30剂而愈。

按：前人有"肝病有实无虚，有热无寒"及"肝无补法"之说，从而约束了中医对肝寒证，特别是对肝阳虚证的研究。事实上，桂枝汤就是一个温补肝阳的方剂，在临床中，用桂枝汤治疗的阳痿、阴囊冷、双手抖动、颠顶冷痛、胆怯、四肢不温、少腹冷痛等病证，均由肝阳虚导致的。《本草纲目》说"木得桂而枯"，《长沙解药》谓桂枝"入肝家"，《名医别录》云其治"胁风胁痛"，可知桂枝能治肝病。考桂枝为肉桂树的嫩枝，《本草害利》谓肉桂甘辛大热大温，气厚纯阳，乃温肝之猛将，据此推测，辛甘温之桂枝当属温肝之次将。是以仲景在温肝养血之当归四逆汤、温肝祛瘀之温经汤中尝用桂枝，无不取其温肝之能。所以认为，在桂枝汤中桂枝温肝，佐以炙甘草、生姜、大枣等调理中焦之药，一可起到辛甘合化，以益肝阳之功；二可有"见肝之病，知肝传脾，当先实脾"之效。芍药酸苦微寒，主入肝经，能柔肝养血，补阴以配阳，即"善补阳者，必于阴中求阳"也。总之，桂枝汤有温补肝阳的作用。

病案8：自主神经功能紊乱

刘某，女性，38岁，干部。1981年9月20日初诊。患者常自汗出，伴以盗汗，手麻身痛，头晕目眩，腰酸足软已有3年，月经量少错后，来潮时上述症状加重。脉弦数无力，舌质淡嫩而苔薄白。曾用调经养血，疏肝调脾，活血化瘀等品治疗数年而疗效不显。余综观上证，乃营卫失调、肝肾失和所致，宜调和营卫、补益肝肾为治，处以桂枝汤合二仙汤两方化裁：桂枝9g，白芍9g，甘草9g，生姜9g，大枣3枚，仙茅9g，淫羊藿9g，知母9g，川黄柏6g，巴戟天9g，太子参30g，菊花9g，枸杞子9g。

服3剂后，上症大有好转，又继原方服药6剂，月经量较前增多而经行畅利，头晕身痛，自汗等症状已基本消失，为了巩固疗效，嘱其按月经周期，经前10天开始服药，连服 10 剂为一疗程，坚持 3 个月经周期的治疗，至 1982 年 2 月 8 日月经恢复正常，诸症消失未发。

病案 9：肠易激综合征

王某，男，40 岁。1996 年 5 月 6 日初诊。腹痛、腹泻反复发作 6 年。大便日行 3~4 次，兼有黏液，常伴临厕腹痛，乏力，舌淡红，苔薄白，脉弦细。曾在某医院做乙状结肠镜检查，诊断为结肠易激综合征。本例据其脉症诊断为阴阳失调，中焦失和。治以调和阴阳。处方：桂枝 10g，白芍 15g，炙甘草、生姜各 6g，大枣 10 枚。水煎服，日 1 剂。7 剂后，大便已成形，无黏液，日 1~2 次，腹痛消除，继进 15 剂，以巩固疗效。随访 2 年未再复作。

病案 10：神经官能症

钟某，男，40 岁。1998 年 11 月 7 日就诊。主诉：全身出汗 1 年余。1 年前因经营蚀本，终日劳思，遂全身汗出，甚则汗出湿衣，汗后恶风，四肢发凉，尤以背部最恶风寒，神疲，夜寐易醒，偶有梦遗。曾在多家医院行胸片、B 超、甲状腺功能检查均无阳性结果，而诊断为神经官能症，给予多种药物治疗无效，延中医诊治。刻下：精神不振，面色无华，语言低微，苔薄白，脉细弱。辨证为营卫不和，卫阳不固。治宜调和营卫，益气固表。桂枝汤合玉屏风散加减，处方：桂枝 10g，白芍 30g，甘草 10g，大枣 5 枚，生姜 5 片，黄芪 30g，防风 10g，白术 10g，茯苓 15g。6 剂，每日 1 剂，水煎服。二诊：自觉精神转佳，畏寒减轻，余症尚存，守原方 5 剂。三诊：汗出、恶风十去八九，精神振奋，夜寐安宁，仅于工作后感疲劳，于前方加吉林参 10g，旬余而愈。

【现代研究】

研究发现，桂枝汤不仅对体温、汗腺分泌、血压、免疫功能及胃肠运动有调节作用，还具有抗炎、抗菌、抗病毒、降低血糖和心血管保护等作用。桂枝中所含的桂皮醛具有镇静、抗惊厥、抗抑郁等作用，其作用机制与调节神经递质含量有关。芍药中所含芍药苷可通过调节单胺类神经递质、调节下丘脑 - 垂体 - 肾上腺轴、调节细胞因子、降低海马谷氨酸、血清皮质激素以及肾上腺皮质激素等途径发挥抗抑郁作用。张仲景擅长运用含有桂枝的方剂治疗情志疾患，并具有明显的规律性，即抑郁性情志病桂枝用量较大，狂躁性情志病桂枝用量较小。另有研究对心系疾病患者焦虑量表评分、抑郁量表评分以及不寐患者匹兹堡睡眠质量指数量表进行 Meta 分析发现，桂枝汤加减能够有效改善患者的焦虑、抑郁状态以及不寐患者的失眠症状。基于现代医案对桂枝汤的证治规律进行分析发现，桂枝汤可用于治疗抑郁症、焦虑症、神经官能症、失眠、更年期综合征等情志异常相关性疾病。

第二节　白虎加人参汤证

【原文】

服桂枝汤，大汗出后，大烦渴不解，脉洪大者，白虎加人参汤主之。（26）

【情志症状】

大烦。

【释义】

第 12 条桂枝汤煎服法中明确指出服用桂枝汤后的出汗程度为"遍身漐漐微似有汗者益佳，不可令如水流离，病必不除"。本条指出，因汗不得法，发汗过度，耗伤津液，津伤化燥，邪传阳明，里热炽盛，伤津耗气，出现大烦渴不解的临床表现。《伤寒论》中涉及白虎加人参汤的条文还有第168条："伤寒若吐若下后，七八日不解，热结在里，表里俱热，时时恶风，大渴，舌上干燥而烦，欲饮水数升者，白虎加人参汤主之。"第169条："伤寒无大热，口燥渴，心烦，背微恶寒者，白虎加人参汤主之。"第170条："伤寒脉浮，发热无汗，其表不解，不可与白虎汤，渴欲饮水，无表证者，白虎加人参汤主之。"以及第222条："若渴欲饮水，口干舌燥者，白虎加人参汤主之。"前后条文互参，可知白虎加人参汤的主要证候特点为烦躁、大渴、脉洪大等，其病机为里热炽盛、伤津耗气。

【辨证】

阳明热盛，津气两伤证。

【论治】

清热、益气、生津。

【方药】

白虎加人参汤：知母六两，石膏一斤（碎，绵裹），甘草二两（炙），粳米六合，人参三两。

【用法】

上五味，以水一斗，煮米熟，汤成，去滓，温服一升，日三服。此方立夏后立秋前乃可服，立秋后不可服，正月二月三月尚凛冷，亦不可与服之，与之则呕利而腹痛，诸亡血虚家，亦不可与，得之则腹痛。利者但可温之，当愈。

【方解】

方中以白虎汤清热除烦，加人参益气生津。

【选注】

成无己：大汗出，脉洪大而不渴，邪气犹在表也，可更与桂枝汤。若大汗出，脉洪大，而烦渴不解者，表里有热，不可更与桂枝汤，可与白虎加人参汤，生津止渴，和表散热。(《注解伤寒论·辨太阳病脉证并治法上》)

周禹载：此与上条同，而多大烦渴，盖比上条而汗出过多，亡津液而表里燥热更甚，所以用白虎两解表里之热，加人参润其燥而消其渴也。(《伤寒论三注·太阳下篇》)

陈修园：太阳之气，由肌腠而通阳明，服桂枝汤，当取微似有汗者佳，今遍取太过，则大汗出后，阳明之津液俱亡，胃络上通于心，故大烦；阳明之上，燥气主之，故大渴不解；阳气盛亢，诊其脉洪大无伦者，白虎加人参汤主之。(《伤寒论浅注·辨太阳病脉证》)

【方论】

王晋三：阳明热病化燥，用白虎加人参者，何也？石膏辛寒，仅能散表热；知母甘苦，仅能降里热；甘草、粳米仅能载药留于中焦，若胃经热久伤气，气虚不能生津者，必须人参养正回津，而后白虎汤乃能清化除燥。(《绛雪园古方选注·寒剂》)

【医案举隅】

病案1：烦躁

杨某，女，26岁。因患"甲亢"病在门诊服药后于1986年4月26日收住院手术治疗。手术顺利。术后24小时左右患者突然烦躁不安，谵妄，腹泻水样便数次，且高烧，口渴喜饮，大汗淋漓。舌红而少津，苔黄，脉数而虚大无力。诊断为"甲亢"术后并发甲状腺危象。中医辨证为阳明热盛，气津两伤。治宜清热除烦，益气生津。遂投：生石膏100g，知母10g，炙甘草6g，粳米15g，人参10g。速煎1剂口服，上症迅速减轻。再投3剂善后，诸症消失，治愈出院。

病案 2：神经官能症

刘某，女，55 岁。2015 年 12 月 30 日初诊：患者阵阵汗出，烘热，大汗淋漓 2 个月。汗多如洗，畏冷甚，着厚衣还冷，活动或饮水更大汗淋漓，心烦易怒，情绪易激动，口干不多饮，饮则汗出更甚，尿急尿频，舌尖红有齿痕，苔中白厚，脉滑略数。有支气管扩张、泌尿系感染、阴道炎等病史，近 2 个月来往返于多个三甲医院的多个科室住院治疗，均无明显效果。西医诊断：神经官能症。中医辨证：狂汗证。处方：麦味白虎加人参汤合四逆汤加减。党参 20g，知母 15g，粳米 15g，生甘草 10g，麦冬 30g，五味子 15g，生石膏 45g（布包先煎半小时），炮姜 10g，制附片 6g（开水先煎半小时）。3 剂，每日 1 剂，清水煎 2 次，早晚各服 1 次。2016 年 1 月 6 日二诊：汗出，烘热，心烦，怕冷较前好转，患者就诊时情绪好转，面露喜悦，现仍阵阵大汗湿衣，畏冷衣厚，心烦身热但腿冷，尿少尿频尿急，小腹痛，舌淡红有齿痕，苔白厚，脉滑。查尿常规阴性。处方：党参 20g，生石膏 30g（布包先煎半小时），粳米 15g，知母 15g，生甘草 10g，滑石（15g，布包），苍术 10g，桂枝 7g，泽泻 15g，猪苓 15g，炒白术 15g，茯苓 15g。7 剂，每日 1 剂，清水煎 2 次，早晚各服 1 次。2016 年 1 月 13 日三诊：大汗次数及程度明显减少，现活动或饮水则大汗，畏寒恶风，鼻中黄涕增多，尿急、尿不利，小腹坠胀，舌淡红，有齿痕，苔薄腻，脉滑。处方：党参 15g，生石膏 45g（布包先煎半小时），粳米 15g，滑石 15g（布包），生甘草 10g，炒白术 15g，黄连 6g，橘红 15g，姜半夏 15g，茯苓 15g，枳实 15g，竹茹 15g，泽泻 15g，猪苓 15g，桂枝 7g。7 剂，每日 1 剂，清水煎 2 次，早晚各服 1 次。2016 年 1 月 30 日随访，大汗止，时有微汗，尿急、尿不利、小腹坠胀、畏寒恶风等症消除。

按：自汗是指由于阴阳失调，腠理不固，而致汗液外泄失常的病症。不因外界环境因素的影响而白昼时时汗出，动则益甚者称为自汗。其病因一是肺气不足或营卫不和，以致卫外失司而津液外泄；二是由于阴虚火旺或邪热郁蒸，逼津外泄，其病机不外阴阳失调，腠理不固，营卫不和，汗液外泄失常。汗证虚者居多，自汗多属气虚不固，实证则因肝火、湿热等邪热郁蒸所致。治疗虚证多以益气养血固表，实证则清肝泄热化湿和营。本证初为热郁体内，所谓"壮火食气"，因狂汗而致气、津液俱虚，但热郁体内需清透，故用白虎加人参汤。汗为心液，狂汗易致心阳暴脱，故合四逆汤回阳固脱，汗出虽为一症，还需辨清征象，方证对应才是。

病案3：产后精神错乱

玉锡村林某妻，产后三日，发热不退，口渴，烦躁不安。前医认为"败血攻心症"，以生化汤加减治疗，反增气急，谵语，自汗出。病后二日（即产后五日）请我诊治。患者脉洪大而数，舌质红绛而燥。与白虎加人参汤，处方：生石膏一两二钱，知母三钱，潞党参一两，炙甘草二钱。嘱以粳米四两，用水三大碗煮至微熟为度，取米汤三杯入上药，煎成一杯，剩余米汤留作次煎用（次煎两杯煎一杯），日服两次。时值隆冬季节，病家见方中有石膏，颇为疑惧。盖乡人虽不识药性，但石膏大寒则为群众所共知，且俗例"产后宜温不宜凉"，所以犹豫不敢服用。后经解释，说明产后宜温乃一般治法，如有特殊情况，则不受此拘限。古人治产后病，亦有用攻下或寒凉者（按指《金匮》用大承气汤以及竹茹、石膏之类）。可见产后不拒寒凉，有古训可资参考。现病者高热，口渴，烦躁，汗出，脉洪数，舌质红绛燥，是因热甚劫津，故前医用生化汤加减，症状反而增剧，便是明证。此证此时，急需清里热，救津液，用白虎加人参汤乃依证施药。方中虽用石膏一两余，尚非极量，且先煮粳米作汤，可以扶脾胃养阴液；重用潞党参，能保护元气不致过伤，纵使无效，决不至贻害。病家听后，才半信半疑而去。服一剂后，症状大减，次日按照原方再服一剂而愈。这说明方药应用，当根据病情而施，不能受季节所拘。本论第168条方后有"此方立夏后、立秋前乃可服，立秋后不可服"之记载，不合临床事实，恐系后人注语，宜加以辨正。

病案4：精神性烦渴

孙某，女，17岁，学生。2011年8月9日初诊。主诉：烦渴引饮半年。现病史：因高二分文理班更换新班主任，与班主任频繁发生不快，以致看到班主任身影、听到班主任声音即感全身不适。最近半年烦渴引饮，日间需随身携带水瓶频繁饮水，夜间饮水7~8次，每次约300mL，伴有纳差，厌甜食及油腻食物，半年体重减轻7kg，舌边频发溃疡，大便每周1次，质干难解。眼袋大而明显发青。现代医学检查：血糖正常，血红蛋白95g/L。曾求治某中医，给予清热泻火攻下之品非但烦渴不解，且每天腹痛而欲便不得，仍每周1次大便。舌红苔薄白，脉弦。因情志不遂，肝胆气郁，郁而化火，伤津耗气则烦渴引饮而不缓解。肝胆气郁乘伐脾胃，则纳差而厌食油腻及甜食，且眼袋发青，久之气血生化乏源则消瘦乏力。火热上攻，则舌边频发溃疡。肝胆气郁，三焦不布，肠道本已乏润，且火热伤津，肠道津液更加匮乏则大便干结。治以清利肝胆，扶助脾胃，益气生津。方用小柴胡汤合白虎加人参汤加减。处方：柴胡30g，黄芩15g，半夏20g，生姜20g，党参20g，炙甘草

10g，大枣 15 枚，生石膏（先煎 30 分钟）45g，知母 20g，枳壳 15g，当归 20g，白芍 15g，茯苓 20g，白术 15g，天花粉 20g，淡竹叶 20g。3 剂。每天 1 剂，水煎，分早晚两次服。8 月 12 日复诊：现每晚喝水 3~4 次，每次约 300mL，食欲明显好转。舌红，苔薄白，脉弦。取效，守原方 4 剂。8 月 16 日三诊：夜间仅喝水 1 次，约 200mL，食欲大增，大便每天 1 次。嘱再进原方 3 剂。8 月 19 日四诊：烦渴消除，夜间已不需喝水。大便每天 1 次，便软成形，饮食正常。舌淡红苔薄白，脉弦细。原方减生石膏至 30g，减柴胡至 20g，7 剂，水煎服。并嘱日常学习中应注意调整情绪，及时排解压力，以防复发。

【现代研究】

有研究对白虎加人参汤的化学成分进行鉴定，共检测到 74 个化合物成分，包含了黄酮类、生物碱类、查耳酮类、山酮类、酚类、苯丙素类、萜类、三萜类、环烯醚萜类、氨基酸类、芳香族化合物等。白虎加人参汤具有解热、降低血糖、增强免疫、保护心肌细胞、抗炎等药理作用，临床上可用于治疗中枢性高热、肿瘤性发热、顽固性发热、肿瘤介入栓塞术后发热、糖尿病、严重饥饿症、皮炎、脓疱病、皮肤瘙痒症、焦虑症以及失眠症等疾病。近年来，白虎加人参汤治疗 2 型糖尿病的临床疗效及其作用机制得到关注，目前发现的作用机制主要有：①抑制白色脂肪组织中炎症细胞因子 IL-1β、IL-6、TNF-α 的蛋白表达；②调控 PI3K/Akt 信号通路；③调控 TLR4/NF-κB 信号通路，通过改善内毒素血症、肠道屏障功能，减轻肠道炎症反应，从而改善胰岛素抵抗，降低血糖水平；④提高糖尿病大鼠 C 肽含量，保护胰岛 β 细胞功能以及减轻氧化应激反应等。有关白虎加人参汤治疗情志异常相关疾病的研究较少，主要以个案报道、小样本临床研究为主。

第三节　甘草干姜汤证

【原文】

伤寒，脉浮，自汗出，小便数，心烦，微恶寒，脚挛急，反与桂枝欲攻其表，此误也。得之便厥，咽中干，烦躁，吐逆者，作甘草干姜汤与之，以复其阳。（29）

问曰：证象阳旦，按法治之而增剧，厥逆，咽中干，两胫拘急而谵语。师曰：言夜半手足当温，两脚当伸。后如师言。何以知此？答曰：寸口脉浮而大，浮为风，大为虚，风则生微热，虚则两胫挛，病形象桂枝，因加附子参其间，增桂令汗出，附子温经，亡阳故也。厥逆，咽中干，烦躁，阳明内结，谵语烦乱，更饮甘草干姜汤。夜半阳气还，两足当热，胫尚微拘急，重与芍药甘草汤，尔乃胫伸。以承气汤微溏，则止其谵语，故知病可愈。（30）

【情志症状】

烦躁，谵语烦乱。

【释义】

伤寒，脉浮，自汗出，微恶寒，是病在表，为太阳表虚证。小便数，是里阳虚不能摄敛津液。心烦、脚挛急，是阴液不足，失于濡润的征象。此属阴阳两虚之人感受外寒，治当以扶阳解表为主。若不考虑正气之虚，而单以桂枝汤发汗解表，则犯虚虚之戒，是为误治。阳虚不能温煦四末，则手足厥逆；阴液不足不能上滋，则咽干；心神失于濡养，则生烦躁；阴寒犯胃，胃气不和，故见呕逆。此为阴阳俱虚，错综复杂之证，治疗当分标本缓急而治有先后之序。因其病以阳虚为急，故先投甘草干姜汤以复其阳。

【辨证】

阴阳两虚，外感风寒证。

【论治】

温中复阳。

【方药】

甘草干姜汤：甘草四两（炙），干姜二两。

【用法】

上二味。以水三升，煮取一升五合，去滓，分温再服。

【方解】

方中甘草益气和中，干姜温中复阳，两药配伍，辛甘化阳，中阳得复，则厥回足温，烦躁可除。

【选注】

成无己：脉浮自汗出，小便数而恶寒者，阳气不足也；心烦脚挛急者，阴气不足也。阴阳气血俱虚，则不可发汗，若与桂枝汤攻表，则又损阳气，故为误也。得之便厥，咽中干，烦躁吐逆者，先作甘草干姜汤，复其阳气，得厥愈足温，乃与芍药甘草汤，益其阴血，则脚胫得伸。阴阳虽复，其有胃燥谵语，少与调胃承气汤，微溏，以和胃气。重发汗为亡阳，加烧针则损阴。《内经》曰："荣气微者，加烧针则血不流行。"重发汗复烧针，是阴阳之气大虚，四逆汤以复阴阳之气。"（《注解伤寒论·辨太阳病脉证并治法上》）

程郊倩：伤寒脉浮，自汗出，小便数，阳虚可知，纵有心烦之假热，而有微恶寒脚挛急之真寒以证之，即此时而温经散寒，当不嫌其暴也。反与桂枝汤欲攻其表，非误而何？里阴跟表阳而出，阴霾骤现矣，得之便厥者，真寒也；咽中干，烦躁者，阳浮而津竭，假热也，吐逆者，阴

盛而上拒也……作甘草干姜汤，散寒温里，以回其阳，阳回则厥自愈，足自伸。（《伤寒论后条辨·辨太阳病脉证篇》）

顾尚之：桂枝附子汤证，误在不加附子，阳气以辛散而上越，故用甘草干姜以复之，阴气以辛温而内耗，故用芍药甘草汤以和之，阴耗而邪入阳明，则宜调胃；烧针以重亡阳，则宜四逆。（《伤寒杂病论会通·辨太阳病脉证并治》）

【方论】

成无己：《内经》曰：辛甘发散为阳，甘草干姜相合，以复阳气。（《注解伤寒论·辨太阳病脉证并治法上》）

王晋三：甘草干姜汤，桂枝甘草汤，同为辛甘化阳，而有分头异治之道；桂枝走表，治太阳表虚；干姜守中，治少阴里虚。病虽在太阳，而见少阴里虚证，当温中土，制水寒以复其阳。至于二方分两，亦各有别，彼用桂枝四两，甘草二两，是辛胜于甘；此用甘草四两，干姜二两，为甘胜于辛。辛胜则能走表护阳，甘胜则能守中复阳，分两之间，其义精切如此。（《绛雪园古方选注·温剂》）

【医案举隅】

病案1：头晕呕逆吐涎沫

宋某，男性，35岁，病历号124743，1968年3月24日初诊。头晕呕逆，吐涎沫1月余，伴嗳气，右偏头痛，口干不思饮，大便溏，苔白滑，脉沉弦细，右寸浮，证为胃虚寒，饮邪上犯，治应温中化饮，与甘草干姜汤加味：炙甘草18g，干姜10g，陈皮30g，半夏15g。结果：上药服3剂，诸症均已。

病案2：咳嗽漏尿症

患者，女，70岁，2016年1月9日就诊。主诉：患有慢性阻塞性肺疾病10余年，平素易咳喘、痰多色白，口吐涎沫，因咳即漏尿遂来就诊，自诉漏尿平均每天达15次之多。行血尿常规、B超等检查均未见明显异常，服用过大量补肾缩尿之中药及调节自主神经紊乱的西药，均效果不佳。现症见：精神欠佳，面色发白，咳嗽，咯吐少量白色泡沫痰，咳即漏尿，胸闷气喘，活动后加重，手脚冰凉，食少，易腹泻，舌质淡、苔白腻，脉沉细。辨证：中阳不足，脾虚肺寒。治法：温补肺脾阳气，散寒化饮。处以甘草干姜汤：炙甘草30g，干姜15g。服药6剂，1剂／天，早晚分服。咳嗽、漏尿症状有所缓解，后守上方续服7剂，症状基本控制。

【现代研究】

甘草具有保肝、抗炎、抗菌、抗病毒、镇咳、抗氧化、抗癌、免疫调节和抗血小板凝集等多种药理活性。干姜具有镇痛、抗炎、抗肿瘤、抗病原体、保肝利胆、抗溃疡等药理作用。甘草干姜汤具有抗炎、化痰、抗肿瘤、止咳和抗变态反应等作用，临床上主要运用于治疗咳嗽、遗尿、眩晕、胃痛、过敏性鼻炎等疾病，所治病证以寒性居多，以痰涕、涎唾、呕吐物、二便、带下等分泌物清稀量多为主要方证特点。有研究对甘草干姜汤的化学成分进行定性分析，共鉴定得到116种成分，主要是姜酚类、三萜皂苷和黄酮类等，其中炮姜21种，炙甘草97种，两者共有成分2种。通过DAVID数据库分析得到83条KEGG通路，主要集中在神经活性配体-受体相互作用、钙信号通路、乙型肝炎、PI3K-Akt信号通路、HIF-1信号通路等。分子对接结果显示，关键靶点ESR1、ESR2、PPARG、PTGS2分别与12、21、37、24个核心成分有较好的相互作用，初步揭示了甘草干姜汤治疗呼吸系统疾病的药效物质基础和作用机制。

第四节　大青龙汤证

【原文】

太阳中风，脉浮紧，发热恶寒，身疼痛，不汗出而烦躁者，大青龙汤主之。若脉微弱，汗出恶风者，不可服之，服之则厥逆，筋惕肉瞤，此为逆也。（38）

伤寒脉浮缓，身不疼，但重，乍有轻时，无少阴证者，大青龙汤发之。（39）

【情志症状】

烦躁；身不疼，但重，乍有轻时。

【释义】

上述两条文互相补充，阐述了太阳伤寒证兼里热的证治以及大青龙汤的治疗禁忌。其中第38条中"不汗出"是"烦躁"的原因所在，伤寒表实证不得汗出，里热不得外越，怫郁在里，则见躁烦。第39条承接第38条，指出了大青龙汤的非典型证候特点有"身不疼，但重，乍有轻时"，说明身重、烦躁并非大青龙汤证所专属，尚须与少阴证之身重相鉴别。少阴证之身重，是气血两虚、阴寒内盛所致，故无休止之时，且伴见阴寒内盛之证。大青龙汤证的身重，因风寒外束，卫阳被遏，营阴郁滞，兼有内热，不得汗出，邪正交争，故乍有轻时，且伴见表寒里热之证候。

【辨证】

太阳伤寒兼里热证。

【论治】

发汗解表，清热除烦。

21

【方药】

大青龙汤：麻黄六两（去节），桂枝二两（去皮），甘草二两（炙），杏仁四十枚（去皮尖），生姜三两（切），大枣十枚（擘），石膏如鸡子大（碎）。

【用法】

上七味，以水九升，先煮麻黄，减二升，去上沫，内诸药，煮取三升，去滓，温服一升，取微似汗。汗出多者，温粉扑之。一服汗者，停后服。若复服，汗多亡阳，遂虚，恶风，烦躁，不得眠也。

【方解】

大青龙汤为麻黄汤方重用麻黄，加石膏、生姜、大枣组成。方中麻黄汤重用麻黄加生姜，辛温发汗，以散表寒；石膏辛寒，清泄里热兼除烦；大枣和中，以资汗源。方为表里双解剂，但服药后以汗出邪解取效，犹如龙升雨降，郁热顿除，故仲景喻以大青龙而命方名。此方为发汗峻剂，临证使用时要把握法度，不可令"汗多亡阳"。若汗出多者，可温粉扑之。

【选注】

程郊倩：脉则浮紧，证则发热恶寒，身疼痛，不汗出而烦躁，是阴寒在表，郁住阳热之气在经而生烦热，热则并扰其阴而作躁也。烦躁须汗出而解，汗剂无如麻黄汤，然而辛热之性，散寒虽有余，而壮热愈甚，一用而黄斑狂闷之证，随汗势燎然奈何？故加石膏于麻黄汤中，名曰大青龙汤，使辛热之剂变为辛凉，则寒得麻黄之辛热而外出，热得石膏之辛凉内解，龙升雨降，郁热顿除矣。然此非为烦躁设。为不汗出之烦躁设，若脉微弱，汗出恶风者，虽有烦躁证，乃少阴亡阳之象，全非不汗出而郁蒸者比。误服之，遂有厥逆筋惕肉瞤之变。(《伤寒论后条辨·辨太阳病尤在泾注第38条：此治中风而表实者之法，表实之人，不易得邪，设得之，则不能泄卫气，而反以实阳气，阳气既实，表不得通，闭热于经，则脉紧身痛，不汗出而烦躁也。是当以麻黄姜桂之属，以发汗泄表实，加石膏以除里热而止烦躁，非桂枝所得而治者矣。盖其病已非中风之常病，则其法亦不得守桂枝之常法，仲景特举此者，欲人知常知变，不使拘中风之名，而拘解肌之法也。（《伤寒贯珠集•太阳篇上》）

尤在泾注第39条：伤寒邪在表则身疼，邪入里则身重，寒已变热而脉缓，经脉不为拘急，故身不疼但重，而其脉犹存，则邪气在或进或退之时，故身体有乍重乍轻之候也，是以欲发其表，则经已有热，欲清其里，则表犹不解，而大青龙汤兼擅发表解热之长，苟无少阴汗出厥逆等证者，则必以此法为良矣。（《伤寒贯珠集•太阳篇上》）

刘渡舟注第38条：脉浮紧为太阳伤寒表实之脉，发热恶寒身疼痛，为风寒表实之证，当用麻黄汤发汗。若因循失治，或者药轻不得汗，以致风寒闭郁不解，阳气不得宣泄。正邪相争，则见烦躁之证。然不兼口渴引饮则非阳明里热。故用大青龙汤峻发在表之邪，以宣泄阳郁之热，则烦躁可解而表证得去。若其人脉不浮紧而微弱无力，且见汗出恶风证候，这是太阳病的中风表虚证，则不得用本方发汗。若误服本方过汗亡阳，阳气不能充达于四肢，则四肢发生厥逆；亡阳液脱不能荣养筋肉，则见筋惕肉瞤等证候，是为治疗之逆。（《伤寒挈要•辨太阳病脉证并治》）

刘渡舟注第39条：大青龙汤为不汗出阳郁之烦躁而设。然亦有在不汗出的同时，皮膝之间的水液凝涩不散，而出现周身沉重，甚致痛楚。以及两臂沉重难以拾举；或手指

作肿，其脉不紧而缓的，亦可用大青龙汤发泄其水毒使从汗出而愈。(《伤寒挈要·辨太阳病脉证并治》)

【方论】

柯韵伯：此麻黄汤证之剧者，故加味以治之也。诸证全是麻黄，有喘与烦躁之别。喘者是寒郁其气，升降不得自如，故多用杏仁之苦以降气；烦躁是热伤其气，无津不能作汗，故特加石膏之甘以生津。然其沉而大寒，恐内热顿除而外寒不解，变为中寒而夹热下利，是引贼破家矣。故必倍麻黄以发表，又倍甘草以和中，更用姜枣以调营卫，一汗而表里双解，风热两除，此大青龙清内攘外之功，所以佐麻桂二方之不及也。(《伤寒来苏集·太阳方总论》)

吴谦：名大青龙者，取龙兴云雨之义也。治风不外乎桂枝，治寒不外乎麻黄，合桂枝、麻黄二汤以成剂，故为兼风寒中伤者之主剂也。二证俱无汗，故减芍药，不欲其收也；二证俱烦躁，故加石膏以解其热也。设无烦躁，则又当从事于麻黄桂枝各半汤矣。仲景于表剂中加大寒辛甘之品，则知麻黄证之发热，热全在表；大青龙证之烦躁，热兼肌里矣。初病太阳即用石膏者，以其辛能解肌热，寒能清胃火，甘能生津液，是预保阳明存津液之先着也。粗工疑而畏之，当用不用，必致热结阳明，斑黄狂冒，纷然变出矣。观此，则可知石膏乃中风、伤寒之要药，故得麻、桂而有青龙之名，得知、草而有白虎之号也。服后取微汗，汗出多者温粉扑之。一服得汗，停其后服，盖戒人即当汗之证，亦不可过汗也。所以仲景桂枝汤中不用麻黄者，是欲其不大发汗也；麻黄汤中用桂枝者，恐其过汗无制也。若不慎守其法，汗多亡阳，变生诸逆，表遂空虚，而不任风，阴盛格阳，而更烦躁不得眠也。(《医宗金鉴·辨太阳病脉证并治下》)

李培生：麻黄汤证与大青龙汤证同为太阳表实，但麻黄汤证重在表实无汗而喘，病由风寒外束，卫阳被遏，营阴郁滞，毛窍闭塞，引起肺系不利，亦即《内经》"肺之合，皮也"（《素问·五脏生成》）之故。用麻黄汤，取其去风寒，解肌表，外疏皮毛，内宣肺气。大青龙汤证亦属太阳表实，但较麻黄证为重，因汗液不得外泄，体热不能宣散，外寒内热，引起神志不安，故重在不汗出而烦躁。用大青龙汤，取麻黄（倍麻黄药量）合姜、枣以解肌表而散外寒；加石膏以清里热而除烦躁。此段柯韵伯有"无津不能作汗"之句，甚妙。盖病由表实，治当发汗。但外寒内热，郁蒸不解，而汗为血中津液所化。故重用辛温复入辛凉之法，以除阳热之实，而和阴液。云腾雨施，沛然汗解，清内攘外，而津液不伤，斯为善治。（《柯氏伤寒附翼笺正·太阳方总论》）

【医案举隅】

病案1：汗腺闭塞烦躁症

赵某，男，50岁。1986年8月1日初诊。自述于1961年夏季大汗出时用冷水冲浴，此后再未出汗，在酷热之盛夏或剧烈运动后仍皮肤干燥，汗无点滴，伴心中烦躁，头昏身热，汗孔突起，在外院诊为汗腺闭塞症，服用中西药物未效。近日因天气炎热，诸证加重，而来求治。刻诊：神志清，周身汗孔耸立如鸡皮，舌质红，苔薄黄，脉浮紧。其他无异常。此汗出之际，突受寒凉，腠理骤闭，热郁而玄府，不得宣泄，而致内热外寒。治宜：发汗解表，兼清里热。药用大青龙汤加味：麻黄15g，杏仁15g，桂枝15g，生石膏30g（先煎30分钟），党参20g，甘草10g，生姜15g，大枣4枚。水煎20分钟后取汁分2次服，若一服汗出，不必尽剂，避风寒。服药1次，未汗，但感身热灼手，烦躁益甚。过3小时又服余药，服后20分钟开始汗出，逐渐增多，全身皆汗，自觉异常舒适，唯乏力。改用桂枝汤加味：桂枝10g，白芍15g，党参20g，生姜10g，大枣5枚，甘草10g。二剂，水煎服。药尽，汗出较多，嘱停药观察。随访月余，汗出正常，病告痊愈。

病案2：嗜睡

患者，女，66岁，于2018年7月29日初诊。主诉：嗜睡伴身体痛重1周余。1周前无明显诱因出现恶寒，发热，乏力，体温38.5℃。自服感冒灵颗粒未见缓解，4天后症状加重。现症见：恶寒重，发热，神疲欲寐，肩背、四肢乏力困重，时有汗出，口渴，不思饮食。舌淡苔白，脉微沉。自诉汗出怕冷，有冷风侵袭感，每日睡眠可达13小时，且仍昏昏欲睡。查体未见明显异常。查血常规：白细胞13.0×10⁹/L，淋巴细胞比率33.0%，中性细胞比率58.0%；磁共振、心电图未见明显异常。中医诊断：感冒，阳虚外感。治法：助阳解表。方选麻黄附子细辛汤加减。处方：麻黄3g，黑顺片6g，细辛3g，麸炒苍术9g，炙甘草3g，茯苓15g，桂枝10g。3剂，每日1剂，水煎服。二诊：患者症状未明显缓解，身体沉重而疼痛，时有下坠感觉，恶寒，无汗，烦躁，嗜睡症状明显，舌苔白，脉浮紧。考虑为溢饮，给予大青龙汤。处方：麻黄6g，桂枝10g，炒苦杏仁10g，炙甘草6g，生石膏15g，生姜6g，大枣10g。每日1剂，水煎服。三诊：自诉服药后汗出，全身症状减轻，身体痛重、下坠感明显缓解，仍有困重感，精神状况有所好转，睡眠时间减至10小时左右，并有意愿与医生交流。又言双下肢疼痛、重着，肌肉关节酸楚，膝关节活动不利，肌肤麻木，下肢凉感明显，夏天需穿长裤才能缓解。舌质淡，苔白腻，脉浮缓。查体：双下肢未见明显浮肿，但膝关节稍有肿胀，皮色不红、皮温略低，浮髌试验阳性。追问病史：患者近日烦劳较重。双膝关节磁共振示：双膝关节积液；右膝内侧半月板后角撕裂，左膝内侧后角变性（2度）。诊断：溢饮，着痹。治法：祛风散寒，除湿通络。方选大青龙汤合薏苡仁汤加减。处方：桂枝10g，薏苡仁20g，苍术15g，白芍10g，知母10g，石膏10g（包煎），杏仁10g，麻黄4g，炙甘草3g，生姜6g，大枣10g，黑顺片6g，川牛膝30g，蜂房10g，全蝎10g，蜈蚣2条。7剂，每日1剂，水煎服。四诊：睡眠时间控制在8小时左右，神态自若，精神尚可。双下肢疼痛、重着感已改善，可适量锻炼，余症均有好转。守上方继续服药7剂以巩固治疗。1月后电话回访，患者症状好转明显，睡眠已正常；双下肢疼痛、困重感好转明显，双下肢发凉症状已消失，可以脱掉长袜而不觉肢冷。

【现代研究】

大青龙汤的化学成分主要包括生物碱类、苯丙素类、黄酮类、有机酸类以及三萜类等，生物碱主要来自于麻黄，生物碱具有止咳平喘、镇痛等作用；黄酮类化合物主要来自麻黄和甘草，甘草中的黄酮类成分有明显的抗炎、抗菌、抗肿瘤作用；甘草酸类成分具有平喘、止咳、抗病毒等作用；苦杏仁中的苦杏仁苷可能通过抑制前列腺素与一氧化氮的产生发挥平喘镇咳、抗炎镇痛作用。临床上，大青龙汤主要用于支气管哮喘、急性支气管炎、流行性感冒、小儿发热、慢性荨麻疹、牛皮癣等疾病的治疗。有研究运用大青龙汤治疗暑热无汗症患者300例，主要临床表现为周身无汗，皮肤灼热枯槁，身重体倦，烦躁不安，口渴饮冷，尿频，脉浮紧或浮缓，甚者心如火焚，欲卧湿地，或投水中游浴。结果表明，300例患者中，治愈273例，好转21例，无效6例。治愈率为91%，有效率为98%。

第五节　麻黄汤证

【原文】

太阳病，脉浮紧，无汗，发热，身疼痛，八九日不解，表证仍在，此当发其汗。服药已微除，其人发烦目瞑，剧者必衄，衄乃解。所以然者，阳气重故也。麻黄汤主之。（46）

【情志症状】

发烦目瞑。

【释义】

本条采用了倒装文法，即"麻黄汤主之"应置于"此当发其汗"之后，并为一段。本条说明服用麻黄汤之后机体出现的两种反应：一是方药对证，但因患病多日，外邪郁闭程度较重，不能一汗而解，但病证有所缓解，患者出现心烦、目瞑的表现，此乃正气得药力相助，奋力祛邪，邪正交争激烈的临床表现，也称"瞑眩"反应。目瞑，即眼闭不欲睁开，为患者欲闭目求得一时安静的状态。二是出现鼻衄表现，此为阳气怫郁太甚，郁而化热，热伤血络所致。邪气虽不得汗解，但汗血同源，鼻衄给邪气以出路，故"衄乃解"。后世医家将这种衄血称为"红汗"。

【辨证】

太阳伤寒表实证。

【论治】

发汗解表，宣肺平喘。

【方药】

麻黄汤：麻黄三两（去节），桂枝二两（去皮），甘草一两（炙），杏仁七十个（去皮尖）。

【用法】

上四味，以水九升，先煮麻黄，减二升，去上沫，内诸药，煮取二升半，去滓，温服八合，覆取微似汗，不须啜粥，余如桂枝法将息。

【方解】

方中麻黄味辛，微苦，性温，功能发汗、平喘、开腠理、透毛窍，发汗以解表邪；又宣肺气以平喘促。桂枝解肌祛风，助麻黄发汗。杏仁味苦性温，降肺气以止咳定喘，配麻黄以增平喘之力。炙甘草调和诸药，并可安中。四药合用，共奏发汗解表，宣肺平喘之功。

【选注】

成无己：脉浮紧，无汗发热，身疼痛，太阳伤寒也，虽至八九日而表证仍在，亦当发其汗，既服温暖发散汤药，虽未作大汗，亦微除也。烦者，身热也，邪气不为汗解，郁而变热，蒸于经络，发于肌表，故生热烦。肝受血而能视，始者气伤营，寒既变热，则血为热搏，肝气不治，故目瞑也。剧者，热甚于经，迫血妄行而为衄，则热随血散而解。阳气重者，热气重也，与麻黄汤以解前太阳伤寒之邪。（《注解伤寒论·辨太阳病脉证并治法中》）

尤在泾：脉浮紧，无汗发热，身疼痛，太阳麻黄证也。至八九日之久而不解，表证仍在者，仍宜以麻黄汤发之。所谓治伤寒不可拘于日数，但见表证脉浮者，虽数日犹宜汗之是也。乃服药已，病虽微除，而其人发烦目瞑者，卫中之邪得解，而营中之热未除也。剧者血为热搏，势必成衄，衄则营中之热亦除，而病乃解。所以然者，阳气太重，

营卫俱实，故须汗血并出，而后邪气乃解耳。阳气，阳中之邪气也。(《伤寒贯珠集·太阳篇上》)

柯韵伯：八九日不解，其人阳气重可知。然脉紧，无汗，发热，身疼，是麻黄证未罢。仍与麻黄，只微除在表之风寒，而不解内扰之阳气。其人发烦、目瞑，见不堪之状，可知阳络受伤，必逼血上行而衄矣。血之与汗，异名同类，不得汗，必得衄，不得汗解而从衄解，此与热结膀胱血自下者，同一局也。(《伤寒来苏集·麻黄汤证上》)

【方论】

柯韵伯：此为开表发汗逐邪之峻剂也，古人用药用法象之义，麻黄中空外直，宛如毛窍骨节，故能去骨节之风寒，从毛窍而出，为卫分发散风寒之品。桂枝之条纵横，宛如经脉系络，能入心化液，通经络而汗出，为营分散解风寒之品。杏仁为心果，温能助心散寒，苦能清肺下气，为上焦逐邪定喘之品。甘草甘平，外拒风寒，内和气血，为中宫安内攘外之品。此汤入胃行气于玄府，输精于皮毛，斯毛脉合精而溱溱汗出，在表之邪，其尽去而不留，痛止喘平，寒热顿解，不烦啜粥藉汗于谷也。其不用姜、枣者，以生姜之性，横散解肌，碍麻黄之上升；大枣之性，滞泥于膈，碍杏仁之速降，此欲急于直达，稍缓则不迅，横散则不峻矣。(《伤寒来苏集·麻黄汤证上》)

【医案举隅】

病案1：多寐症

陆某，男，34岁，于1997年3月8日初诊患者。诉1年以来多寐困倦，白日也昏昏欲睡，经用温阳益气、除湿化痰、温经散寒等治疗无效。现形体较胖，恶风寒，四肢欠温、但不欲近衣，痰多，舌淡苔薄白腻，脉浮紧而滑。证属表实寒证，痰湿阻络，阳气不振。治以发表散寒，燥湿化痰，振奋阳气。方用麻黄汤加味，麻黄、杏仁、陈皮、制半夏、石菖蒲、琥珀各12g，桂枝、苍术、香附、茯苓各15g，细辛6g，甘草3g，1日1剂，水煎服。服3剂后恶风寒、四肢欠温减轻，白天欲睡也好转，痰减。前方再服3剂后多寐症状基本消失，能正常工作。前方再服3剂以巩固疗效，嘱平时多参加体育锻炼，随访8年未复发。

按：多寐症常从气虚阳气不振、痰湿困阻阳气论治，但此患者形寒肢冷，不欲近衣，为表实寒证。痰多、舌淡苔薄白腻、脉浮紧而滑为表实寒证夹有痰湿阻遏阳气之象。心主神志，肺为水之上源、主宣降，如表有实寒则肺之宣降失职，则水液聚积而成痰湿，痰湿蒙心，使心阳不振而多寐。用麻黄汤祛表之寒邪，使肺之宣降正常，气机升降如常则痰湿自化。方中加苍附导痰汤以行气燥湿化痰。加细辛、石菖蒲、琥珀益心开窍，振奋阳气。诸药合用相得益彰，故病告愈。

病案2：失眠

患者某，女，52岁，2018年3月6日初诊：夜寐不安7年余，加重半年。患者诉其7年前因强烈情绪波动后出现白天精神萎靡，胸闷气短，夜间精神亢奋，难以入寐，每日入睡前口服"舒乐安定"1片，仍辗转反侧，入眠困难。近半年患者失眠加重，彻夜不能入睡，心烦如火，情绪不佳时常与家人发生口角。口服加味逍遥等药物未见明显好转。刻下症见：心情抑郁，胸脘闷满，倦怠懒言，善太息，神情淡漠、憔悴，舌红，苔薄白，脉弦数。西医诊断：失眠。中医诊断：不寐，辨证属肺气郁滞、心肾不交。治法：宣肺散郁，交通心肾。方用麻黄汤去杏仁合交泰丸：麻黄10g，桂枝10g，黄连10g，肉桂10g，甘草6g。14剂，水煎，每日1剂，早晚服用。二诊（2018年3月27日）：患者药后，睡眠情况好转，偶尔可自行入眠，无需口服西药助眠，胸脘闷满及心烦如火消失，食欲明显好转。舌红苔薄白，脉弦。上方去桂枝，加玄参 10g，生地黄 15g，麦冬 10g。30 剂，水煎，每日 1 剂，早晚服用。三诊（2018 年 5 月 8 日）：患者精神状况良好，每晚可自行入眠，睡眠时间 5~6h，饮食二便正常。继服上方 14 剂，煎服法同前。嘱其不适随诊。

按：人之睡眠与卫气循行相关，卫气行于阴分时则可入眠，卫气行体表之阳分，人便醒寤。肺主卫气，体内卫气之循行皆与肺相关……该患者因情绪波动后出现失眠，日久郁而化火，灼于胸中，戕害肺金导致太阴失宣，继而火扰心神，心火独亢于上，肾水难济心火，患者失眠日益加重。患者首诊，给予麻黄汤加减合交泰丸，意在宣达华盖，交通心肾，患者药后睡眠明显改善，华盖宣通，久郁得解，肾水上济，心火当消，胸脘闷满及心烦如火明显改善。二诊时在上方基础上加入益气养阴药，旨在滋养久郁之火所伤之气阴，以求固本。

病案 3：阳痿

患者男，44 岁，2002 年 1 月 7 日来诊。患阳痿 6 年。诉 6 年前隆冬受寒后，即发阴茎痿软不坚，持续至今。曾辗转多家医院诊治，均予鹿茸、人参、海马等壮阳之品，无效。平素无汗，少腹部发凉，舌淡紫，苔白，脉浮弦。证属寒中少阴、阳痿不用之候。治拟麻黄汤加味：麻黄、桂枝各 15g，杏仁、花椒各 10g，甘草 6g，制附片（先煎）、乌药各 12g，细辛 5g，每日 1 剂，水煎服。5 剂后即可行房。继予上方加淫羊藿 30g，5 剂收功。

按：阳痿发病，一般多责之于肾阳不足，亦有肝郁血瘀、湿热下注而致者。本例为寒邪直入少阴肾经，寒恋阳遏，宗筋弛缓，故阳物痿软不用。治当温散少阴寒邪，宣通肺肾阳气。方用麻黄汤加附片、细辛、乌药、花椒以温散少阴寒邪。方中麻黄、桂枝宣通肺肾阳气，振奋宗筋，助阳起搏。诸药合用，共奏温散寒邪、通阳起痿之效。

病案4：外郁

患者女，40岁。主诉胸闷憋气，善太息1年。于1990年4月26日就诊。患者于去年4月无明显原因出现恶寒、低热、咳嗽、胸闷、憋气，曾按"感冒""梅核气""神经官能症"等治疗1年未见效果。现症见胸闷气憋，恶寒，纳呆，乏力。舌苔白，脉沉紧。详询病史，知患者发病前搬迁新居，住室阴冷潮湿。且自发病后未出过汗，善太息，打喷嚏后全身暂舒。断为肺气郁闭，处以麻黄汤宣肺开郁：麻黄5g，杏仁9g，桂枝9g，炙甘草6g。1剂如法煎服。4月27日二诊：患者述药后出了一身透汗，胸闷大减、自觉全身痛快。脉转浮缓，苔现薄黄，拟再和营卫，畅气机。处方：桂枝9g，白芍20g，甘草6g，杏仁9g，桔梗9g，枳壳9g，黄芩6g，生姜3片，大枣7枚。2剂。4月29日三诊：除食纳欠佳外，其他症状均消失，脉缓苔白。述月经错后，量少，色淡，予八珍益母丸，逍遥丸调理而安。

按：肺朝百脉，气贯五脏，为宗气出入之所，气机升降之枢，肺主宣降，人体气血周流全赖肺气输送，精神面貌的焕发，全靠肺的运转。肺气郁遏，或敛闭，或燥塞，都会在肺、大肠、皮毛、声息等方面表现出来。《内经》说："诸气膹郁，皆属于肺。"该患者搬入潮湿的新居后起病，以胸闷憋气恶寒无汗为主证，且以得长太息及喷嚏暂舒，舌苔白，脉又见沉紧，显系潮湿阴寒造成肺气郁闭，不得宣发。故而用麻黄汤1剂获安。正如《不居集·诸郁》所说："惟外郁之症，只在本经、聚而不散……虽年深月久，郁有不开，不尊舒郁，治必不效。"

病案5：顽固性呃逆伴心下悸动

张某，男，50岁，1990年深秋赴宴，恣意酣饮，喝了6~7瓶啤酒。归居后渐感不适。始见胸脘痞闷，心下悸动，咳嗽气逆，咯吐稀白痰，继之呃逆频作，不能自制，次日呃逆仍无缓解。遂就诊于某医院，服用多潘立酮、颠茄片等药仍无好转。延至傍晚，呃逆仍作，求余诊治。诊见：呃逆之声，沉闷有力，舌淡红、苔白腻，脉沉迟而紧。此乃肺胃气逆动膈之呃逆症。治宜温中祛寒，降逆止呃。方用麻黄汤，处方：麻黄、苦杏仁各10g，桂枝30g，炙甘草15g。当晚服药1剂，霍然而愈。

按：本例为肺胃气逆动膈之呃逆证。乃因饮冷过多，停于胃脘，则胸脘痞闷，心下悸动，寒饮聚于胃，上干于肺为呃。方中麻黄宣畅肺气，通达上焦。上焦通则胃气得降，桂枝温胃散寒而降逆气，其用量之大，实寓桂枝加桂汤温降逆气之意；苦杏仁降肺胃逆气；炙甘草和中，与桂枝相伍，有辛甘降逆、温通阳气之功。

病案6：抑郁症

患者某，女，41岁，2018年4月3日初诊：7年前诊断为抑郁症后长期口服西酞普兰20mg/d，症状改善不明显，平素仍有情绪低落，胸中满闷，郁郁寡欢，常独自泣下，近2个月抑郁加重，刻下症见：情绪低落，胸中满闷不舒，身重乏力，心悸健忘，烦躁不寐，纳差，大便溏，舌黯苔白腻，脉浮数。西医诊断：抑郁症，中医诊断：郁证。治法：宣肺解郁。处方：麻黄10g，桂枝10g，杏仁10g，甘草6g，郁金6g，石菖蒲10g。30剂，水煎，每日1剂，早晚服用。二诊（2018年5月8日）：服药后，患者情绪明显好转，心悸健忘、身重乏力减轻，睡眠改善，饮食二便好转，舌暗苔白，脉弦。患者药后症减明显。效不更方，嘱其继服上方90剂后复诊，煎服同前。三诊（2018年8月14日）：药后患者情绪条畅，胸中满闷感消失，乏力改善明显，无心悸健忘，余症悉除，纳眠可、二便调。

按：患者"郁证"日久，遂而求医，选用麻黄汤，旨在开宣肺气，佐以郁金、石菖蒲解郁，药后患者情绪改善明显……历代医家对"诸气"的解读有"燥气""六气""气病"3个层面。"膹"，据王冰注解为"愤"，《说文解字·心部》载，"愤，懑也"，因而，"膹，谓膹满"，形容烦满郁闷……结合历代医家及现代医学观点，认为"诸气膹郁，皆属于肺"，不应仅拘泥于呼吸系统疾病，正如《理虚元鉴》云："肺气一伤，百病蜂起。""肺"与"诸气"的动态平衡被打破后，易引发诸多疾病，因气机失调而出现的气机阻滞、郁滞，用肺药可加强疗效。

【现代研究】

麻黄汤中主要有黄酮类、三萜皂苷类、生物碱类以及苯丙素类等化合物，具有解热、发汗、促进腺体分泌、抗炎、抗病毒、镇咳祛痰平喘、扩张支气管、抗过敏等药理作用。临床广泛运用于呼吸系统疾病（急性上呼吸道感染、支气管哮喘、肺炎、喉源性咳嗽等）、泌尿系统疾病（特发性水肿、急性肾小球肾炎、肾病综合征伴胸腔积液等）、神经系统疾病（中风、眩晕、病毒性脑炎、周围神经病变、面神经麻痹等）以及皮肤科疾病（如花粉症、无汗症、皮肤瘙痒症）的治疗。有研究通过UPLC-LTQ-Orbitrap-MS结合分子网络数据处理方法对麻黄汤中不同类别化学成分快速分类，在负离子模式下化学成分聚集成20个分子网络，主要涉及黄烷酮-O-糖苷，三萜类皂苷，黄酮-C-糖苷，原花青素，酚酸和糖苷等。根据分类结果结合自建麻黄汤化合物数据库对麻黄汤进行了化学成分表征，共鉴定出156个化合物，明确了麻黄汤的化学物质基础，为麻黄汤临床用药的安全性、有效性提供了科学依据。

第六节　干姜附子汤证

【原文】

下之后，复发汗，昼日烦躁不得眠，夜而安静，不呕、不渴、无表证，脉沉微，身无大热者，干姜附子汤主之。（61）

【情志症状】

昼日烦躁不得眠。

【释义】

误治导致机体阳气大伤，阴寒内盛，虚阳上扰，心神不安，故生烦躁。昼日阳气旺，阳虚之人得天时阳气相助，尚能与阴邪抗争，故见"昼日烦躁不得眠"；夜晚阳气衰，阴气盛，阳虚之体不得天时之助，无力与阴邪抗争，故见"夜而安静"。因此，其病机本质是正邪交争的剧烈程度。此论中的"不呕，不渴，无表证"为鉴别诊断的要点，"不呕"表明不关乎少阳病，"不渴"表明不关乎阳明病，"无表证"表明不关乎太阳病。排除三阳病，治疗当从三阴病处探求。

【辨证】

肾阳虚烦躁证。

【论治】

急救回阳。

【方药】

干姜附子汤：干姜一两，附子一枚（生用，去皮，破八片）。

【用法】

上二味，以水三升，煮取一升，去滓，顿服。

【方解】

干姜附子汤由四逆汤去炙甘草组成，干姜辛温，附子辛热且生用，二者配伍，急救回阳之力彰，不用炙甘草，是虑其甘缓之性阻碍急救回阳之力。"顿服"是将药一次服尽，旨在集中药力以急救回阳。

【选注】

成无己：下之虚其里，汗之虚其表，既下又汗，则表里俱虚。阳主于昼，阳欲复，虚不胜邪，正邪交争，故昼日烦躁不得眠；夜为阴主，阳虚不能与之争，是夜则安静。不呕不渴者，里无热也；身无大热者，表无热也。又无表证，而脉沉微，知阳气大虚，阴寒气盛，与干姜附子汤，退阴复阳。（《注解伤寒论·辨太阳病脉证并治法中》）

吴谦：既下之以虚其里，复发汗以虚其表，阴阳两虚，阳无所附。夜而安静，不呕不渴，是内无阳证也；无表证，身无大热，脉沉微，是外无阳证也。表里无阳，内外俱阴，惟有昼日烦躁不得眠，一假阳证，则是独阴自治于阴分，孤阳自扰于阳分，非相胜，乃相离也，故以干姜附子汤，助阳以配阴。盖以阴虽盛而未相格，阳气微而自不依附也。（《医宗金鉴·辨太阳病脉证下》）

【方论】

成无己：《内经》曰：寒淫所胜，平以辛热。虚寒太盛，是以辛热剂胜之也。（《注解伤寒论·辨太阳病脉证并治法中》）

王晋三：干姜附子汤，救太阳坏病转属少阴者，由于下后复汗，一误再误，而亡其阳，致阴躁而见于昼日，是亡阳在顷刻矣。当急用生干姜以助生附子，纯用辛热走窜，透入阴经，比四逆之势力尤峻，方能驱散阴霾，复涣散真阳，若犹豫未决，必致阳亡而后已。(《绛雪园古方选注·温剂》)

【医案举隅】

病案 1：双相障碍

王某，女，22 岁，2018 年 7 月 5 日初诊。自述半年前因夜间情绪低落、失眠严重，白天心情烦躁易怒、心悸易惊，于当地某二甲医院就诊，诊断为双相障碍，以西药利氮平、舍曲林治疗 3 个月后，症状有所缓解，但仍伴较严重的失眠，自觉似睡非睡、似醒非醒，因药物不良反应自行停药 1 个月。近 1 周来症状加剧，遂来门诊就诊。患者自述夜间情绪极度低落，有自杀冲动，失眠严重，似睡非睡，白天烦躁易怒，但乏力懒动。诊察患者发现，虽已入夏炎热，但仍穿长袖衣物，两眼无神，心悸时发，面色㿠白，手掌冰凉，舌淡，苔白润，脉沉缓。辨证属阳虚阴寒内盛，其心悸则为心阳不振所致，故以干姜附子汤为主方加减，方为：炮附子 20g，干姜 9g，薤白 15g，桂枝 12g。患者服药 7 剂后，病情好转明显。

按：双相障碍是一种躁狂或轻躁狂发作与抑郁发作交替出现或混合出现的重型精神疾病，是临床较为棘手的精神科疾病，历代医家多以阴不敛阳、阳热腑实、火热伤阴等为病机入手治疗。此医案的关键在于患者情绪随昼夜节律有明显波动，天人相应，"阳气者，精则养神，柔则养筋"。患者阳气极度虚衰，白天得天阳之助，能与阴相争，故见烦躁。虽心情烦躁，但因阳气极虚，必见体力衰退、四肢冰凉等阳虚之象；而夜间阴气用事，人体失去天阳之助，无力与盛阴抗衡，阴气抑制功能过盛，必使患者情绪低落。且少阴阴盛，阳气浮散于外，必扰神明而不得寐，而要闭藏阳气必须闭双目，不得寐则阳气无法闭藏。"阴气者，静则神藏，躁则消亡"，本证"夜而安静"，则证明阴虚尚支。本病表现与《伤寒论》第61条"下之后，复发汗，昼日烦躁不得眠，夜而安静，不呕，不渴，无表证，脉沉微，身无大热者，干姜附子汤主之"所述相同，本病患者临床表现一派阳虚阴寒内盛之象，心悸也由心阳不振所致，故以干姜附子汤为主方加减，附子味辛性大热，通行十二经，回阳救逆，与干姜为伍，辛温扶阳而敛阴；因患者同时有心阳不振心悸之证，故加桂枝、薤白等药，收效甚显。

病案2：失眠

李某，男，45岁。2008年10月8日就诊。病史：自述近一个多月来特别怕冷，日夜烦躁不安，不能入眠，晚间汗出较甚，湿透衣被，精神十分痛苦。今日上午，求治于某西医，该医指点他找中医治疗较合适，故登门求医。刻诊：面色苍白，精神萎靡，形寒肢冷，腰膝酸软，整日心烦意乱，不能静心工作，至晚上仍然烦躁不得眠，汗出如浸水，饮食不思，大便稀软。舌质淡，苔白，脉微细。西医诊断：失眠。中医辨证：阳虚阴盛，心神不安。治法：温阳散寒，镇心安神。方剂：干姜附子汤合桂枝甘草龙骨牡蛎汤加味。处方：淡干姜10g，炮附子20g，桂枝10g，炙甘草10g，生龙骨30g，生牡蛎30g，生黄芪30g，白术15g，白芍15g，生姜3片，大枣15g。7剂，每日1剂，连续水煎3次，每次取汁150mL，混匀后分早、中、晚3次服完，第三次在晚间睡前30分钟服下。二诊（10月15日）：自觉畏寒肢冷、烦躁不安明显好转，汗出大减，晚间睡眠尚好，但易醒。大便基本成形，心情很愉快，要求再服中药治疗。遂守上方再服7剂。三诊（10月22日）：患者自觉身心基本康复，能开始正常生活和工作。舌质淡红，苔白，脉和缓。继服原方7剂，同时给予中药右归丸，嘱在汤剂服完后用该丸再巩固治疗2周。随访半年多，未见复发。

按：《伤寒论》第61条云："下之后，复发汗，昼日烦躁不得眠，夜而安静，不呕，不渴，无表证，脉沉微，身无大热者，干姜附子汤主之。"《伤寒论》第118条云："火逆下之，因烧针烦躁者，桂枝甘草龙骨牡蛎汤主之。"上述两条文之病机均属阳虚烦躁，本例患者亦属阳气虚弱导致烦躁不得眠，故以干姜附子汤合桂枝甘草龙骨牡蛎汤，再加白芍、生姜、大枣、黄芪、白术治之。方中加白芍、生姜、大枣者，寓桂枝汤之意，乃和营止汗；加黄芪、白术者，乃加强固表止汗之力。由于方证合拍，故疗效如神。

病案3：不寐

詹某，女，36岁。2014年10月来诊。因经常应酬，夜间睡眠不沉1年余，症见入睡困难，易醒，畏寒四肢冰冷，天气稍凉时明显。平时总有疲惫无力想睡觉的感觉，喜欢辛辣的食品，不喜饮水，大便秘，夜尿频，舌淡青，苔白，脉沉细。辨证为心脾阳虚，治以温补脾肾。方用干姜附子汤加减：干姜10g，制附片6g，生晒参10g，茯苓15g，炒白术10g，炙甘草5g。服药10剂后诸症缓解，但仍有便秘，上方加肉苁蓉10g，继服5剂后明显好转。

按：本例患者因长时间不能正常睡眠，精力不得恢复，而耗伤肾阳。饮食过度，耗伤脾阳。观其脉症，病位在脾、肾。脾肾阳虚，阳虚则寒，心火受遏，故见不寐。喻嘉言曰："用附子、干姜以胜阴复阳者……使既散之阳望而争趋，顷之复全耳。"方用干姜附子汤合四君汤，补肾助阳，健脾除寒，方证合拍，故药效甚佳。

【现代研究】

干姜中主要含有挥发油类、姜辣素类、二苯基庚烷类等化合物，具有抗炎抑菌、解热镇痛、抗氧化、抗肿瘤、保护肝脏、保护心血管系统、保护消化系统等药理作用。附子中含有生物碱、黄酮、多糖、有机酸、有机碱、蛋白质、醇胺等多种成分，其中双酯型生物碱是其主要的有效成分，对心力衰竭、风湿性心脏病、冠心病、低血压、休克等疾病有显著的治疗作用，但对神经系统、消化系统、生殖系统以及心脏、肾脏、肝脏等具有一定的毒性，临床应用时需要经过严格的炮制、配伍，以达到减毒增效之目的。研究表明，附子与干姜配伍能够显著提高阳虚型大鼠的体重和体温，扩张小鼠耳郭微血管，加快血流速度，对抗肾上腺素引起的微循环障碍。此外，干姜附子提取物能够改善小鼠悬尾实验、旷场试验、迷宫实验和强迫游泳实验中的抑郁样行为表现。临床上，干姜附子汤可用于治疗阳虚型抑郁症、失眠以及尿毒症不安腿综合征等疾病。

第七节　茯苓桂枝甘草大枣汤证

【原文】

发汗后，其人脐下悸者，欲作奔豚，茯苓桂枝甘草大枣汤主之。（65）

【情志症状】

脐下悸，欲作奔豚。

【释义】

豚指小猪，奔豚指奔跑的小猪，以奔豚形容患者自觉有气从少腹上冲胸咽部，发作时异常痛苦，时发时止的证候特点。此处"欲作奔豚"表明"奔豚"尚未发作，但已显露端倪。结合第64条分析，此处"脐下悸者，欲作奔豚"是因发汗过多导致心阳虚损，阳虚不能制水，下焦水气欲上逆所致。胡希恕先生认为，其病机为患者体内素有饮停，发汗激动里饮导致"欲作奔豚"，此说可资参考。

【辨证】

心阳亏虚，水气上乘证。

【论治】

温通心阳，化气行水。

【方药】

茯苓桂枝甘草大枣汤：茯苓半斤，桂枝四两（去皮），甘草二两（炙），大枣十五枚（擘）。

【用法】

上四味，以甘澜水一斗，先煮茯苓，减二升，内诸药，取三升，去滓，温服一升，日三服。作甘澜水法：取水二斗，置大盆内，以杓扬之，水上有珠子五六千颗相逐，取用之。

【方解】

方中重用茯苓，茯苓味甘，性平，淡渗利水，以伐肾邪，《神农本草经》谓其"主胸胁逆气，忧恚，惊邪，恐悸，心下结痛，寒热烦满，咳逆，口焦舌干，利小便"。桂枝、炙甘草组成桂枝甘草汤，桂枝辛甘性温，炙甘草甘温，二药相配，辛甘合化，温通心阳。大枣甘草相配，能补土制水。用甘澜水煎药，是取其清扬之性，而不助水邪。药虽4味，融温阳、化气、行水、降逆、补土等治法为一炉，力专效宏。

【选注】

吴谦：发汗后心下悸者，乃虚其心中之阳，本经自病也。今发汗后，脐下悸，欲作奔豚者，乃心阳虚，而肾水之阴邪，乘虚欲上干于心也。主以茯苓桂枝甘草大枣汤者，一以扶阳，一以补土，使水邪不致上干，则脐下之悸而安矣。（《医宗金鉴·辨太阳病脉证并治中》）

汪苓友：发汗后者，即发汗过多之后也。脐下悸者，《条辨》云：肾乘心，汗后液虚，欲逆凌心而克之，故悸动见于脐下也。奔豚，《难经》云：肾之积名，发于少腹，上至心下，若豚状。此言奔豚，乃肾气发动，如欲作奔豚之状，非真脐下有积如豚也。《后条辨》云：肾气发动，水邪不安其位，急主之以茯苓桂枝甘草大枣汤，以益心气，伐肾邪，安中补土，水不得肆，而汗后之阳虚，可渐复矣。（《伤寒论辨证广注·辨太阳病脉证并治中》）

柯韵伯：心下悸欲按者，心气虚；脐下悸者，肾水随火上克。豚为水畜，奔则昂首疾驰，酷肖水势上干之象。然水势尚在下焦，欲作奔豚，尚未发也，当先其时而治之。（《伤寒来苏集·桂枝汤证下》）

【方论】

吴谦：此方即苓桂术甘汤，去白术加大枣倍茯苓也。彼治心下逆满，气上冲胸，此治脐下悸，欲作奔豚。盖以水停中焦，故用白术，水停下焦，故倍用茯苓。脐下悸是邪干心也，其病由汗后而起，自不外乎桂枝之法。仍以桂枝、甘草补阳气，生心液，倍加茯苓以君之，专伐肾邪，用大枣以佐之，益培中土，以甘澜水煎，取其不助水邪也。土强自可制水，阳健则能御阴，欲作奔豚之病，自潜消而默化矣。若已作奔豚，肾阴益盛，又非此药所能治，则当从事桂枝加桂汤法矣。（《医宗金鉴·辨太阳病脉证并治中》）

柯韵伯：君茯苓之淡渗，伐肾邪；佐桂枝之甘温，以保心气；甘草、大枣，培土制水。亢则害，承乃制矣。澜水状似奔豚，而性则柔弱，故又名劳水，用以先煮茯苓，水郁折之之法。继以诸甘药投之，是制以所畏，令一惟下趋耳。（《伤寒来苏集·茯苓桂枝甘草大枣汤》）

【医案举隅】

病案1：不寐

陈某，女，43岁。1988年8月7日初诊。患者失眠五年余，去夏以来，日趋严重，甚则通宵不能合目，每晚须服人参峰王浆1支，方能入寐3~4小时，然犹多梦易醒，白昼则昏昏欲睡，伴头晕脑胀，神疲健忘，纳谷不香，胸脘痞闷，稍动辄心悸，经期延后，量少色黯。检查：面色晦滞，形体消瘦，精神萎靡，上腹微胀，脐腹左侧板硬，跳动应手，重按微痛，舌淡，苔薄白，脉象沉弦。综观脉症，当属心阳上虚，寒水下动，心火为寒水所乘。神不守舍，致现不寐。必得扶其心阳，制其寒水，俾心用神得安，则不寐自愈。遂投苓桂甘枣汤加味：茯苓15g，桂枝9g，炙甘草6g，大枣12g，首乌藤12g。嘱患者自扬甘澜水煎药。上方每日1剂，连进6剂，睡眠转佳，且少做梦，纳谷知味，脐左悸动等症亦除。8月14日再诊时，睡眠已趋正常，唯偶见胃脘嘈杂，晨起口淡，乃疏六君子汤加减善后。

病案2：脐下悸动

林某，女，37岁，1987年6月23日初诊。11年前因产后天气炎热，日以新汲井水解渴，月余后偶见心悸与脐下悸交替发作，且自此而恶食热物，故四季每日三餐必俟食物至凉食下方舒，否则悸动立作。近几年悸动频发，几无宁日，并且体表多处出现色素沉着斑块，颜色逐年加深变黑。伴易感冒，倦怠嗜卧，多梦，纳呆，渴欲饮冷，而饮水不多，腹痛喜按，前阴瘙痒，白带清稀。检查颜面晦黯，前额及两颧黧斑成片，目眶及口唇乌黑，肩臂肘腿及腰腹等处皮肤出现深黑色圆斑20余处，或大如杯口，或小如钱币，脐下腹肌板硬，跳动可见，舌淡苔白而润，脉来沉紧，时见结象。拟苓桂甘枣汤加味：茯苓20g，桂枝12g，炙甘草6g，大枣12g，佛手10g。嘱扬甘澜水煎药。6月27日二诊，上方二剂，腹痛止，口渴除，纳食有味，亦能进食热物，精神稍振，心悸与脐下悸发作次数有减。前方去佛手加黄芪15g以益气且助桂枝温通心阳，加远志10g以协茯苓宁心安神，更用灶心土60g（包煎）以土制水。7月2日三诊：前方4剂，悸动已止，纳谷大增，精神转佳，面色转明润，肢体皮肤黑斑转淡。效不更方，再守二诊方续进4帖。11月初，林某伴一病员来校求治，见其面色正常，皮肤黑退尽，余无不适。

病案3：欲作奔豚

胡某，男，34岁，工人。1987年10月初诊。自觉脐下跳动，有上冲之势，脐上有水声，坐卧难安，伴胃脘不和，畏寒喜暖，以手按之较舒，口不渴，素体较瘦，脉沉弦略细，舌苔薄白润滑，曾服中西药物不愈，病已两月有余。中医辨证为心阳不足，水邪上凌而致。拟温通心阳、化气行水之法。茯苓30g，桂枝12g，炙甘草6g，大枣10枚，生姜10g，水煎服。服药3剂，诸症锐减，继服6剂而愈。

病案4：心悸

黄某，男，43岁，木工，初诊于1981年11月30日。三个月以前因劳动汗出受风后，即感身痛心悸，经服感冒清热冲剂，身痛缓解，但心悸日益加重，气短乏力，多汗，以致不能劳动。经某医院内科诊为冠状动脉供血不全，按冠心病常规服药半月，效果不显。又经中医诊治，服用益气养血补心健脾药二十余剂，仍不效。转来试治。观面色㿠白，精神不振。察询病情，发作之前，自觉有一股凉气从少腹上冲至胸，随之心悸不休、坐卧不安，须手按心胸部始舒，喜暖恶寒，口不渴，脉象沉细小数而无力。舌淡红苔薄白而润滑。诊为心阳不足水气上乘证。拟温通心阳，化气行水法。处方：茯苓24g，桂枝12g，炙甘草6g，大枣15枚。嘱一剂三煎，日三服。服药2剂症大减，继服2剂，病即痊愈。

【现代研究】

茯苓桂枝甘草大枣汤具有利尿、抗炎、调节免疫功能等药理作用，临床上常用于胸闷、呕吐、头痛、慢性胃炎等疾病的治疗。方中所含茯苓有效成分茯苓多糖能通过抑制 NF-κB 和 NLRP3 信号通路减轻脂多糖诱导的焦虑和抑郁样行为。有研究对本方中茯苓 - 桂枝的水煎剂成分进行分析发现，茯苓 - 桂枝主要涉及血管内皮生长因子信号通路、脂质与动脉粥样硬化、HIF-1 信号通路、TNF 信号通路、PI3K-Akt 信号通路及 IL-17 信号通路。大枣中有 5 个潜在抗焦虑、抗抑郁活性成分，如（S）- 乌药碱、β - 胡萝卜素、β - 谷甾醇与千金藤啶碱等。通路分析发现，大枣可能通过激活脑源性神经营养因子、血清素受体、γ- 氨基丁酸、5- 羟色胺、G 蛋白偶联受体和受体蛋白酪氨酸激酶等信号通路，影响神经递质的释放与传递，从而发挥抗焦虑和抗抑郁作用。值得注意的是，此方用甘澜水煎药。甘澜水别称甘烂水、劳水、扬泛水、千里东流水、长流水等，甘澜水煎药最早见于《灵枢·邪客》中的半夏秫米汤，"其汤方，以流水千里以外者，八升，扬之万遍，取其清五升，煮之"。现代研究发现，机械力搅拌过程中水被拉起形成水膜，水膜在重力、张力作用下卷曲，包裹空气，形成大小不一的气泡。搅拌液体的机械能转变为液体中气泡的表面张力，搅拌剪切力对已经形成的气泡造成冲击，将其击碎转化为更小的气泡，速度越快，搅拌时间越长，纳米气泡就越多。而纳米气泡所具有的直径小、渗透性高、受温度影响小、比表面积大、吸附量大以及具有表面活性剂等特性，使其具有更强的增溶能力，从而获得更多的中药有效成分，取得更好的临床疗效。

第八节　茯苓四逆汤证

【原文】

发汗，若下之，病仍不解，烦躁者，茯苓四逆汤主之。（69）

【情志症状】

烦躁。

【释义】

汗、下导致阴阳两虚、烦躁不安。发汗太过，损伤其阳；若复误下，则易伤阴，阴阳两虚，阴不敛阳，虚阳浮越，扰动心神，故生烦躁。

【辨证】

阴阳两虚之烦躁证。

【论治】

回阳益阴。

【方药】

茯苓四逆汤：茯苓四两，人参一两，附子一枚（生用，去皮，破八片），甘草二两（炙），干姜一两半。

【用法】

上五味，以水五升，煮取三升，去滓，温服七合，日二服。

【方解】

方中附子、炙甘草、干姜组成四逆汤，回阳救逆。人参大补元气，益津气，安精神，定魂魄，止惊悸，除邪气。人参与四逆汤合用，回阳中有益阴之效，益阴中有助阳之功。重用茯苓以健脾宁心安神，全方共奏回阳、益阴、除烦之功。

【选注】

柯韵伯：未经汗下而烦躁，为阳盛，汗下后而烦躁，是阳虚。汗多既亡阳，下多又亡阴，故热仍不解。姜、附以回阳，参、苓以滋阴，则烦躁止而外热自除，此又阴阳双补法。（《伤寒来苏集·少阴脉证》）

汪苓友：伤寒汗下，则烦躁止而病解矣。若中寒证，强发其汗，则表疏亡阳，复下之，则里虚伤阴，卫气失守，营阴内空，邪仍不解，因生烦躁，此亦虚躁虚烦，乃假热之象也。只宜温补，不当散邪，故以茯苓四逆汤主之也。（《伤寒论辨证广注·辨太阳阳明病中寒脉证并治法》）

陈修园：太阳病发汗病不解，若下之而病仍不解，忽增出烦躁之证者，以太阳底面即是少阴，汗伤心液，下伤肾液，少阴之阴阳水火离隔所致也，以茯苓四逆汤主之。（《伤寒论浅注·辨太阳病脉证》）

【方论】

方有执：茯苓、人参，入心以益虚，心安则液敛也。四逆汤者，回阳以复阴，阳倡则阴随也。（《伤寒论条辨·辨太阳病脉证并治下篇》）

吴谦：茯苓感太和之气，伐水邪而不伤阳，故以为君；人参生气于乌有之乡，通血脉于欲绝之际，故以为佐；人参得姜、附，补气兼以益火；姜、附得茯苓，补阳兼以泄阴；调以甘草，比之四逆为缓和，其相格故宜缓也。一去甘草（指干姜附子汤），一加茯苓，而缓急自别，仲景用方之妙如此。（《医宗金鉴·辨太阳病脉证并治下》）

【医案举隅】

病案1：烦躁欲死

故友段某，素体衰弱，形体消瘦，患病一年余，久治不愈。证见两目欲脱，烦躁欲死，以头冲墙，高声呼烦。家属诉：初起微烦头疼，屡经诊治，因其烦躁，均用寒凉清热之剂，多剂无效，病反增剧。面色青黑，精神极惫，气喘不足以息，急汗如油而凉，四肢厥逆，脉沉细欲绝。拟方如下：茯苓一两，高丽参一两，炮附子一两，炮干姜一两，甘草一两。急煎服之。服后，烦躁自止，后减其量，继服十余剂而愈。（《伤寒名医验案精选》）

病案2：心悸

李某，女，52岁，1986年3月25日初诊。患者2年前因劳累过度，出现心中动悸，惊惕不安，伴畏寒肢冷等症，曾用中西药治疗，效不佳。证见心悸，神疲，气短，自汗，畏寒，腰以下有冷感，面白而少泽，唇舌色淡，苔薄白，六脉沉弱而缓。诊为心悸。证属肾阳虚兼心气不足。治以温肾阳，益心气。方药：茯苓12g，红参（另煎）、炙甘草各10g，制附片30g（先煎），炮姜6g，水煎服。连服7剂，心悸消失，畏寒肢冷减轻。续服上药去茯苓，又服10剂，诸症消失，唇舌转淡红，脉转缓和，病遂愈。

病案3：癫痫

某男，有癫痫病史，时有晕厥，抽搐，口吐白沫，近又发作 1 次。诊见：精神萎靡，心悸，寐差，腰酸肢软，目眩耳鸣，纳呆。舌淡红、苔薄白，脉细。证属心阳不足，神明失养。治拟温心阳，安心神，茯苓四逆汤加减。药用：茯苓 9g，党参 9g，淡附子 6g，干姜 3g，炙甘草 3g，龙骨 9g，牡蛎 9g，白薇 9g，红枣 4 枚，当归 6g，白芍 9g。服上药 3 剂后，精神好转，胃纳增加，仍有心悸、寐差、腰酸、头晕、虚里跃动。原方有效，略作增损续进。药用：茯苓 12g，党参 6g，淡附子 6 个，干姜 3g，炙甘草 3g，淮小麦 15g，红枣 6 枚，龙骨 9g，牡蛎 9g，平地木 15g。7 剂后诸症好转。调治 1 月，癫痫发作次数逐渐减少。

病案 4：不寐

患者，男，45 岁。2016 年 2 月 26 日初诊。主诉：夜寐不安 10 余年。患者 10 余年来入睡困难，夜间易醒，醒后不易复眠。纳可，平素自感胃脘部胀闷不适，食后明显，偶有烦躁，畏寒，四末欠温，神疲乏力，小便可，大便溏，一日一行。舌淡胖，苔白，脉沉，双尺脉细弱。既往："胆囊息肉"病史。余无特殊。诊断：不寐（脾肾阳虚，心肾不交）。拟方茯苓四逆汤加减，处方（颗粒剂）：附子 5g，干姜 5g，茯苓 15g，人参 5g，黄芪 15g，酸枣仁 15g，柏子仁 10g，丹参 15g，龙骨 15g，牡蛎 15g，炙甘草 5g，首乌藤 10g。7 剂，1 剂 / 天，开水冲服。二诊：2016 年 3 月 4 日，自诉入睡困难较前明显缓解，夜间醒后易于复眠，胃脘部胀闷感明显改善，精神可，二便调。舌红苔白，脉缓。证治同前，上方加减：附子 6g，干姜 10g，茯苓 15g，人参 5g，黄芪 15g，酸枣仁 15g，五味子 5g，丹参 15g，龙骨 15g，牡蛎 15g，炙甘草 5g，首乌藤 10g。7 剂，1 剂 / 天，开水冲服。3 诊：2016 年 4 月 15 日，1 个月来，夜眠安，纳可，精神调，偶有便溏。上方继服 3 剂。

病案5：慢性头痛

36岁，女性，主诉：头痛、恶心、呕吐。曾因右额至颞部剧烈疼痛，并伴有恶心、呕吐而被诊断为偏头痛，但颅脑CT及脑电图检查未见异常。服用麦角胺和吴茱萸汤后，症状逐渐减轻。3年后偏头痛复发，呕吐物如胆汁样，西药治疗无效。诊见：头痛、恶心以晨起较重，睡眠欠佳，畏寒，以背部、下肢冷感明显，四肢厥冷，表情抑郁，食欲不振，易疲劳，易感冒。舌胖大有齿痕，苔薄白黄润，脉沉细弱紧。腹软，心下痞硬明显，轻或中度的脐旁压痛（右＞左），脐上悸。先给予吴茱萸汤，服药后头痛减轻。1周后因症状加重而住院治疗，头痛以上午及夜间较重，背部强烈冷感。考虑头痛由严寒刺激所致，遂改用茯苓四逆汤，服药后头痛逐渐缓解，伴有恶心、呕吐的偏头痛未再发作，治疗半个月后病情稳定而出院。

病案6：午时心动悸

患者，男，28岁。在校研究生，2021年4月15日初诊。主诉：每日中午（11：00~13：00）阵发性心悸七年余。患者自诉，每日中午心动悸的情况开始于大二（2014年），当时正值盛夏，午睡时平卧即觉心中不适，伏在桌子上才能休息片刻。自此以后七年时间发病无间，三年前有加重倾向，严重时上午九时即觉心中莫名不适，伴有舌头不自主跳动，眼涩，口中苦涩，心烦，待觉有气从胸腔下散到腹部方可缓解，每至中午12：45准时发生心动悸，自气管至口中觉苦，伴有烦躁，头面略觉胀，过后觉疲惫欲眠，行心电图检查未见任何异常。患者既往曾患再生障碍性贫血十余年，服激素约三年余，病情与日俱重，后以割治疗法治愈。患者刻下症状：面色晦暗，形体消瘦，嘴唇色暗，觉右胁下部不舒，自觉怕冷，手温不及额温，口渴而不多饮，平时不觉乏力，精神佳，纳可，寐差，且休息不好时觉两乳内胀痛，心悸发作后常会有嗳气。小便正常，大便时溏。舌淡胖略有齿痕，左脉沉细，右脉沉微，故诊断为心悸病，辨证为真阳不足，虚阳外越，水饮上犯，肝寒脾弱。予茯苓四逆汤加减，处方如下：炮附子12g，干姜9g，白术9g，党参9g，炙甘草6g，吴茱萸12g，茯苓20g。10剂，水煎服，日1剂，早晚分服。嘱患者禁食生冷，不可饱食，注意保暖。

2021年4月27日二诊。患者服完觉辛辣满口，第三剂时觉上午舌头跳动感消失，心中动悸减轻，发作也不甚痛苦，苦味不再上泛到口中。仍旧怕冷，嘴唇颜色稍红，口渴好转。舌胖略好转，纳可，晚上觉困，寐安。两乳胀痛减轻，嗳气依旧，排气增多。大便未见明显好转，脉沉细弱，较前稍有力。初剂中病，效不更方。前剂更进7剂，处方：炮附子15g，干姜12g，炙甘草15g，茯苓25g，党参12g，制吴茱萸12g，白术9g。7剂，水煎服，日1剂。

2021年5月10日三诊。患者服完7剂，午时心动悸不再发作，中午已能平卧休息，唇色稍红，诸症均已消失。怕冷减轻，大便较前好转，脉象沉细弱有力，断药期间病情未曾反复，右胁不适感消失。患者大病已去，不烦更进汤药，予附子理中丸两盒调理，不宜久服。

【现代研究】

茯苓四逆汤可用于治疗慢性心力衰竭、脓毒性休克、慢性肺源性心脏病、血栓闭塞性脉管炎、雷诺综合征、慢性头痛、失眠伴焦虑症状等疾病。研究表明，茯苓四逆汤能够明显改善慢性心衰患者的临床症状，提高心脏射血分数，延缓心室重构，且不良事件较少。茯苓四逆汤能够抑制TLR4/NF-κB通路，降低肿瘤坏死因子、白介素6的表达水平，抑制心肌细胞炎性浸润。临床研究表明，加味茯苓四逆汤可改善阳虚型失眠患者的睡眠及焦虑情况，降低患者匹兹堡睡眠质量指数量表（Pittsburgh sleep quality index，PSQI）以及汉密尔顿焦虑量表（Hamilton anxiety，HAMA）评分。

第九节　茯苓甘草汤证

【原文】

伤寒，汗出而渴者，五苓散主之。不渴者，茯苓甘草汤主之。（73）

伤寒厥而心下悸，宜先治水，当服茯苓甘草汤，却治其厥。不尔，水渍入胃，必作利也。（356）

【情志症状】

心下悸。

【释义】

本条论述了胃虚水停致厥的证治。水饮停于心下，阳气被遏，不能通达于四肢，故四肢厥冷，水停胃脘，上逆凌心，故心下悸动不宁。

【辨证】

胃虚水停上逆证。

【论治】

温中化饮，通阳利水。

【方药】

茯苓甘草汤：茯苓二两，桂枝二两（去皮），甘草一两（炙），生姜三两（切）。

【用法】

上四味，以水四升，煮取二升，去滓，分温三服。

【方解】

方中茯苓健脾利水，桂枝通阳化气，生姜温中散饮，炙甘草补虚和中，兼调诸药。

【选注】

陆渊雷：此条以汗出而渴、不渴，辨五苓散、茯苓甘草汤之异。二方之证皆不具，然五苓散证承前二条而言，省文，从可知。茯苓甘草汤证，则必有阙文矣。厥阴篇云："伤寒厥而心下悸，宜先治水，当服茯苓甘草汤，却治其厥，不尔，水渍入胃，必作利也。"据此，知茯苓甘草证不具。(《伤寒论今释·辨太阳病脉证并治中》)

承淡安：伤寒汗出之后而渴，小便不利者，五苓散主之；如汗出之后不渴而心下悸者，则以茯苓甘草汤主之。本条仅举出渴与不渴，分别主用二方，实为简略。五苓散衔接上二条而下，固可省文，而茯苓甘草汤不能以汗出不渴四字即可指证用此方，其中必有阙文无疑。柯韵伯云："当有心下悸二字"，诚是。(《伤寒论新注·辨太阳病脉证并治法中篇》)

【方论】

吴谦：是方乃桂枝、五苓二方之义，小制其法也。有脉浮数汗出之表，故主以桂枝，去大枣芍药者，因有小便不利之里，恐滞敛而有碍于癃闭也。五苓去术、泽、猪苓者，因不渴不烦，里饮无多，惟小便一利可愈，恐过于燥渗伤阴也。(《医宗金鉴·辨太阳病脉证并治中》)

【医案举隅】

病案1：膀胱咳

周某，女，62岁，退休工人，2002年1月20日初诊。自诉因外感而致咳嗽，头身疼痛。初见鼻塞流涕，而恶寒发热，咳嗽头痛，全身不适，自服止咳及抗感冒等西药，唯咳嗽不愈，而余症减轻。后到某医院门诊就诊，诊为气管炎，予以点滴"消炎药"（具体药物不详）2天，症状未见好转，自觉咳嗽加重，夜间尤甚，咳嗽时小便自出，胸闷气短。次日即邀我出诊，刻诊：痛苦面容，精神萎靡，形体虚弱，咳嗽遗尿，手足不温，口淡不渴。质淡，苔薄白，脉沉细而弱。四诊合参，证属脾肾阳虚，肺失宣肃。治以温阳补肾，益气宣肺。方用茯苓甘草汤加味，处方：炙黄芪15g，党参15g，五味子10g，紫菀10g，桔梗10g，茯苓15g，桂枝10g，炙甘草6g，生姜3g。3剂，水煎服，日1剂。3剂后，诸症大减，精神转佳。方已中病，守上方加菟丝子10g，再服5剂。药尽咳愈，小便无异常，诸症消失，随访半年无此患。

按：膀胱咳是指咳嗽时尿液失禁的一种病证。《素问•咳论》有"膀胱咳状，咳而遗溺"的记载。本例患者平素脾气虚弱，冬季感受外邪而致咳嗽，此为外邪侵袭肌表，毛窍闭束。治以辛温之品，疏散风寒，宣肺解表可愈。然而西医诊为气管炎，给予"消炎药"治疗，反而咳嗽不愈，兼见胸闷气短，咳嗽遗尿症。我认为这是外邪不能从表而解，反而内陷，以致肺气宣发肃降失司，肺气上逆而咳嗽加重；脾气虚弱则中气下陷，气陷则升举摄纳无权，膀胱气化不利，故咳嗽小自出；肾阳虚则失主纳气之权而见胸闷气短，肾阳不振则手足不温。故以温阳补肾，健脾宣肺治之而获效。方中炙黄芪、党参益气健脾；五味子收敛肺、肾耗散之气；紫菀、桔梗宣肺止咳；茯苓健脾利水；配桂枝一利一温，通阳化气；炙甘草补虚和中，兼调和诸药；后加菟丝子强温阳补肾之功。诸药合同，共奏温阳补肾，益气健脾，宣肺止咳之功。使肺主宣肃，脾得健运，肾司开合使膀胱气化而行水，故诸症悉除。

【现代研究】

茯苓甘草汤含有三萜、多糖、类固醇、氨基酸、胆碱、组氨酸等多种生物活性成分，具有止咳、利尿、抗焦虑、抗肿瘤、调节肠道菌群、降血脂、抗氧化、抗炎、提高学习记忆能力以及镇静催眠等药理作用，可用于治疗慢性阻塞性肺病、肺动脉高压、慢性非萎缩性胃炎、功能性消化不良、顽固性便秘等疾病。

第十节　五苓散证

【原文】

太阳病，发汗后，大汗出，胃中干，烦躁不得眠，欲得饮水者，少少与饮之，令胃气和则愈。若脉浮，小便不利，微热消渴者，五苓散主之。（71）

发汗已，脉浮数，烦渴者，五苓散主之。（72）

中风发热，六七日不解而烦，有表里证，渴欲饮水，水入则吐者，名曰水逆，五苓散主之。（74）

【情志症状】

烦躁不得眠，烦渴，烦。

【释义】

太阳病使用发汗的方法治疗，当属正治，如桂枝汤方后云"遍身漐漐微似有汗者益佳，不可令如水流离，病必不除"。麻黄汤方后云"覆取微似汗"。但汗不得法或发汗不及导致病邪不除，或发汗太过导致津液耗伤，阳随津脱，变证迭出。本条论述了太阳病大汗之后的两种情况：其一，胃为水谷之海，大汗伤津耗液，导致胃中津液不足，虚热内生，热扰心神则烦躁，胃不和则卧不安，故见"烦躁不得眠"。其二，大汗之后，见脉浮，小便不利，微热消渴，此为膀胱蓄水证。第72条承接第71条，补述了太阳蓄水证的脉证，其中有"烦渴"之表现。第74条论述了太阳蓄水重证而致水逆的证治，其中亦有"烦"之表现。由此观之，太阳表证兼见烦躁、口渴、小便不利，为五苓散证的辨证要点。

【辨证】

太阳蓄水证。

【论治】

化气行水，兼以解表。

【方药】

五苓散：猪苓十八铢（去皮），泽泻一两六铢，白术十八铢，茯苓十八铢，桂枝半两（去皮）。

【用法】

上五味，捣为散，以白饮和服方寸匕，日三服。多饮暖水，汗出愈。如法将息。

【方解】

《神农本草经》中谓猪苓有"利水道"之功，泽泻有"消水"之功，猪苓、泽泻配伍，渗湿利水。白术、茯苓健脾利水，桂枝通阳化气，兼以解表。方后云"白饮和服"并"多饮暖水"，旨在增强五苓散化气行水解表之力。

【选注】

吴谦：太阳病，发汗后，或大汗出，令人津液内竭，胃中干，烦躁不得眠，欲得饮水，当少少与之，以滋胃燥，令胃气和，则可愈也。倘与之饮，胃仍不和，若脉浮，小便不利，微热消渴者，则是太阳表邪未罢，膀胱里饮已成也。《经》曰：膀胱者，津液之腑，气化则能出矣。今邪热熏灼，燥其现有之津，饮水不化，绝其未生之液，津液告匮，求水自救，所以水入即消，渴而不止也。用五苓散者，以其能外解表热，内输水腑，则气化津生，热渴止而小便利矣。（《医宗金鉴·辨太阳病脉证并治上》）

汪苓友：太阳病用麻黄汤发其汗，汗因大出，则胃中津液干，干则烦躁不得眠，即《内经》曰：胃不和，则卧不安者是也。欲得饮水者，人身津液为水之类，汗大出而津液亡，内水耗竭，欲得外水以自救也，法宜少少与之，但令胃得水而不干，斯气润而和，其病则愈。若发汗后，而脉尚浮者，表未尽解也。欲得饮水而小便不利，此是寒饮荡涤胃中之热，下流而入于膀胱，膀胱热结，故不利也。微热消渴者，其人外则微热，而表不解，内又消渴而饮水多，是太阳之经与腑俱病也。与五苓散以和表里，下水热。（《伤寒论辨证广注·辨太阳病脉证并治法中》）

尤在泾：伤寒之邪，有离太阳之经而入阳明之腑者，有离太阳之标，而入膀胱之本者。发汗后，汗出胃干，烦躁饮水者，病去表而入里，为阳明腑热证也。脉浮，小便不利，微热消渴者，病去标而入本，为膀胱腑热证也。在阳明者，热能消水，与水即所以和胃；在膀胱者，水与热结，利水即所以去热。多服暖水汗出者，以其脉浮而身有微热，故以此兼散其表，昔人调五苓散为表里双解之剂，非以此耶。（《伤寒贯珠集·太阳篇上》）

【方论】

成无己：五苓之中，茯苓为主，故曰五苓散。茯苓味甘平，猪苓味甘平，甘虽甘也，终归于淡，《内经》曰：淡味渗泄为阳。利大便曰攻下，利小便曰渗泄，水饮内蓄，须当渗泄之，必以甘淡为主，是以茯苓为君，猪苓为臣。

白术味甘温，脾恶湿，水饮内蓄，则脾气不治，益脾胜湿，必以甘为助，故以白术为佐。泽泻味咸寒，《内经》曰：咸味下泄为阴，泄饮导溺，必以咸为助，故以泽泻为使。桂枝味辛热，肾恶燥，水蓄不行，则肾气燥，《内经》曰：肾恶燥，急食辛以润之，散湿润燥，可以桂枝为使。多饮暖水，令汗出愈者，以辛散水，水气外泄，是以汗润而解也。（《伤寒明理论·伤寒明理药方论》）

吴谦：君泽泻之咸寒，咸走水腑，寒胜热邪；佐二苓之淡渗，通调水道，下输膀胱，则水热并泻也；用白术之燥湿，健脾助土，为之堤防以制水也；用桂枝之辛温，宣通阳气，蒸化三焦以行水也。泽泻得二苓下降，利水之功倍，则小便利，而水不蓄矣。白术借桂上升，通阳之效捷，则气腾津化，渴自止也。若发热不解，以桂易桂枝，服后多饮暖水，令汗出愈。是知此方不止治停水小便不利之里，而犹解停水发热之表也。（《医宗金鉴·辨太阳病脉证并治上》）

【医案举隅】

病案 1：湿温心烦呓语

陈男。湿温延今两旬，乍寒作热，汗不透，脘闷作恶，协热下利，或肢冷不知，或心烦呓语，脉沉细，舌苔浮黄。尚在未透之候，症属非轻。炒茅术二钱，川桂枝八分，猪苓各三钱，泽泻二钱，益元散五钱（包），陈橘皮三钱，姜半夏一钱五分，淡子芩二钱，大豆卷四钱，炒苡仁五钱，生姜一片。二诊：昨以五苓散加豆卷，寒热已退，四末渐和，下利亦折，脘闷未舒，或作恶，脉沉细渐起，舌苔浮黄。当守原意，去豆卷，加枳、朴主之。炒茅术一钱五分，泽泻二钱，猪苓各三钱，陈橘皮一钱，正滑石五钱，酒子芩一钱五分，炒苡仁五钱，川桂枝八分，上川朴一钱，姜半夏一钱五分，炒枳实一钱五分，生姜两片。三诊：两进五苓散加枳、朴，寒热已退，肢冷已和，腑通亦爽，舌黄转灰，脉沉细亦起，惟胸次尚未畅适。湿从热化，胃气未和也。焦白术二钱，上川朴八分，泽泻二钱，炒苡仁五钱，云茯苓三钱，正滑石五钱，陈橘皮一钱五分，炒枳壳二钱，焦谷芽四钱，姜半夏一钱五分，生姜一片，佛手八分。(《贺季衡医案》)

病案 2：甲状腺结节伴急躁

许某，女，46 岁，2021 年 3 月 9 日初诊，主诉：发现甲状腺结节 1 年余。现症：平素性情急躁，时有颈部疼痛，口干不欲多饮，手足发凉，小便频量少，纳寐一般，大便调。舌质淡胖，苔薄白，脉数。查体：可触及甲状腺部结节，结节光滑，质稍韧，无粘连，压痛(-)。辅助检查：甲状腺超声提示：甲状腺左叶低回声结节。处方：五苓散加味：猪苓、茯苓各 15g，山桂枝 10g，泽泻 15g，土鳖虫10g，野百合 12g，白僵蚕 10g，焦白术 20g，淡玉竹 12g，赤芍 12g，白芍 12g，五味子 10g，炙甘草 12g，连服 14 剂。并嘱患者调畅情志，注重日常调护。2021 年 3 月 23 日二诊：颈部疼痛明显好转，口干较前减轻，小便频数较前好转，夜尿较多，近期大便次数增加，3~4 次 / 天，质稀。上方去赤芍、淡玉竹，加肉苁蓉 12g。2021 年 4 月 13 日三诊：颈部无明显不适，口干明显好转，二便尚调。二诊方去白芍，加全当归 15g，桃仁 10g。治疗期间嘱患者调摄情志，注意饮食及日常调护，加强锻炼。此后按上方加减继续服用 8月余，后复查甲状腺彩超提示结节明显变小。

病案 3：心悸

王某，男，46 岁，职员，2018 年 4 月 25 日初诊，因"阵发性心悸 3 个月，加重 3 天"于门诊就诊，患者自述 3个月前因受寒感冒后出现心悸，未系统诊治，近 3 天加重。

现症：心悸，时有胸闷、气短，心烦头晕，双下肢酸重，易疲劳，打嗝，自觉双侧腘窝发凉，触诊腘窝体表温度低于别处，睡眠欠佳，口渴，渴欲饮水，食纳可，小便频，大便秘结，3日1行，舌质淡暗，苔薄滑，脉沉滑数。查体：血压：135/75 mmHg。心率：112次/分，心音有力，节律不规整，各瓣膜听诊区未闻及杂音，双肺呼吸音清。查心电图：窦性心动过速，房性期前收缩，QRS额面电轴不偏，轻度ST-T改变。中医诊断：心悸病，饮邪上泛证。西医诊断：心律失常—房性期前收缩。方选五苓散加减。处方：桂枝10g，茯苓12g，猪苓10g，泽泻10g，白术10g，清半夏10g，炙甘草10g，干姜12g。7剂，1剂/天，水煎分早晚2次温服，7剂服完。嘱患者清淡饮食，适当运动。2018年5月3日二诊，患者自述晨起心悸，偶有胸闷、气短，心烦、头晕减轻，双下肢酸重感减轻，睡眠欠佳，腘窝凉感有好转，尿频好转，大便可，仍打嗝，增加胃中有振水音症状，舌脉同前。心率：98次/分。根据患者病情变化，调整上方药物，前方桂枝改为20g，加首乌藤30g，炒酸枣仁15g，7剂水煎服，服法同前。嘱患者清淡饮食，少看手机。2018年5月11日三诊，患者自述基本无心悸、胸闷、气短症状，睡眠明显改善，腘窝凉感消失，双腿仍有酸重感，但较前减轻，大小便可，舌质淡暗，苔薄白，脉沉。心率：80次/分。根据病情需要，调整上方药物及用量，去炒酸枣仁、首乌藤、干姜，调整桂枝用量至15g，加入山药10g、枸杞15g、生地黄15g。再投7剂以善其后。

病案4：失眠

患者甲，女性，29岁，山西太原人，因"失眠多梦5天"就诊。2021年12月5日初诊，患者1周前曾患外感，自行服用感冒药后出现夜寐不实，多梦，小便频数，口渴欲饮，手足逆冷，头重如裹，大便三四日一行，小便可，月经量少，外院查性激素水平稍高。舌边齿痕，苔白，脉沉。中医诊断：不寐，中医辨证：阳虚湿阻。治法：温阳利湿。方用加味五苓散，处方如下：茯苓12g，猪苓10g，泽泻9g，生白术30g，桂枝10g，巴戟天6g，6剂，水煎服，日1剂，早晚分服。2021年12月12日二诊，患者诉尿频及睡眠好转，大便一日一行，舌苔白，脉沉。前方去生白术，加炒白术15g，枳壳10g，女贞子9g，墨旱莲9g，共6剂，煎服法同前。2021年12月19日三诊，诸症减轻，月经量少。舌苔薄白，脉沉细。前方加百合30g，紫苏10g，共6剂，煎服法同前，诸症皆除。

按：对于本病案，患者除了不寐，还出现津液代谢不畅等症状，如尿频，口渴欲饮，1周前有外感病史，平素畏寒，月经量少，无痛经病史，自服清热解毒感冒药后外感症状逐渐消失，寒邪和寒凉药损伤阳气，加之患者为阳虚体质，导致其膀胱气化功能受影响，水液代谢异常。阴阳不和，气化不利实际上是本患者对应之根本病机，治宜温阳利水，安神调志。方用加味五苓散。此方重在祛水湿之邪，以恢复膀胱气化功能达安眠。

病案5：癫痫

刘某，女，46岁，农民。因患头痛半年，渐出现左眼视物不清，左侧上下肢不自主抽动月余，而去某市级医院就诊，经脑CT等检查，疑为"前额窦骨瘤"。院方建议其行手术摘除。患者因恐于手术，而转中医诊治。查其神志清，对话自如，见左上下肢时有抽动，并问知其小便不利，口中痰水多。舌色淡、苔滑体润，脉弦滑，诊为"水癫"。投五苓散加味：茯苓30g，泽泻25g，猪苓、半夏各15g，白术、桂枝各10g。3剂，水煎温服，日1剂。二诊时，患者诸症明显减轻，继投 3 剂，药后患者头颈活动自如，左眼视物清晰，头痛基本消失，惟左侧肢体尚有抽动。原方再给 5 剂，果然药后病愈。1 年后随访，情况良好。

病案 6：植物神经功能紊乱

熊某，男，35 岁，工人，缘于 1995 年 7 月酷暑之日，于大汗之后淋冷水浴，随即又在空调房中酣睡。当时甚觉凉快，醒后即感周身不适，说不出的难受，烦躁，口渴，心悸，自汗，且伴少腹拘急，小便涩滞灼热，淋沥不畅，在某医院住院治疗，诊断为植物神经功能紊乱，因工作需要，症状无明显缓解即出院。后又回当地经用中西药反复治疗，心悸，自汗症状时有缓解，然其心烦，尿频，小便灼热，少腹隐痛诸症不减，并在饮酒及劳累后加剧，且口干口苦，喜饮热饮，纳可，大便干结，睡眠尚正常，舌暗红，苔薄黄，脉细弦滑。1997 年 5 月 29 日住省中医院，即辨证为膀胱湿热兼心气不足，治予清热利湿剂，拟八正散加减：生地黄 20g，木通 10g，淡竹叶 10g，生甘草 10g，丹皮 10g，生栀子 10g，柴胡 10g，枳实 15g，白芍 10g，乌药 10g，川楝子 15g，生山楂 20g。服上药 5 剂后，患者少腹胀痛依旧，尿频灼热，小便涩滞感反而加剧，大便通畅，但肛门出现灼热感，且心烦，渴喜热饮，舌暗红，苔薄稍黄，脉沉缓。考虑药不对症，当属辨证不确切故又细究病因：患者缘于酷暑大汗之际淋冷水浴，睡空调房而致病，病因当为寒湿郁闭皮毛风寒外束，内干于肺，肺失宣肃，津液输布失常气机郁阻故致郁证，改用五苓散，取其通阳化气利水之功。处方：桂枝 6g，白术 15g，泽泻 10g，猪苓 15g，茯苓 20g，生甘草 6g，玉米须 3g，白茅根 15g，郁金 10g，远志 6g，石菖蒲 6g，服上药 3 剂，患者两便灼热感明显减轻，稍觉少腹隐痛。药已见效，守方 7 剂后痊愈出院。

病案 7：梅尼埃病

张某，女，38 岁，1990 年 3 月 10 日初诊。患者眩晕反复发作 5 年余，呈突发性。近 3 天又犯旋转性头晕，伴恶心、呕吐、耳鸣。诊见泛泛欲吐，头晕欲扑地，痛苦貌，心悸失眠，胸满痞塞。舌质红，苔白厚，脉沉弦滑。血压 120/75mmHg。诊断：梅尼埃病。证属痰浊中阻，水饮上犯。投猪苓 15g，泽泻 20g，白术 10g，茯苓 15g，桂枝 9g，菊花 12g，钩藤 30g，炒枣仁 30g，石菖蒲 10g，半夏 10g，生姜 5 片。4 剂，水煎服。药后呕吐止，失眠愈，眩晕减轻。上方加天麻 9g，服 7 剂后，诸症消失，随访 1 年无复发。

按：五苓散中茯苓、猪苓、泽泻淡渗利水，导水下行；白术健脾利湿；桂枝内助膀胱气化，外解太阳之表。菊花、钩藤平肝潜阳，俾脾胃之气升，则清阳出上窍，浊阴出下窍，阴阳调和，诸恙得平。

病案 8：顽固嗜盐症

赵某，男，52 岁，工人，于 1998 年 9 月 22 日初诊。患者 20 年前发病，初始仅喜食食盐，逐渐严重，发展至今见食盐嗜食而不能自控。每日除饭菜中多放食盐以外，平时随身携带食盐，不时放入口中咀嚼，工作时亦是如此。据其称，食之不觉味咸，反而觉香，且无口渴症状，平时喝水亦少。平均每日食盐量达 100g。检查：面色萎黄，眼眶黯黑，口唇色淡，爪甲苍白，舌质淡，苔薄白且润，脉浮大无力。大便检查未发现钩虫及蛔虫卵。脉症合参，此乃脾胃虚寒兼湿。治以健脾燥湿、化气利水，用胃苓汤加减。方用：党参、茯苓、丹参各 20g，薏苡仁 30g，厚朴、陈皮、焦白术、草豆蔻、泽泻、炮姜、炙甘草、苍术各 10g。服 5 剂后，嗜盐量已减半，除所食菜肴较咸外，已毋须携带食盐，见盐亦能自控。因其有贫血貌，在原方中加入黄芪 20g，当归 10g。前后共进 20 余剂，嗜盐症悉除。随访 3 年未复发。

按：本例患者查大便未见虫卵，且病史已 20 年之久，可以排除肠道寄生虫所引起的嗜食异物的可能性。医者以"嗜咸必口淡"这一角度考虑。口淡一症，中医学认为是脾胃有湿或虚寒。如秦伯未在《中医临证备要》中所说："有见于病后胃虚的……一般病中出现口淡，多为胃有湿浊。"胃苓汤乃平胃散与五苓散合方而来，有化湿运脾、通阳利水之功，服之既可振奋脾阳，又可温化中焦寒湿，故用之获效。

【现代研究】

五苓散的有效成分主要有麦角甾醇、香豆素、白术内酯、桂皮醛等，具有利尿、降压、调节代谢、保护肾脏、止泻等药理作用，临床中广泛应用于治疗慢性肾小球肾炎、肾病综合征、非酒精性脂肪性肝炎、高血压、眩晕、心悸、顽固性头痛、急性脑梗死、梅尼埃病、抑郁症、失眠症、肠易激综合征、湿疹、荨麻疹等疾病。研究发现，五苓散治疗证型多为水湿内停、阳虚水湿瘀阻、脾肾阳虚、气虚血瘀、阳虚血瘀等；药物作用为通阳化气、利水渗湿、健脾燥湿等，机制研究主要集中在信号通路、炎症因子、氧化应激、细胞因子等方面。五苓散加减治疗阳虚水泛型抑郁症具有良好的临床疗效。有研究将 126 例梅尼埃病（痰浊中阻型）患者随机分为治疗组和对照组，治疗组以五苓散加减治疗，对照组以银杏达莫注射液及甲磺酸倍他司汀片治疗。结果表明：治疗前 2 组躯体性、情感性、功能性、眩晕、耳鸣、耳闷胀、听力下降评分比较，差异无统计学意义（$P>0.05$）。治疗后，2 组躯体性、情感性、功能性、眩晕、耳鸣、耳闷胀、听力下降评分较治疗前显著降低（$P < 0.05$），而且治疗组躯体性、情感性、功能性、眩晕、耳鸣、耳闷胀、听力下降评分低于对照组（$P < 0.05$）。由此得出结论：五苓散加减治疗梅尼埃病（痰浊中阻型）的眩晕症状安全有效。

第十一节　栀子豉汤证

【原文】

发汗后，水药不得入口为逆，若更发汗，必吐下不止。发汗吐下后，虚烦不得眠，若剧者，必反复颠倒，心中懊恼，栀子豉汤主之；若少气者，栀子甘草豉汤主之；若呕者，栀子生姜豉汤主之。（76）

发汗，若下之，而烦热，胸中窒者，栀子豉汤主之。（77）

伤寒五六日，大下之后，身热不去，心中结痛者，未欲解也，栀子豉汤主之。（78）

阳明病，脉浮而紧，咽燥口苦，腹满而喘，发热汗出，不恶寒，反恶热，身重。若发汗则躁，心愦愦，反谵语，若加温针，必怵惕，烦躁不得眠，若下之，则胃中空虚，客气动膈，心中懊恼，舌上胎者，栀子豉汤主之。（221）

阳明病，下之，其外有热，手足温，不结胸，心中懊恼，饥不能食，但头汗出者，栀子豉汤主之。（228）

下利后更烦，按之心下濡者，为虚烦也，宜栀子豉汤。（375）

【情志症状】

虚烦不得眠，心中懊侬，烦热，躁，心愦愦反谵语，怵惕烦躁不得眠，心烦，微烦。

【释义】

栀子豉汤证有诸多的情志异常表现，伤寒误用汗、吐、下法，患者出现"虚烦不得眠，若剧者，必反复颠倒，心中懊侬"的证候特点。虚烦指无形之邪热扰于胸膈之心烦；懊侬指心烦至甚，躁扰不安，难以名状。第77条中的烦热是指心中烦闷而热。究其病机，实乃辛温发汗太过，外邪入里化热，加之津液耗伤，阴不敛阳，虚阳浮越，上扰心神，心神不安，故见虚烦不得眠，心中懊侬，烦热等。观其后第221条："阳明病，脉浮而紧，咽燥口苦，腹满而喘，发热汗出，不恶寒，反恶热，身重。若发汗则躁，心愦愦反谵语，若加温针，必怵惕烦躁不得眠，若下之，则胃中空虚，客气动膈，心中懊侬。舌上胎者。栀子豉汤主之。"第228条："阳明病，下之，其外有热，手足温，不结胸，心中懊侬，饥不能食，但头汗出者，栀子豉汤主之。"以及第375条："下利后更烦，按之心下濡者，为虚烦也，宜栀子豉汤。"可知邪热尚未与食积、燥屎等有形之实邪相搏结，以其热而无形，故谓之"虚烦"。

【辨证】

热扰胸膈证。

【论治】

清热除烦。

【方药】

栀子豉汤：栀子十四个（擘），香豉（绵裹）四合。

【用法】

上二味，以水四升，先煮栀子，得二升半，内豉，煮取一升半，去滓。分为二服，温进一服。得吐者，止后服。

【方解】

《神农本草经》中载栀子"味苦，寒。主五内邪气，胃中热气，面赤。"《本草经集注》中载香豉："味苦，寒，无毒。主治伤寒头痛寒热，瘴气恶毒，烦躁满闷。"栀子、香豉两药均为苦寒之品，具有清热除烦之功。两药配伍，降中有宣，宣中有降，为清宣胸膈郁热，治疗虚烦懊侬之良方。若症兼少气者，加甘草益气和中；症兼呕者，加生姜降逆止呕；症兼腹满者，栀子豉汤去香豉，加枳实、厚朴宽中行气除满；症兼食少便溏、腹胀腹痛者，栀子豉汤去香豉，加干姜温中散寒。

【选注】

成无己：发汗吐下后，邪热乘虚，客于胸中，谓之虚烦者，热也。胸中烦热，郁闷而不得发散者是也。热气伏于里者，则喜睡。今热气浮于上，烦扰阳气，故不得眠。心恶热，热甚则必神昏，是以剧者，反复颠倒而不安。心中懊侬而愦闷，懊侬者，俗谓鹘突是也。《内经》曰：其高者，因而越之，与栀子豉汤以吐胸中之邪……少气者，热伤气也，加甘草以益气；呕者，烦热而气逆也，加生姜以散气。少气，则热为气搏散而不收者，甘以补之可也。呕则气为热搏，逆而不散，辛以散之可也。(《注解伤寒论·辨太阳病脉证并治法中》)

吴谦：论中下后满而不烦者有二：一热气入胃之实满，以承气汤下之；一寒气上逆之虚满，以厚朴生姜甘草半夏人参汤温之。其烦而不满者有二：一热邪入胸之虚烦，以竹叶石膏清之；一懊侬欲吐之心烦，以栀子豉汤吐之。今既满且烦，满则不能坐，烦则不能卧，故卧起不安也。然既无三阳之实证，又非三阴之虚证，惟热与气结，壅于胸腹之间，故宜栀子、枳、朴，涌其热气，则胸腹和而烦自去，满自消矣。此亦吐中寓和之意也。（《医宗金鉴·辨太阳病脉证并治中》）

柯韵伯：攻里不远寒，用丸药大下之，寒气留中可知，心微烦而不懊恼，则非吐剂所宜也。用栀子以解烦，倍干姜逐内寒而散表热。寒因热用，热因寒用，二味成方，而三法备矣。（《伤寒来苏集·栀子豉汤证》）

【方论】

柯韵伯：栀子苦能泄热，寒能胜热，其形象心，又赤色通心，故主治心中上下一切症。豆形象肾，又黑色入肾，制而为豉，轻浮上行，能使心腹之浊邪，上出于口，一吐而心腹得舒，表里之烦热悉除矣……若夫热伤气者少气，加甘草以益气，虚热相搏者多呕，加生姜以散邪，此为夹虚者立法也。（《伤寒来苏集·阳明方总论》）

李培生：用栀子豉汤，取栀子清热，香豉宣郁。为病在上焦者立法，亦是白虎、承气之先着，故柯氏首列于阳明篇，确有见地。但栀子豉汤非涌吐之剂……如少气，有中虚之象，则加炙甘草以益气和中。兼呕，是胃气上逆，宜加生姜以降逆止呕……再如心烦腹满，则去香豉而取枳实、厚朴，以两解胸腹之邪。上热中寒，则用栀子干姜汤，以清上温中。（《柯氏伤寒论翼笺正·下卷》）

【医案举隅】

病案1：谵语

长夏湿热正盛，病初起，即壮热不止，口渴，胃脘烦闷，眼常欲合，时作谵语，乃浊邪蒙闭上焦，肺气不舒，邪将逼入心包之象。《经》云：高者越之。引邪外出，要非涌泄不为功，徒恃轻清之剂，焉能望其却病，今仿仲景栀豉汤法。栀子十枚，生用，淡豆豉一钱，桔梗八分，枳壳

五分。(《南雅堂医案》)

原按：湿温初起，即见谵语之象，案谓"肺气不舒，邪将逼入心包之象"，这与叶天士所说的"温邪上受，首先犯肺，逆传心包"的病机，有相似之处，但治法迥异，本案用栀子豉汤涌泄法，引邪外出，可谓匠心独运，别开生面。

病案2：心烦

男，30岁，汗出如洗，心烦，面色发黑，形体偏瘦，舌红，舌尖有刺，脉沉弦细数，曾服止汗药、涩药、补阳药，无效。赵绍琴先生经辨证，用栀子豉汤加黄连、竹叶、麦冬，六服药后病已愈。

按：该患者心烦，脉象示沉则主里，弦则为郁，细为阴伤，此时可断定为火郁于内，用栀子宣郁，清宣心中懊恢的郁热，淡豆豉宣发，黄连、竹叶清心热，用麦冬甘寒滋润，清心肺之热，诸药合用，使胸膈之热得清，三焦得利，共奏宣畅郁火之效。

病案3：心烦

靳某，男，26岁，干部。病史：患太阳伤寒，五六日不解，发热恶寒，头痛，周身疼痛，恶心作呕，脉象浮数。此乃寒邪抑郁化热所致，应用辛凉解表之法。医者在治疗时，只根据症状而未参照脉象，予麻黄汤以疏表散寒。汗出后寒热身痛俱解，而现心烦不宁之症状。口干咽燥食少，不得眠，脉象滑数有力，此系表邪不解，余热未清之证，遂以加味栀子豉汤予之。辨证：虚热郁结。治法：清郁热，止虚烦。处方：生栀子10g，淡豆豉10g，青连翘12g，黄芩10g，润玄参10g，麦冬10g，粉甘草10g。服药1剂后，心烦渐宁，已能入睡。连服3剂，诸症均减，精神恢复。

病案4：抑郁症

李某，女，41岁，2005年4月23日初诊。半年前因某事受惊后每日惊悸不宁，心烦不安。多方诊治，各项理化检查未见异常。某精神病医院诊为轻度抑郁证，治疗无效。现胸腹满闷，心悸，眠差，多梦易醒，精神抑郁，心情苦闷，纳呆，小便黄，手足发凉，大便偏干，舌尖偏红，苔微黄，脉弦。中医诊断：郁证（心胆郁热兼夹痰饮）。西医诊断：抑郁症。治则：疏泄肝胆，清宣郁火，化痰宽胸。处方：柴胡12g，黄芩9g，半夏24g，党参25g，龙骨20g（打碎，先煎），牡蛎12g（打碎，先煎），桂枝15g，炙甘草12g，茯苓15g，全瓜蒌20g，黄连5g，当归12g，白芍9g，枳壳9g，栀子9g，豆豉12g，大黄3g，炒干姜6g。5剂，水煎服，日1剂。4月29日二诊：药后睡眠、胸闷、心悸均好转，情绪悲观仍时而复发，舌质淡红，苔微黄，脉弦。上方增减治疗：龙骨、牡蛎改为30g。15剂，水煎服，日1剂。5月16日三诊：药后睡眠佳，精神大好，恐惧感消失，体力增强，舌质淡红，苔薄润，脉象缓，继以上方调治而愈。

　　按：抑郁症归属情志病范畴，散见于中医古籍"癫狂""脏躁""百合病""郁证""惊悸""怔忡""头痛""奔豚气""不寐"中。中医学认为，肝为刚脏，五行属木，肝主疏泄，喜条达舒畅，恶憎恨恼怒。若情志不遂，郁怒不解，可致肝失条达。气机不畅而致肝气郁结，形成气郁。《伤寒论》六经辨证中，少阳主枢，与肝胆的正常疏泄密切相关。若邪犯少阳，枢机不利，肝胆郁结就会出现气郁表现。《伤寒论》以柴胡名方的一共有六方，可称为柴胡类方，均可治疗以气郁病机为主的病证。柴胡加龙骨牡蛎汤见于《伤寒论》第107条。柴胡加龙骨牡蛎汤具有和解少阳、通阳泄热、重镇安神之功，据原文"胸满，烦惊，谵语"之旨，临床治疗精神情志类疾病，如心烦、失眠、抑郁症，属邪在少阳，扰动少阴心神，致心胆不宁常获良效；以头昏、头痛、胸满、太息、烦躁易怒、心悸不寐或多梦纷纭为主要症状；或以易惊吓、易悲伤哭笑、语无伦次、便秘尿黄为主要症状。《伤寒论》第76条云："发汗、吐、下后，虚烦不得眠……心中懊侬，栀子豉汤主之。"火郁的病理特点是火邪闭郁，而使气机阻塞不利，病位在胸膈，可以兼见"胸中窒""心中结痛""心烦腹满"等气血瘀滞不利的病证。此患者患病半年余，精神抑郁，心情苦闷，心烦焦虑，惊悸不宁，属心胆郁热兼夹痰饮，用柴胡龙骨牡蛎汤合栀子豉汤、小陷胸汤疏泄肝胆，清宣郁火，化痰利水，前后共服30余剂而愈，现精神状态一直良好。

病案5：不寐

张某，男，75岁，患者1个月前无明显诱因出现夜间入睡困难，烦躁，即便入睡，未及5分钟即因胸闷憋气而醒，醒后感腹部烧灼，鼻孔干燥，时时以水扪之，憋气吸氧不能缓解，必须开窗伸头于窗外，张口呼吸方能缓解，缓解后卧床3~5分钟，旋即出现上症，反复多次，痛苦之情，莫可名状。患者发病后曾在外院诊治，肺功能、胸腹部CT检查无异常，生化全项示血脂升高，心电图轻度异常，对症治疗无效。出院诊断：稳定性心绞痛。患者出院后，症状持续不减，每夜起卧十数次，异常烦躁，于2009年12月4日来甘肃省中医院治疗。症见：患者颧部红赤，表情痛苦，食纳差，小便黄，大便干。舌质红，苔腻微黄，脉弦滑。诊断：不寐。证属虚烦证。治则：清热除烦。处方：栀子豉汤化裁。药物组成：栀子10g，淡豆豉10g，白术10g，川芎10g，枳壳15g。上药1剂，水煎分服。二诊：患者述服药后腹部烧灼似有减轻，余症无变化。舌苔脉象亦无变化。调方如下：栀子15g，淡豆豉15g，柴胡15g，枳壳 30g，香附 15g，陈皮 10g，赤芍 15g，厚朴 10g，川牛膝 30g，桂枝 5g。上药 4 剂，水煎分服，1 剂 / 天。三诊：患者腹部烧灼明显缓解，憋气、烦躁亦有好转，无需伸头于窗外，夜间可安睡 3~4 小时，鼻腔仍干燥，调方如下：栀子 10g，淡豆豉 10g，竹茹 10g，枳壳 30g，半夏 10g，陈皮 10g，茯苓 10g，香附 15g，川芎 15g，麦芽 15g，生龙骨 30g，甘草 5g。上药 7 剂，水煎分服，1 剂 / 天。四诊：患者腹部无烧灼，夜寐正常，无烦躁，晨起活动时行走快时眩晕，行步不稳。调方如下：栀子 10g，淡豆豉 10g，竹茹 10g，枳壳 30g，半夏 10g，陈皮 10g，茯苓 10g，香附 15g，川芎 15g，麦芽 15g，生龙骨 30g，甘草 5g，葛根 15g。服药 7 剂后，诸症消失。

【现代研究】

栀子有效成分包括环烯醚萜类、有机酸酯类、黄酮类等，具有镇静、抗炎、保肝利胆和保护神经等作用。豆豉经大豆发酵后的有效成分包括异黄酮、大豆皂苷等，具有解热、抗氧化应激、降血压、抗骨质疏松等作用。栀子豉汤具有镇静催眠、抗抑郁、保护神经细胞、调节肠道菌群、调节炎性因子以及抗氧化等药理作用。实验研究表明，栀子豉汤的抗抑郁机制主要与其能够增加抑郁患者单胺类神经递质含量、降低中枢及外周促炎因子、调节肠道菌群、保护神经细胞等有关。有研究用栀子豉汤加味治疗焦虑症 50 例，结果痊愈 5 例，显效 26 例，有效 17 例，无效 2 例，总有效率为 96%。另有研究选取 84 例失眠患者，应用栀子豉汤联合酸枣仁汤治疗，有效率为 95.24%，而且显著降低患者焦虑自评量表评分。

第十二节　真武汤证

【原文】

太阳病，发汗，汗出不解，其人仍发热，心下悸，头眩，身瞤动，振振欲擗地者，真武汤主之。（82）

【情志症状】

心下悸，头眩，身瞤动，振振欲擗地。

【释义】

太阳病在表，本当发汗。若误发虚人之汗，或汗不如法，内伤少阴阳气，而病不解。若虚阳外越，所以其人仍发热。肾主水，赖阳气以蒸腾。少阴阳虚，水不化津而泛滥，上凌于心，则心下悸；上干清阳，则头目眩晕。"阳气者，精则养神，柔则养筋"，虚阳不能温养筋脉肌肉，反受水寒之邪浸润，则身体筋肉跳动，振颤不稳而欲仆地，治以真武汤温阳利水。本证与茯苓桂枝白术甘草汤证均为阳虚水停，两者的主要区别在于：真武汤证病变重点在肾，病势重，且多伴有少阴阳虚证候；而茯苓桂枝白术甘草汤证病变重点在心脾，病势轻，以水气上冲为主要证候表现。

【辨证】

少阴阳虚水泛证。

【论治】

温阳利水。

【方药】

真武汤：茯苓、芍药、生姜（切）各三两，白术二两，附子一枚（炮，去皮，破八片）。

【用法】

上五味，以水八升，煮取三升，去滓，温服七合，日三服。

【方解】

附子辛热以壮肾阳，使水有所主。白术燥湿健脾，使水有所制。生姜宣散水气，且佐附子以助阳，茯苓淡渗，佐白术健脾，是于制水中有利水之用，芍药既可敛阴和营，又可制附子刚燥之性。

【选注】

吴谦：大汗出，仍热不解者，阳亡于外也；心下悸筑筑然动，阳虚不能内守也；头眩者，头晕眼黑，阳微气不能升也；身眴动者，蠕蠕然眴动，阳虚液涸，失养于经也。振，耸动也。振振欲擗地者，耸动不已，不能兴起，欲堕于地，阳虚气力不能支也。（《医宗金鉴·辨太阳病脉证并治下》）

丹波元坚：此证虚阳外越，故发热；阳虚饮动，故心下悸；饮阻清阳，故头眩；经脉衰弱，为饮被动，故身眴动，振振欲擗地。其用此方者，以扶阳利水也。（《伤寒论述义·述兼变诸证》）

陈亦人：水寒之气外攻于表，则为四肢沉重疼痛；内渍于肠，则为腹痛下利，上逆犯肺，则为咳嗽，停滞于中，胃气上逆，则为呕吐；停滞下焦，膀胱气化不行，则为小便不利。总之，这些症状的产生，都是因为肾阳衰微，水气不化，与阴寒之气互相搏结而成，所以治疗上须用真武汤温阳祛寒以散水气。本条证候与《太阳篇》第82条的太阳病，汗出过多，致心下悸、头眩、身眴动、振振欲擗地等证候，虽然有所不同，但其病理机转，则同是阳虚水气为患，故都用真武汤主治。（《伤寒论译释·辨少阴病脉证并治》）

刘渡舟：少阴病，延至四五日，证见腹痛、小便不利、四肢沉重疼痛、下利，是因为阳气虚衰，不能制水，以致水邪泛滥而为病。脾肾阳衰，水气浸渍于胃肠，则腹痛、下利，阳虚，水寒之气停蓄于内，阻碍膀胱气化，则小便不利。少阴阳衰，下焦寒盛，水气不能运化，浸淫肢体，四肢沉重疼痛……由于水邪游溢不定，可随气机升降而到处为患，故可见众多或证。若水邪上凌心肺则见心悸而咳；上逆于胃，则气逆而呕；若阳虚肾关不固，不能制水，则可见小便利，即小便清长。以上诸多或然证，均为肾阳虚衰，不能制水，水邪泛滥而致，故曰"此为有水气"。治疗用真武汤，温阳散寒，化气行水。(《伤寒论讲解·辨少阴病脉证并治》)

【方论】

汪苓友：真武汤，专治少阴里寒停水，君主之药当是附子一味，为其能走肾温经而散寒也。水来侮土，则腹痛下利，故用苓、术、芍药以渗停水，止腹痛；四肢沉重是湿，疼痛是寒，此略带表邪，故用生姜以散寒邪；或疑芍药酸寒，当减之，极是。然上证是里气虚寒，方中既有姜附之辛，不妨用芍药之酸，以少敛中气。若咳者，水寒射肺，肺叶张举，既加细辛、干姜以散水寒，不妨加五味子以敛肺，但五味子酸味太厚，不须半升之多也；小便利者，不得云无伏水，乃下焦虚寒，不能约束水液，其色必白，去茯苓者，恐其泄肾气也；若下利者，里寒甚，故去芍药加干姜；呕者，水寒之气，上壅于胸中也，加生姜足前成半斤，以生姜为呕家圣药，若去附子，恐不成真武汤矣。(《伤寒论辨证广注·中寒脉证》)

张路玉：真武汤方本治少阴病水饮内结，所以首推术、附，兼茯苓、生姜，运脾渗湿为要务，此人易所明也。至用芍药之微旨，非圣人不能。盖此证虽曰少阴本病，而实缘水饮内结，所以腹痛自利，四肢疼重，而小便反不利也，若极虚极寒，则小便必清白无禁矣，安有反不利之理哉！则知其人不但真阳不足，真阴亦已素亏，若不用芍药顾护其阴，岂能胜附子之雄烈乎？即如附子汤、桂枝加附子汤、芍药甘草附子汤，皆芍药与附子并用，其温经护荣之法，与保阴回阳不殊，后世用药，能获仲景心法者，几人哉！

（《伤寒缵论·少阴上篇》）

　　吴谦：小青龙汤治表不解有水气，中外皆寒实之病也；真武汤治表已解有水气，中外皆虚寒之病也。真武者，北方司水之神也，以之名汤者，赖以镇水之义也。夫人一身制水者，脾也；主水者，肾也；肾为胃关，聚水而从其类者，倘肾中无阳，则脾之枢机虽运，而肾之关门不开，水虽欲行，孰为之主，故水无主制，泛溢妄行而有是证也。用附子之辛热，壮肾之元阳，而水有所主矣；白术之苦燥，建立中土，而水有所制矣；生姜之辛散，佐附子之补阳，温中有散水之意；茯苓之淡渗，佐白术以健土，制水之中有利水之道焉；而尤妙在芍药之酸敛，加于制水、主水药中，一以泻水，使子盗母虚，得免妄行之患，一以敛阳，使归根于阴，更无飞越之虞。孰谓寒阴之品，无益于阳乎？而昧者不知承制之理，论中误服青龙发汗亡阳，用此汤者，亦此义也。然下利减芍药者，以其阳不外散也；加干姜者，以其温中胜寒也；水寒伤肺则咳，加细辛、干姜者，散水寒也；加五味子者，收肺气也；小便利者去茯苓，以其虽寒而水不能停也；呕者，去附子倍生姜，以其病非下焦，水停于胃也，所以不须温肾以行水，只须温胃以散水，佐生姜者，功能止呕也。（《医宗金鉴·辨少阴病脉证并治》）

【医案举隅】

病案 1：眩悸

龙中陈硕泉，友人黄贡南岳父也。年六十，体颇壮。初患足肿，服寒凉攻伐过度。甲午十月忽见头眩，心悸，呕逆，水浆不得入口，气上喘不得卧，手足厥冷，汗出。延予诊视。予察其色则青暗无神，诊其脉则似无似有，纯阴无阳，病甚难治。姑以大剂四逆汤救之，手足略温。再投真武汤加吴萸汤，气顺呕止。翌日即能行动，食亦微有味。(《中医火神派医案新选》)

原按：座中有同族者，奔走趋承，谓其平日壮实，不宜热药，即主家请某世医即医罗孝廉者。某医谓病在肝，不在肾，用一派疏肝活血之药，一服气喘，再服呕，三服手足冷，汗不止而死矣。仲师云："委付庸医，恣其所措。"陈修园先生云："医家苦于不知病，病家苦于不知医，危哉。

病案 2：心悸

王某，女，42 岁，2016 年 9 月 12 日初诊。主诉：心悸 2 个月，发热 20 余天。病史：患者近期反复感冒，扁桃体发炎，心慌。经某医院诊断为病毒性心肌炎住院治疗。心慌、气急、乏力，体温最高 38.2℃。静滴多种抗生素 20 余天，仍发热不退，已出现 2 次心力衰竭告病危。后经某医生给予生脉散加清热解毒药物服用，体温不降，且心悸加重，患者要求出院，求诊于此。症见：无神懒言，时时欲寐，语声低微，心悸、气急、眩晕、汗出，颜面浮肿，双足水肿，体温 38.0℃，不思饮食，二便尚可。舌淡苔薄白，脉微细而结。辨证：心肾阳虚，水气凌心。治法：温阳镇水，引火归原。方药：真武汤合桂枝甘草汤。附子 15g（久煎），茯苓 15g，白术 15g，白芍 12g，生姜 3 片，桂枝

10g，炙甘草 9g。3 剂，水煎服，日 1 剂。3 日后复诊，体温降至 36.7℃，精神好转，心悸减轻，汗少，眩晕不显，渐进饮食，舌淡苔薄白，脉沉细时结，守上方去桂枝加肉桂 8g，远志 10g，砂仁 6g，调理月余而愈。

按：患者发热日久，系阳气内虚，虚阳外浮所致；心悸日甚，为心肾阳虚，水气凌心而致。故用真武汤温阳镇水，迎阳归舍。并合桂枝甘草汤，桂枝辛以入心，发散生阳；甘草入脾以甘，温中化气。桂枝配甘草，辛甘发散，生化阳气。心悸者，心气之虚也、阳气不化也，用桂枝甘草汤以益心气之虚而通阳气不化也。

病案 3：抑郁症

某男，26 岁，因"情绪低落，心情郁闷"就诊。患者平素性格内敛，手淫 5 年，怕冷。2 年前因失恋出现情绪低落，少言寡语，伴有胸胁胀满、善太息、心悸、夜寐差、耳鸣、纳呆、便溏。在某医院诊断为抑郁症，口服氟伏沙明、盐酸舍曲林等抗抑郁药后稍有缓解，但恐惧该药不良作用，遂来寻求中医治疗。刻下见：情绪低落，表情默默，哈欠连天，眼圈深黑，心悸，昏昏欲睡，四肢发凉，纳呆，便溏，每晚夜尿 3~5 次。舌淡，苔白厚腻，有齿痕，寸脉细，尺脉微弱细。西医诊断：抑郁症。中医诊断：郁证。辨证：寒湿内滞、心肾阳虚衰、阳虚水泛证。治则：温心补肾，健脾温阳。方药：真武汤合四逆汤。组方：茯苓 30g，炮附片 30g，白术 20g，生姜 30g，白芍 30g，炙甘草 20g，筠姜 15g。5 剂，每天 1 剂，水煎取汁 200mL，早晚饭后服用，每次 100mL。

复诊，患者大为好转，心慌心悸症状已除，睡眠好转，夜尿次数减少至每晚 2~3 次，舌淡苔白，脉细好转。效不更方，守方 10 剂，服法同前，停掉西药。三诊，诸症好转，嘱用淫羊藿泡茶喝，口服逍遥丸合归脾丸善后。

按："心藏神""肾藏志"，临床上与精神活动相关的疾病，必与心肾关系密切。此案本在心肾阳虚。患者有手淫史，年纪轻轻不注意节欲惜精，导致精气外泄，阳气不足，所以怕冷精神萎靡，伴心烦心悸、四末发凉、纳呆、便溏、夜尿多等，结合患者"脉微细弱，但欲寐"，考虑其病机为寒湿内滞，心肾阳虚。故用四逆汤温心阳，真武汤温肾阳，筑肾水。诸药共用，使心肾阳气重新振奋，故治愈。

病案4：癫痫

王某，男，33岁，干部。1995年3月15日初诊。5年来，患者经常昏倒、抽搐，无明显诱因，常一月数发。经神经内科检查，确诊为癫痫。刻诊：体型消瘦，面色苍白，时有腹痛，便溏夹有黏液，下肢浮肿，小便不利，色黄而短。发作时先觉背后发冷，旋即昏仆不知人，继而四肢抽搐、牙关紧闭、口吐白沫，历时5~10分钟，醒后乏力、畏寒形冷、头眩心悸、时有颤抖。舌淡暗，形大质嫩，苔薄白腻，脉沉弦。腹诊：腹肌菲薄，扁平，两腹直肌拘急，心下悸动，脐上按之跳动明显。此为太阴少阴合病，阳气不足，水饮上泛，蒙蔽心窍。治宜温阳利水、通阳化饮，用五苓散合真武汤加减：附子、白芍、桂枝、猪苓、泽泻各10g，白术15g，茯苓30g，生姜3片，5剂。第3剂服后，顿觉手足与前胸后背汗出，小便爽利，头眩稍减。5剂尽服后，诸症悉减，守方再服10剂。服药期间仅小发作1次，尚觉神疲，转方为春泽汤合小剂真武汤，连服3个月而痊愈，随访6年，未见复发。

按：患者消瘦，面色苍白，自汗，腹肌菲薄，按之拘紧，符合桂枝汤证；背冷，心下悸动，下肢浮肿，小便不利，为典型的五苓散证；形寒肢冷，腹痛，头眩，心悸，筋惕肉瞤，为真武汤证。脉症、舌象均符合痰证，故投五苓散、真武汤合剂而愈。后因邪去正虚，故加党参并小其剂而收全功。此病治疗，如仅从病因出发，不做方证、药证的具体分析，恐怕不能中鹄。

病案5：神昏（慢性肾炎尿毒症）

彭某，男，56岁。患者因食欲差、浮肿月余，神志不清2天于1971年6月12日来院治疗。辅查：尿蛋白（+~++），非蛋白氮组分140mmol/L，二氧化碳结合力31.4mmol/L。西医予补碱、维生素等治疗。并于1971年6月15日请中医会诊。症见：神欠清，烦躁，全身轻度浮肿，肤黄，小便利，舌苔白厚兼黄湿，脉浮缓。拟温阳利水法治疗。白茅根30g，熟附子12g，茯苓15g，白术9g，北黄芪30g，倒扣草15g，生姜3片，白芍9g。患者服药后神志渐清，1971年6月28日复查非蛋白氮组分76mmo/L，二氧化碳结合力56mmol/L。患者连服此方至1971年8月27日，复查非蛋白氮组分66mmol/L，二氧化碳结合力26.9mmol/L。患者精神食欲好而出院，并拟下方携回配服：柴胡9g，泽泻9g，车前子9g，黄芩9g，木通6g，当归9g，龙胆9g，地龙9g，竹叶6g，北黄芪30g，生地黄15g。患者于1971年9月25日复查非蛋白氮组分为46mmol/L，二氧化碳结合力31.4mmol/L。嘱上方与补中益气汤交替服用。

按：此症先见浮肿，后乃神昏，为脾肾先伤，水湿久困于中，上泛则心神受扰，亦即所谓肾水凌心；然舌苔腻厚、心烦躁，则为湿郁化热，本寒标热，本虚标实，故用真武汤以镇水固本，白茅根、倒扣草以清利湿热。

【现代研究】

真武汤具有强心、利尿、抗炎、改善肾功能等药理作用，临床上常用于治疗心力衰竭、扩张型心肌病、慢性肾小球肾炎、肾病综合征、类风湿关节炎、糖尿病肾病等疾病。研究表明，去甲乌药碱、苯甲酰次乌头原碱、苯甲酰新乌头原碱、苯甲酰乌头原碱、次乌头碱、芍药苷、芍药内酯苷、白术内酯Ⅰ、白术内酯Ⅲ、茯苓酸、去氢土莫酸、6-姜酚、β-谷甾醇、（＋）-儿茶素等可作为真武汤的质量标志物，从而对真武汤进行质量控制。根据相关文献报道，真武汤在治疗失眠、梅尼埃病等疾病方面具有独特疗效。

第十三节　禹余粮丸证

【原文】

汗家，重发汗，必恍惚心乱，小便已阴疼，与禹余粮丸。（88）

【情志症状】

恍惚心乱。

【释义】

恍惚心乱指神情恍惚，心烦意乱，不能自主。"汗家"指平素多汗之人。《素问·阴阳别论》中说："阳加于阴谓之汗"，平素多汗之人已然存在着阴阳两虚证候，如果再用汗法，可能导致患者津液更加耗伤、阳气更加虚损。阴阳两虚，则心神失养，故见神情恍惚，心烦意乱。

【辨证】

阴阳两虚，心神失养证。

【论治】

固涩敛阴，重镇安神。

【方药】

禹余粮丸（方阙）。

【选注】

吴谦：汗家，谓平素好出汗之人也。重发汗，谓大发汗也。心主血，汗乃心之液，重发其汗，血液大伤，心失所持，故神情恍惚，心志不宁也。液竭于下，宗筋失养，故小便已阴茎疼也。（《医宗金鉴·辨坏病脉证并治》）

柯韵伯：汗家，平素多汗人也。心液大脱，故恍惚心乱，甚于心下悸矣。心虚于上，则肾衰于下，故阴疼。余粮，土之精气所融结，用以固脱而镇怯，故为丸以治之。（《伤寒来苏集·厚朴生姜半夏甘草人参汤》）

【方论】

丹波元简：禹余粮丸，原方阙，仍有数说，未知孰是，今备录左。金鉴云：按禹余粮丸，为涩痢之药，与此证不合，与禹余粮丸五字，衍文也……常器之云：禹余粮一味，火煅，散服亦可……魏氏云：愚臆度之，即赤石脂禹余粮汤耳，意在收涩小便，以养心气，镇心安神之义，如理中汤，可以制丸也；周氏载王日休补禹余粮丸方，用禹余粮、赤石脂、生梓白皮各三两，赤小豆半升，捣筛，蜜丸如弹丸大，以水二升，煮取一升，早暮各一服……蔡正言苏生的镜补足禹余粮丸，禹余粮一两，龙骨八钱，牡蛎五钱，铅丹六钱，茯苓六钱，人参五钱，右六味为末，粳米为丸，朱砂为衣，如绿豆大，空心麻沸汤送下，朱砂收敛而镇惊，茯苓行水以利小便，加人参以养心血。（《伤寒论辑义》）

【医案举隅】

病案1：排尿后阴茎疼痛伴焦虑心烦

患者，男，73岁，门诊号：0801406142。2011年4月9日初诊。主诉：排尿后阴茎疼痛一年。症状间断发作，以尿道前部及龟头部疼痛为主，夜间加重，不堪忍受。有前列腺增生、冠心病病史，曾反复检查尿液未见异常，服用抗生素及清热利湿类药物无效。来诊时伴有焦虑心烦，失眠，胃纳差，咽部微痛，尿液清，尿频，排尿不畅。详询病史，无明显诱因发病，平素无多汗之症。查舌质浅淡有紫气，苔白腻水滑，脉弦略细。辨证：气阳虚失养而兼有水邪，肝气不畅，方予以禹余粮丸合四逆散加减，药用：禹余粮 15g，党参 10g，茯苓 15g，制附子 9g，淡干姜 6g，五味子 10g，滑石 15g，柴胡 12g，白芍 10g，枳实 10g，炙甘草 6g，桔梗 10g，陈皮 10g，苍术 15g，5 剂，300mL，早晚两次，水煎服。2011 年 04 月 29 日复诊，自述服药后疼痛消除，未继续服药。三天前症状复发，遂来复诊。如法炮制，守前方加减 5 剂后疼痛消除。其后守方参入桂枝茯苓丸加减治疗前列腺增生月余，疼痛未复发，排尿亦正常。

按：患者首诊时，笔者颇为迷惑。因阴阳两虚甚者，舌应失润少津，尿色黄，而该患者恰恰相反，且焦虑心烦、失眠也非恍惚心乱。斟酌再三，遵"方证相应，但见一证即可"的治则，直接运用禹余粮方。思其又有肝郁之证，遂加入四逆散疏肝解郁；滑石利湿而不伤阴，可引尿液下行，滋润尿道；陈皮促进食欲，桔梗治咽痛，苍术去水湿。全方标本兼治，遂获良效。

病案 2：失眠

患者，男，25 岁，学生。1984 年 8 月 27 日初诊。遗精已三月余，伴腰酸腿软，头昏眼花，四肢懈怠，精神不振，纳差。曾在某院以神经衰弱治疗月余，未见好转，反见失眠多梦，心神恍惚，坐卧不安，中汗短气，阴茎收缩，溺后玉茎剧痛难忍。刻诊：面色少华，舌淡苔白而嫩，脉沉细。脉证合参，此乃少阴阳虚，心神失养，精关不固所致。治宜温补肾，养心安神，固肾纳精。予禹余粮丸改汤剂加味：禹余粮 15g，党参 10g，明附片 6g，干姜 6g，五味子 3g，朱茯神 10g，桑螵蛸 10g。连服 12 剂，病逐痊愈，随访至今未见复发。

按：禹余粮丸见于《伤寒论》。原文："汗家重发汗，必恍惚心乱，小便已阴疼，与禹余粮丸。"本例患者久病正虚，遗精已久，肾阳虚衰，病中复汗出而阳亡；阳气衰竭，神不能自主，故心神恍惚；阳随溺泄，宗筋失养，则阴茎收缩，玉茎剧痛。禹余粮、附片、干姜、桑螵蛸温阳补肾、固摄精气，党参、五味子、朱茯神，补脾安神，养心敛汗。药证相符，效如桴鼓，可见仲师立法之妙。

【现代研究】

《伤寒论》中所载禹余粮丸方药佚失，后世医家以证测方，进行了有益探索，提出了不同的见解。从方名而言，可以肯定的是，禹余粮在此方中发挥了重要作用。禹余粮是临床常用矿物药之一，又称禹粮石，为氢氧化物类矿物褐铁矿，属铁类矿物药。主要产于山东、江苏、河北、河南、山西等省。禹余粮始载于《神农本草经》，性甘、涩，微寒；归胃、大肠经，具有涩肠止泻、收敛止血之功效，用于久泻久痢、大便出血、崩漏白带下等。研究表明，禹余粮主要成分为碱式氧化铁 $FeO(OH)$ 及黏土类物质，含有 Fe，Ca，Al，K，Na，Mg，Mn，Zn，P，Si，Cu，Mo，V，Sr，Si，Ba，Ti 等 40 多种元素，现代临床上主要用于止泻、止血等。

第十四节　小建中汤证

【原文】

伤寒二三日，心中悸而烦者，小建中汤主之。（102）

【情志症状】

心中悸而烦。

【释义】

伤寒初起仅二三日，未经误治即见心中悸而烦者，此因里气先虚，心脾不足、气血双亏，复被邪扰所致。太阳与少阴互为表里，太阳为外防，心主为宫城，里虚邪扰，气血不足，心无所主则悸，心神不宁则烦。根据"虚人伤寒建其中"的原则，用小建中汤外和营卫，内补气血，安内以攘外。

【辨证】

中焦虚寒、气血不足，复感外邪证。

【论治】

建中补脾，调养气血。

【方药】

小建中汤：桂枝三两（去皮），甘草二两（炙），大枣十二枚（擘），芍药六两，生姜三两（切），胶饴一升。

【用法】

上六味，以水七升，煮取三升，去滓，内饴，更上微火消解。温服一升，日三服。呕家不可用建中汤，以甜故也。

【方解】

小建中汤为桂枝汤倍用芍药再加胶饴组成，方中用甘温质润之饴糖为君药，益脾气而养脾阴，温补中焦，兼可缓肝之急、润肺之燥。桂枝温阳气，芍药益阴血，并为臣药。炙甘草甘温益气，既助饴糖、桂枝益气温中，又合芍药酸甘化阴而益肝滋脾，为佐药。生姜温胃，大枣补脾，合而升腾中焦生发之气而行津液，和营卫，亦为佐药。六味配合，于辛甘化阳之中又具酸甘化阴之用，共奏温中补虚，和里缓急之功。中气建，化源充，则五脏有所养，里急腹痛、手足烦热、心悸虚烦可除。

【选注】

汪苓友：伤寒二三日，邪当传里之时。今则别无他证，但心中悸而烦者，此外邪已微而不传，正气骤虚不能自持也。盖阳气内虚则心悸，阴气内虚则心烦，故与小建中汤，以建其里气之虚。愚以此条病，必是太阳伤寒发汗之后所变，故建中汤，即桂枝汤小变其制也。(《伤寒论辨证广注》)

徐灵胎：悸而烦，其为虚烦可知，故用建中汤以补心脾之气。盖栀子豉汤治有热之虚烦，此治无热之虚烦也。(《伤寒论类方·桂枝汤类》)

吴谦：伤寒二三日，未经汗下，即心悸而烦，必其人中气素虚，虽有表证，亦不可汗之。盖心悸阳已微，心烦阴已弱，故以小建中汤先建其中，兼调营卫也。(《医宗金鉴·辨太阳病脉证并治中》)

【方论】

成无己：脾者，土也，应中央，处四脏之中，为中州，治中焦，生育荣卫，通行津液。一有不调，则荣卫失所育，津液失所行，必以此汤温建中脏，是以建中名焉。胶饴味甘温，甘草味甘平；脾欲缓，急食甘以缓之；健脾者，必以甘为主，故以胶饴为君，甘草为臣。桂枝辛热，辛、散也、润也。荣卫不足，润而散之；芍药味酸微寒，酸、收也、泄也，津液不逮，收而行之；是以桂枝、芍药为佐。生姜味辛温，大枣味甘温；胃者卫之源，脾者荣之本，《黄帝针经》曰荣出中焦、卫出上焦是也；卫为阳，不足者益之必以辛；荣为阴，不足者补之必以甘；辛甘相合，脾胃健而荣卫通；是以姜枣为使。或谓桂枝汤解表，而芍药数少；建中汤温里，而芍药数多。殊不知二者远近之制。皮肤之邪为近，则制小其服也；桂枝汤芍药佐桂枝以发散，非与建中同体尔。心腹之邪为远，则制大其服也；建中汤芍药佐胶饴以健脾，非与桂枝同用尔。《内经》曰：近而奇偶，制小其服；远而奇偶，制大其服。此之谓也。(《伤寒明理论·诸药方论》)

吴谦：是方也，即桂枝汤倍芍药加胶饴也。名曰小建中者，谓小小建立中气也。盖中气虽虚，表尚未和，不敢大补，故仍以桂枝和营卫；倍芍药加胶饴，调建中州；而不啜稀粥温覆令汗者，其意重在心悸中虚，而不在伤寒之表也。中州建立，营卫自和，津液可生，汗出乃解，悸烦可除矣。呕家不可用，谓凡病呕者不可用，恐甜助呕也。(《医宗金鉴·辨太阳病脉证并治中》)

【医案举隅】

病案1：失眠

某女，22岁，在校学生，2011年6月就诊。自诉从中学起每遇考试即出现严重失眠，烦躁，纳食不佳，且上述症状持续至考试结束后需酣睡2~3天缓解，之后一如常人。本次又因临近期末考试，出现上述症状。刻诊：入睡困难，甚至整夜难眠，烦躁，难以安心备考，食欲差，舌淡红，苔薄白，两寸脉浮数，关、尺脉浮弱无力。辨证属于考前复习思虑过度，土虚不能伏火，虚火上炎。治予小建中汤减：桂枝 10g，白芍 20g，茯神 15g，炒白术 10g，炙甘草 6g，饴糖 20g，生姜 3 片，大枣 5 枚。3 剂，1 剂 / 天，水煎，早晚温服。药进 2 剂后睡眠恢复如常，随访至今无复发。

病案 2：眩晕

邓某，女，50 岁。因发头晕眼花，四肢麻木而来诊。初诊时需人扶持才能步入诊室，消瘦，面色暗灰，眼青唇白，神疲寡言，说话极费力。诉常有眩晕，坐时亦需人扶持，否则易倾倒，不欲食。大便难，小便微黄，舌苔白，脉沉迟。西医诊断为高血压病，现按中医辨证属脾胃虚寒。投以小建中汤加减。处方：桂枝 15g，生姜 24g，白芍 18g，炙甘草 15g，大枣 30g，党参 30g，麦芽糖 30g（溶化）。3 剂后病情大有好转，头晕减轻，食欲增加，体力增强。以后继续用小建中汤加减，1 月后症状基本消失。

病案 3：郁证

患者，女，36 岁，2020 年 10 月 23 日就诊。患者于 2 月自感胃部不适，常饭前腹痛，呈间歇性发作。自诉情绪抑郁，倦怠乏力，精神欠佳，且伴胃部胀满，时有泛酸，小腹部及腰部酸痛明显，且胸胁胀闷，失眠多梦，焦虑易怒，食欲不振，大便溏泻。今日因情绪抑郁、胃脘胀痛来就诊。刻下患者面颊瘦削，面色暗黄，语声低微，精神疲倦，舌质淡，苔白略干，脉弦细。辨证：脾胃虚弱，气滞血瘀。治法：温健脾胃，补血行气。方用小建中汤加减：桂枝 15g，白芍 30g，炙甘草 6g，大枣 3 枚（掰开），生姜 6g，饴糖 30g，延胡索 6g，海螵蛸 6g，蒲公英 10g，香附 10g，郁金 15g，栀子 10g，益母草 10g。14 剂后，症状基本缓解，再做食道钡餐检查，未发现异常。

按：脾胃虚弱，气机不畅，则自觉胃部胀满，食欲不振，大便溏泻；中焦气血亏损，则小腹连及腰部疼痛。"胃不和则卧不安"，胃部不适极易影响睡眠。长期失眠，患者易感疲倦乏力，精神欠佳，同时伴有胸胁疼痛、烦躁易怒等表现。长此以往，极易诱发郁证等不良情绪。该患者主诉为胃脘胀痛、情绪抑郁，小建中汤之性甘温，有缓急补虚之功，其作用部位为中焦脾胃，整体趋势可升降气机，补益中焦脾胃，适用于脾胃虚弱、气血亏损的病证。运用该方可有效缓解患者胃部不适症状，进而改善患者的抑郁情绪。

病案 4：心悸

李某，女，24 岁。于 9 年前因心动过速行心脏射频消融术治疗痊愈。几天前感冒后出现心烦，心悸，懒言少动，纳差，便秘，偶尔失眠，月经量少色淡，经期提前 3~5 天，舌体瘦，舌尖红苔薄，脉细数。心电图提示窦性心动过速，心跳 108 次 / 分钟。诊断为心悸。治以建中补脾，调和气血。方用小建中汤加减。药用桂枝 10g，炙甘草 10g，大枣 10g，白芍 20g，生姜 10g，饴糖 50g，黄芪 30g，当归 10g。日 1 剂，水煎 300mL，分早中晚 3 次饭后温服，连服 9 剂，心率 87 次 / 分钟，以八珍益母汤收功。

【现代研究】

研究发现，小建中汤治疗抑郁症的药理机制可能与其上调慢性轻度不可预知应激大鼠海马区 PINK-1/Parkin 途径介导的线粒体自噬水平，增加 mtDNA 拷贝数，改善线粒体功能，抑制 TLR4/NF-κB 通路和 NLRP3 炎症小体活化，减少炎症因子释放有关。小建中汤治疗抑郁症具有多靶点、多途径、多通路的特点，可通过神经活性配体 - 受体相互作用、血清素能突触、钙信号、多巴胺能突触、cAMP 等通路发挥抗抑郁作用。根据相关文献报道，小建中汤在治疗脾虚型肠易激综合征、不宁腿综合征、抑郁症、脾胃虚寒型消化性溃疡等疾病方面具有确切疗效。

第十五节　桃核承气汤证

【原文】

太阳病不解，热结膀胱，其人如狂，血自下，下者愈。其外不解者，尚未可攻，当先解其外。外解已，但少腹急结者，乃可攻之，宜桃核承气汤。（106）

【情志症状】

其人如狂。

【释义】

此条论述了蓄血轻证的证治。"其人如狂"指神志失常，但症状较发狂为轻，究其病因，乃太阳表邪不解，化热入里，与血结于下焦，又心主神明，邪热与瘀血互结，上扰心神，则见"如狂"之情志异常表现。对于本证的治疗，表证未解者当先解表，不可先通下瘀热。外邪已解，方可用桃核承气汤。

【辨证】

下焦蓄血轻证。

【论治】

活血化瘀，通下瘀热。

【方药】

桃核承气汤：桃仁五十个（去皮尖），大黄四两，桂枝二两（去皮），甘草二两（炙），芒硝二两。

【用法】

上五味，以水七升，煮取二升半，去滓，内芒硝，更上火，微沸下火。先食温服五合，日三服，当微利。

【方解】

方中桃仁活血逐瘀，桂枝辛温，通经活血以助桃仁；大黄、芒硝、炙甘草组成调胃承气汤，缓下热结。此方活血化瘀与通下瘀热合用，共奏泄热逐瘀之功。

【选注】

汪苓友：太阳病邪热不解，随经入腑，结于膀胱。太阳为多血之经，腑有结热，则经中之血与热相搏，蓄于下焦，其人如狂。如狂者，乃邪热之气，上熏于心，以故妄乱，与狂相似也。血自下者，邪热随血而出，故云愈也。若其人外不解，外即表也，表邪不解，里虽蓄血，尚未可攻。谓当先解其外，外得解已，但少腹急结者，此可验膀胱热结、下焦蓄血也，乃可竟用药以攻之。(《伤寒论辨证广注》)

吴谦：太阳病不解，当传阳明，若不传阳明而邪热随经，瘀于膀胱荣分，则其人必如狂。如狂者，瘀热内结，心为所扰，有似于狂也。当此之时，血若自下，下者自愈；若不自下，或下而未尽，则热与瘀血，下蓄膀胱，必少腹急结也。设外证不解者，尚未可攻，当先以麻黄汤解外；外解已，但少腹急结痛者，乃可攻之，宜桃核承气汤，即调胃承气汤加桃核，所以攻热逐血也。盖邪随太阳经来，故又加桂枝以解外而通荣也。先食服者，谓空腹则药力下行捷也。(《医宗金鉴·辨太阳病脉证并治》)

柯韵伯：阳气太重，标本俱病，故其人如狂；血得热则行，故尿血也。血下则不结，故愈。冲任之血，会于少腹，热极则血不下而反结，故急。然病自外来者，当先审表热之轻重以治其表，继用桃仁承气以攻其里之结血。此少腹未硬满，故不用抵当。然服五合取微利，亦先不欲下意。(《伤寒来苏集·桃核承气汤》)

【方论】

尤在泾：此即调胃承气汤加桃仁、桂枝，为破瘀逐血之剂。缘此证热与血结，故以大黄之苦寒，荡实除热为君；芒硝之咸寒，入血软坚为臣；桂枝之辛温、桃仁之辛润，擅逐血散邪之长为使；甘草之甘，缓诸药之势，俾去邪而不伤正为佐也。(《伤寒贯珠集·太阳斡旋法第三》)

吕震名：主用桃仁以利瘀，承气以逐实，使血分之结热，亟从下夺，与三承气之攻阳明胃实者不同。方主攻里，而仍用桂枝者，用以分解太阳随经之热……此与五苓散同为太阳腑病立治法，膀胱为太阳之腑，热伤膀胱气分则蓄溺，当导其热从小便而解；热伤膀胱血分则蓄血，当导其热从大便而解。(《伤寒寻源·下集》)

【医案举隅】

病案1：癫狂

住毛家衖鸿兴里门人沈石顽之妹，年未二十，体颇羸弱。一日出外市物，骤受惊吓，归即发狂，逢人乱殴，力大无穷。石顽亦被击伤腰部，因不能起。数日后，乃邀余诊。病已七八日矣，狂仍如故。石顽扶伤出见。问之，方知病者经事二月未行。遂乘睡入室诊察，脉沉紧，少腹似胀。因出谓石顽曰：此蓄血证也，下之可愈。遂疏桃核承气汤与之。桃仁一两，生军五钱，芒硝二线，炙甘草二钱，桂枝二钱，枳实三钱。翌日问之，知服后下黑血甚多，狂止，体亦不疲，且能啜粥，见人羞避不出。乃书一善后之方与之，不复再诊。

按：狂止体不疲者，以病者体弱不甚，而药复适中病也。即使病者体气过虚，或药量过剂，致下后疲意者，不妨用补剂以调之。病家至此，慎勿惊惶，反令医者不克竟其技也。(《经方实验录》)

病案 2：强迫症

杨某，男，55 岁。有多年强迫症病史。经常服用氯米帕明及卡马西平等西药，也常常服用中药汤剂及中成药、可病情仍然是反反复复，近因朋友介绍而前来诊治。刻诊：忧心忡忡，强迫观念，时有心痛如针刺，失眠（每日休息不足 5 小时），心胸烦热，大便干结，面色晦暗，口渴，口唇青紫，舌质暗红夹瘀紫，苔薄黄，脉沉涩。辨为瘀热扰神证，治当活血化瘀、清热安神。给予桃核承气汤与朱砂安神丸合方加味：桃仁 10g，大黄 12g，桂枝 6g，芒硝 6g，朱砂 3g（研末冲服），黄连 18g，炙甘草 16g，当归 10g，生地黄 10g，琥珀 5g（研末冲服），远志 12g，冰片 3g（研末冲服），五灵脂 12g，蒲黄 12g。6 剂，水煎服，每日 1 剂，每日 3 服。二诊：心痛、心胸烦热减轻，以前方 6 剂。三诊：失眠好转（每日能休息 6 个小时），大便通畅，以前方减大黄为 6g，6 剂。四诊：心痛消除，忧心忡忡好转，以前方 6 剂。五诊：强迫观念趋于缓解。之后，以前方治疗90 余剂，诸症得到明显控制。为了巩固疗效，以前方变汤剂为散剂，每次 6g，每日 3 服，治疗约半年。随访 1 年，一切尚好。

按：强迫症属于神经症，是指不能被主观意志所客服，反复出现的观念、意向和行为等特征的精神障碍。强迫症的特点是有意识地自我强迫和反强迫并存，两者强烈冲突使患者感到焦虑和痛苦。根据强迫症的病变证机是瘀热扰心，治当选用桃核承气汤；又因心神不能守藏，治与朱砂安神九合方，清心安神。

病案3：精神分裂症

夏某，女，46岁。有20年精神分裂症病史，虽屡屡服用中西药，但病情还是反复发作，近因病症复发而前来诊治。刻诊：躁扰不安，多言善怒，登高而歌，弃衣而走，妄见妄闻，脘腹胀满，不思饮食，彻夜不眠，六七日不大便，小便短赤，口苦口臭，面红目赤，舌质暗红瘀紫，苔黄厚燥，脉涩，辨为阳明热结、瘀血内阻证，治当清泻阳明，活血化瘀。给予大承气汤与桃核承气汤合方加味：大黄36g，厚朴24g，枳实5g，芒硝16g，桃仁10g，桂枝6g，炙甘草6g，朱砂5g（冲服），琥珀5g（冲服），磁石30g。6剂，水煎服，每日1剂，每日3服。二诊：一日大便溏泄三四次，躁扰不安较前减轻，以前方6剂。三诊：一日大便溏泄五六次，狂躁大减，方中大黄减为18g，芒硝减为8g，以前方6剂。四诊：脘腹胀满解除，夜晚能睡眠5小时，以前方6剂。五诊：病情较前又有好转，以前方6剂。之后，以前方减大黄为12g，芒硝为5g，治疗20余剂，诸症悉除。为了巩固疗效，以前方变汤剂为散剂，每次6g，每日3服，治疗半年。随访1年，一切尚好。

按：精神分裂症是指思维、情感、意志、行为等多方面出现异常，以及精神活动不能协调的一种精神障碍性疾病。本病多发于青壮年。根据精神分裂症的病变证机是阳明热结，治以大承气汤，并可酌情加大大黄、芒硝用量；又因病变证机有瘀血，故与桃核承气汤合方治之。

病案4：阳痿

刘某，37岁，村干部。计划生育工作队下乡，带头做输精管堵塞术，术后月余，阳痿不举，自视肾亏，服男宝、肾宝数盒，逾月，症不见好，始来求诊。患者体质健壮，面色红润，不倦不疲，纳便正常，舌脉无异。除此之外，别无所苦。余苦思冥想不得其因。后思，病源于手术，手术毕竟为创伤，创伤则无不留瘀。果系如此，岂非瘀血阻滞，络脉不通，宗筋失养而痿？遂试以祛瘀论治，拟桃仁承气汤加减：桃仁15g，川大黄10g，桂枝6g，甘草6g，当归15g，赤芍15g，红花10g，王不留行30g。三剂后喜来复诊，自述房事成功。嘱原方续服三剂以求长效。

病案5：产后抑郁

刘某，28岁，初诊日期：2013年4月19日。主诉：喜悲伤欲哭、胸闷、沮丧2月，加重一周。患者于2月20日初产，行剖腹产术，产下一健康男婴。产后乳汁较少，婴儿常哭闹。近2月来经常出现胸闷、沮丧或悲伤痛哭，曾看心理科，诊断为"产后抑郁"，予以认知疗法后无明显缓解。一周前患者因与人争吵，生气后出现胸闷、憋气加重，并有狂躁现象，情绪不能自控，伴头晕，活动后心悸，全身乏力。刻下症：善悲伤欲哭，急躁易怒，胸闷、憋气，伴头晕，全身乏力，活动后心悸，常自汗，烘热阵阵，口苦，纳差，小腹胀，大便1~2日一行，量少，小便调，失眠，入睡困难，睡眠浅，易惊醒。查体：小腹部硬满，有压痛，小腿肌肤甲错，舌淡暗胖大，苔薄黄，脉弦细。中医诊断：郁证，证属肝胆郁热、痰热内扰、膀胱蓄血。西医诊断：产后抑郁症。先予桃核承气汤：桃仁12g，大黄12g，桂枝6g，芒硝6g，甘草6g。3剂。日1剂，水煎分2次服。4月22日二诊，患者诉服上方后便下大量如黑色油漆状污浊之物，便下后全身舒服。急躁易怒明显好转，心境较前平和，余症同前。遂给予柴胡加龙骨牡蛎汤合甘麦大枣汤治疗。方药：柴胡24g，黄芩10g，清半夏12g，煅龙骨15g，煅牡蛎15g，磁石30g（打碎先煎），酒大黄6g，党参30g，茯苓18g，桂枝10g，大枣30g，生姜10g，浮小麦 90g，炙甘草 10g。5 剂，水煎服。每日 1 剂，分 2 次早晚服用。4 月 28 日患者 3 诊，诉服中药后，胸闷、憋气、头晕、烘热现象好转，睡眠改善。继续进原方 5 剂，诸症治愈。随访 1 个月，患者生活如常人。

按：本例患者肝气郁结，故情绪低落，反应迟钝，哭泣；肝郁化火，加之瘀血阻滞胞宫，上扰心神，故急躁易怒，甚至出现狂躁。首诊时考虑瘀血不去，则气机难以疏达，故选用桃核承气汤攻逐瘀血，兼以清热。患者狂躁，加之小腹胀满压痛，为膀胱蓄血的明证。服用后泻下如漆黑便，为瘀血得下的表现。再改用柴胡加龙骨牡蛎汤疏肝郁、清痰热、祛瘀血、镇心神，甘麦大枣汤养心安神，缓急止躁。方证相应，故效如桴鼓。

病案 6：产后发狂

潘某，女，24 岁，福州人，1992 年 6 月 29 日初诊。患者一向体健，妊娠期间亦无何恙，足月顺产一男婴，出血不多，眠食俱可。分娩后 5 日，头痛不舒，夜眠不安，第 7 日午夜，独自出门浸泡河中，2~3 小时，天亮时被人发现后背回家，头发衣裤全湿透。自后则白天昏昏欲睡，夜间则狂妄欲走，认婆母为姐姐，呼丈夫为哥哥，哭闹不宁，如此已 6~7 日。曾经服药打针治疗未愈，遂前来求治。查体：神志痴呆，不言不语，问诊不答，面垢满布，强撬开口，见舌赤而干，苔黄厚，脉来弦数。肝脾未扪及，少腹部拒按，心肺听诊无异常。纳呆，尿黄而少，大便七八日未下，恶露不多。分娩后按其当地风俗，习用茶油与生姜炒鸡，以红酒当水炖鸡服。辨证：脉证互参，初拟本病乃分娩后恶露不行，瘀热互结而成狂病。盖瘀血属阴邪，而旺于阴分，故白日安静，入夜狂躁。《杂病源流犀烛》云"狂热病有因上焦实热者，有因阳明热实者，有因热入血室者"。该患者因恶露不行，复感风寒水湿，又食辛热之物，邪热与血互结而热入血室。治则：治当以热入血室论证。处方：桃仁承气汤主之，药用净桃仁 30g，熟大黄 30g，玄明粉 10g（冲），桂枝尖 5g，生栀子 15g，莲子心 15g，粉牡丹皮 10g，粉甘草 3g，嘱进 2 剂，以观消息。

二诊：婆母代诉，药进 2 剂后，大便畅下八九行，异臭，恶露畅行，量较多，色紫有块，昨夜已能入睡，但睡不深，时而惊醒，能进饮食，每餐 1 碗稀粥。神已较清，问诊可以对答，云"头晕、心下不舒"。舌红已减，苔黄亦退，脉来弦缓。药已应症，病有转机，仍步前方稍减其量，嘱再进 2 剂。

三诊：药后自感一身较轻松，能起床活动，眠食均尚可，大便日下二三行，恶露已少，色暗，舌质正红，舌苔薄黄，脉弦缓。以丹栀逍遥散加郁金收功。

按：本例虽说系产后病，按惯例产后多为血气亏虚，苦寒攻下之药在所忌用，本例以苦寒攻下而获效，是乃"有故无殒亦无殒也"。

病案 7：广泛性焦虑症

患者女性，33 岁，主因"失眠，精神焦虑 1 年余，加重 2 周"就诊于本院。患者 2 年前出现口干，口渴，多饮多食，肥胖，视物不清，小便频数就诊于社区医院等，被确诊为 2 型糖尿病，给予降糖药物口服治疗，同时联合饮食控制、运动降低体质量的生活方式改善治疗方针后，症状稍有缓解，但由于饮食难以控制，血糖控制不佳，视物不清加重，体质量增加，症状成进行性加重，随后出现焦虑、失眠等症状，严重影响其生活。患者为求进一步中医治疗，遂就诊于本科门诊。现症见失眠，焦虑，性情急躁易怒，多饮，多食，大便干结不通，小便频数，视物不清，停经 3 个月，神志清，精神可，舌质暗，苔黄腻脉沉弦。既往糖尿病史 2 年，间断给予口服药物盐酸二甲双胍、阿卡波糖治疗（具体剂量不消）。婚育史：未婚，否认性生活史。体格检查：血压 136/82mmHg，神清，精神可，查体合作。内科查体：未见明显异常。神经科查体：未见明显异常。妇科超声提示双侧卵巢呈多囊性改变。结合以上症状、体征及病史情况，诊断为郁证（下焦蓄血证），给予泄热逐瘀，方用桃核承气汤加减：桃仁 15g，酒大黄 8g，芒硝 5g，桂枝 6g，炙甘草 6g，红花 8g，益母草 6g，石菖蒲 15g，郁金 15g，远志 10g，酸枣仁 30g，青礞石 30g，5 剂，每日 1 剂，水煎服，大火煎煮，水开后转为文火煎煮 15~20 分钟，倒出药汁，早晚分服。嘱避风寒，慎饮食，节情志。2018 年 10 月 25 日二诊，服药后睡眠状况有所改善，精神状态较之前平稳，血糖控制不佳，神疲倦怠，多饮多食，口干口渴，大便略干，频次正常，小便频。查体：舌暗，苔薄黄，脉弦细涩。治疗：守 10 月 20 日方去青礞石、石菖蒲，加生地黄 15g，麦冬 15g，党参 30g，合欢花 9g，牡丹皮 12g，赤芍 9g。5 剂，水煎服，煎法及服药注意事项如上。2018 年 10 月 30 日三诊，服药后，血糖控制良好，精神状态平稳，睡眠良好，大便正常，小便频，月经量少，色暗，有血块。查体：舌暗，苔薄黄，脉沉弦涩。治疗：守 10 月 25 日方加牛膝 9g，女贞子 15g，枸杞 9g，山药 6g，山茱萸 15g。5 剂，水煎服，煎法及服药注意事项如上。2018 年 11 月 5 日四诊，服药后，小便频次正常，精神状态良好，睡眠良好，舌苔薄白，脉象调，原方不动再进 7 剂。

按：本病患者病情复杂，病邪较深，素体患有糖尿病 3 年，糖尿病在中医属于消渴，病机属阴虚燥热，阴液亏虚，虚热内生，日久因虚致实，阴液亏虚，血行不畅，则内生瘀血，血行不通，郁而化热，热与血结，上扰心神，而致失眠焦虑，烦躁失眠，气血瘀滞，热与血结于下焦而致停经，而桃核承气汤则可泄热逐瘀，使瘀热下行，邪有出路，即"血自下，下者愈"。在治疗郁证一类疾病时，不仅要注重行气解郁，还要辨证分析患者是否有血瘀症状，及时活血化瘀，通畅血脉也有利于精神方面的疾病缓解，使神志清明。

【现代研究】

桃核承气汤物质基准指纹图谱显示，苦杏仁苷、桂皮醛、甘草苷、甘草酸、大黄酸、大黄素、大黄酚以及芦荟大黄素可作为其指标成分。桃核承气汤具有抗缺氧、抗心律失常、改善微循环、保护血管等药理作用，广泛应用于治疗精神病、妇产科疾病、心血管疾病、急性感染性疾病、急腹症、泌尿系疾病、骨伤科疾病等。研究表明，桃核承气汤能够改善子宫内膜异位症患者的卵巢功能，治疗经行发热患者，临床总有效率为100%。此外，桃核承气汤能够通过调节肠道菌群途径改善肝性脑病患者的情志异常症状。有报道采用小柴胡汤联合桃核承气汤化裁治疗月经周期性精神障碍，取得显著效果。另有研究采用桃核承气汤治疗脑外伤所致精神障碍36例，结果表明，桃核承气汤联合西医常规治疗（包括使用脱水剂、促脑细胞代谢药物、营养脑细胞药物、镇静剂等）能够提高脑外伤所致精神障碍的临床疗效。

第十六节　桂枝去芍药加蜀漆牡蛎龙骨救逆汤证

【原文】

伤寒脉浮，医以火迫劫之，亡阳，必惊狂，卧起不安者，桂枝去芍药加蜀漆牡蛎龙骨救逆汤主之。（112）

【情志症状】

惊狂，卧起不安。

【释义】

此条论述了火迫劫汗导致心阳亡失而生惊狂的证治。伤寒脉浮，其病在表，当以汗解，但发汗之度，当遵循桂枝汤之"遍身漐漐微似有汗者益佳，不可令如水流离"。汗为心之液，若以火迫劫汗，汗出过多，导致心阳受损，心神不敛；又因心阳不足，痰饮乘机扰心，故见惊狂，卧起不安等证。

【辨证】

心阳亡失，痰饮扰心证。

【论治】

补益心阳，镇惊安神，兼祛痰饮。

【方药】

桂枝去芍药加蜀漆牡蛎龙骨救逆汤：桂枝三两（去皮），甘草二两（炙），生姜三两（切），大枣十二枚（擘），牡蛎五两（熬），蜀漆三两（洗去腥），龙骨四两。

【用法】

上七味，以水一斗二升，先煮蜀漆，减二升，内诸药，煮取三升，去滓，温服一升。本云，桂枝汤今去芍药加蜀漆、牡蛎、龙骨。

【方解】

此方由桂枝汤去芍药，加蜀漆、牡蛎、龙骨组成。心阳虚衰，故去酸甘敛阴之芍药，用桂枝、甘草辛甘化阳，温通阳气；生姜、大枣补中益气；龙骨、牡蛎重镇潜敛，安神定惊；蜀漆苦寒疏利，清涤痰涎。因本方用于治疗火迫劫汗导致的心阳亡失证，故名"救逆汤"。

【选注】

吴谦：伤寒脉浮，医不用麻桂之药，而以火劫取汗，汗过亡阳，故见惊狂、起卧不安之证。盖由火劫之误，热气从心，且大脱津液，神明失倚也。然不用附子四逆辈者，以其为火劫亡阳也。宜以桂枝汤去芍药加蜀漆牡蛎龙骨救逆汤主之。去芍药者，恐其阴性迟滞，兼制桂枝不能迅走其外，反失救急之旨。况既加龙、牡之固脱，亦不须芍药之酸收也。蜀漆气寒味苦，寒能胜热，苦能降逆，火邪错逆，在所必需也。(《医宗金鉴·辨坏病脉证并治》)

陈修园：伤寒脉浮，为太阳之病，当以麻黄汤化膀胱津液，出诸皮毛而为汗则愈。太阳与君火相合而主神，心为阳中之太阳，医以火迫劫之，遂致亡其上焦君火之阳，神气浮越必惊狂，起卧不安者，以桂枝去芍药，再加蜀漆牡蛎龙骨救逆汤主之。(《伤寒论浅注》)

【方论】

柯韵伯：心为阳中之阳，太阳之汗，心之液也。凡发热自汗出者，是心液不收，桂枝方用芍药以收之。此因迫汗，津液既亡，无液可敛，故去芍药加龙骨牡蛎者，是取其甘咸以补心，重以镇怯，涩以固脱，故曰救逆也。且去芍药之酸，则肝家得辛甘之补，加龙骨牡蛎之咸，肾家既

有既济之力。此虚则补母之法，又五行承制之理矣。(《伤寒来苏集·太阳方总论》)

【医案举隅】

病案 1：神乱

董某，男，28 岁。因精神受到刺激而犯病。心中烦躁不安，或胆怯惊怕，或悲伤欲哭，睡眠不佳，伴有幻听、幻视、幻觉"三幻症"。胸中烦闷难忍，舌苔白厚而腻，脉弦滑。辨为肝气郁滞，痰浊内阻而上扰心宫。桂枝 6g，生姜 9g，蜀漆 4g（以常山代替），龙骨 12g，牡蛎 12g，黄连 9g，竹茹 10g，郁金 9g，菖蒲 9g，胆南星 10g，大黄 9g。服药二剂，大便作泻，心胸顿觉舒畅。上方减去大黄，又服三剂后，突然呕吐痰涎盈碗，从此病证大为减轻。最后用涤痰汤与温胆汤交叉治疗而获痊愈。

按：在《伤寒论》中，仲景用桂枝去芍药加蜀漆牡蛎龙骨救逆汤治疗由于火劫迫汗，损伤心阳而引起的惊狂，卧起不安。本案取意于此方而用来治疗由于情志内伤所导致的神志迷乱。二者病因不同，证情有别，但其病机则基本一致，即心神内乱而兼有痰郁。正如清代医家柯韵伯所指出的那样："不拘病之命名，惟求症之切当，知其机得其情……宜主某方，随手拈来，无不活法。"但火劫亡阳的治疗重点在于温通心阳而补其虚，所以用甘草、大枣甘温之品，以起到辛甘合化为阳的作用；而本案则偏重于涤痰清热以开心窍，所以加上竹茹、胆南星、菖蒲、郁金、黄连和大黄，同时去掉大枣、甘草以防其助湿化痰。这是临床上随证加减，灵活论治的一个体现。蜀漆乃常山之苗，其功用与常山相似，有较强的催吐祛痰作用。用量一般在 3~5g，但还要注意水炒先煎，以减少其对胃肠的刺激而消除致吐等副作用。如果药店不备蜀漆，也可用常山代替。

从临床运用来看，用蜀漆和大黄黄连泻心汤及远志、菖蒲合用，治疗属于痰热上扰，蒙闭清窍所致的精神分裂症，效果较好。服药后或吐或泻，或吐泻交作。吐则多为痰涎，泻则多为胶黏秽物，其后都能使精神安定下来。

病案2：痰饮惊狂

王某，女性，26岁，空军翻译。旁观修理电线而受惊吓，出现惊悸心慌，失眠，头痛，纳差恶心，时有喉中痰鸣，每有声响则心惊变色，躁烦而骂人不能自控，逐渐消瘦，由两人扶持而来诊。苔白腻，脉弦滑寸浮。此寒饮郁久上犯，治以温化降逆，与桂枝去芍药加蜀漆牡蛎龙骨汤加减：桂枝10g，生姜10g，炙甘草6g，大枣4枚，半夏12g，茯苓12g，生牡蛎15g，生龙骨15g。上药服3剂，心慌、喉中痰鸣减轻，服六剂，纳增，睡眠好转，再服10剂诸症皆消。

病案3：烫火伤神

赵某，男性，52岁。1973年3月15日初诊。患者素体弱，常咳嗽多痰。因双下肢被沸水烫伤，大腿至足背大片皮肤起泡，破后渗液不止。住院2天，用抗生素，并输液治疗。患者自觉疼痛难耐，阵阵心慌，不时大声呻唤，虽用镇静止痛药，仍昏昏呻吟而不能入睡，家属要求加用中药治疗。视之面色苍黄，表情痛苦而烦躁，下肢大片伤处虽用灯烤，仍有黄液渗出，虽火邪为病，然舌淡不红赤，苔白微厚，切之手欠温，脉细数。此火热伤心阳，疼痛耗心气，加之素患痰疾，证属心阳虚，痰独犯心无疑，应当温通心阳，涤痰安神。用桂枝去芍药加蜀漆牡蛎龙骨救逆汤，但因无蜀漆而以他药代之。处方：桂枝6g，远志6g，石菖蒲6g，法半夏9g，龙骨20g，牡蛎30g，生甘草9g，大枣3枚，生姜3片。水煎服。服1剂后，疼痛、心慌略减，可不用西药镇静而能入睡 1~2 小时，精神稍振，舌脉如前，再进 1 剂，疼痛大减，睡眠时间较前延长，苔白薄而不厚，想进食，停止输液。考虑伤面渗液仍多，与气虚不摄有关，原方去菖蒲，减桂枝为 3g，加党参 30g，黄芪 30g。2 剂后渗液大减，精神亦佳，脉缓。以陈半六君子汤加减，或归脾汤化裁，调理月余至病愈出院。

按：汤火伤后，特别是在感染的情况下，表现为热证者临床常见。而本病例虽火邪为患，但所见脉证皆心阳外亡之象，故遵仲景之法，以桂枝去芍药加蜀漆牡蛎龙骨救逆汤改善其因心阳耗伤兼痰浊犯心之神志证，取得显著疗效。若执意为火毒攻心，片面地用以寒治热之法而用清火解毒之剂，必更伤心阳，造成坏证。可见临床辨证要实事求是，不可臆测。

病案 4：悲思过度神乱

习某，女性，56 岁。初诊于 1999 年 4 月 12 日。两个月前，因家人车祸，惊悲思交加，彻夜不寐，住某医院，诊治半月，心绪稍安而出院。现面色不华，夜寐不宁，经常噩梦惊醒，卧起不安，神呆不语，有时喃喃自语，自汗出，心慌而悸，食少纳呆，自觉喉间有物梗阻，舌淡苔白，脉沉弦无力。诊为心神虚弱，湿痰阻滞。疏以桂枝救逆汤，桂枝 12g，炙甘草 8g，常山 10g，煅牡蛎 16g，煅龙骨 16g，生姜 12g，大枣 5 枚。上方服 7 剂后，诸症大有好转，夜已能寐，噩梦不作，言语复出，纳呆食少，脉弦细。劝其解郁开怀。改用四逆散合五味异功散等，调理一个月而愈。

按：桂枝救逆汤中，蜀漆一药，即常山之苗，功效与常山相近，无蜀漆者，可用常山代替，具有消痰、截疟之效。以其配入大黄黄连泻心汤，再加远志、菖蒲等，用于治精神分裂症属痰火上扰者，多可取效。药后或吐或泻，或吐泻交作，吐多为痰涎，泻多黏液。其后即精神爽快而人亦安定，但在使用时，蜀漆当先煮去其毒性，以减轻其对胃的刺激作用。

病案 5：惊狂

彭某，男，年 58 岁。患伤寒证 11 日，虽经发汗 3 次，而发热恶寒不解，身体困顿不支，食欲不思，夜不能寐，口燥舌干，脉象浮软。此系过汗损伤津液，而外不解，阳气已伤。此时应以扶阳育阴之法，辅以宣邪外达之剂，助正以祛邪。医者不知，认为阳虚而邪不透，与以辛温补阳散邪法治之，参附和荆防并用。服药后，心中烦躁，惊狂不安，辗转床头，起卧叫喊。余诊其脉，细数而浮，按之无力，舌质绛而少津，此乃平素阳气不足，病后因汗不如法，经过多次发汗，津液先伤，阳气耗损。当津气两败之际，病邪仍胶结不解，既不经误治，已感困顿不堪，而医者复以温燥辛散之品，竭阴助热，不但外邪不解，而辛温燥热之药，又复内迫以助病势，故现惊狂不安之症状。若不速为挽救，则一阵大汗，将变为虚脱之证矣。遂与桂枝去芍药加蜀漆龙骨牡蛎救逆汤。因患者汗出不禁，防止大汗淋漓。造成虚脱，故处方时，未去芍药。处方：桂枝 5g，生牡蛎 15g，生龙骨 15g，蜀漆 6g，芍药 12g，茯神 15g，生姜 3g，小枣 15 枚，甘草 10g。嘱其连煎两剂，隔 4 小时服一次。服药后，精神逐渐安静，略能入睡，惊狂之象不再发作。然胃呆仍不能食，遂以此方加养胃育阴之品，连服 4 剂，症状好转，食欲渐展，连服 20 余剂，始恢复正常。

【现代研究】

桂枝去芍药加蜀漆牡蛎龙骨救逆汤具有降压、镇静、减少毛细血管通透性、抑制胃酸分泌等药理作用。临床上运用桂枝去芍药加蜀漆牡蛎龙骨救逆汤治疗心脏神经官能症取得了满意疗效。有文献报道，桂枝去芍药加蜀漆龙骨牡蛎救逆汤治疗中老年失眠疗效显著。另有研究发现，桂枝去芍药加蜀漆牡蛎龙骨救逆汤可改善因接种新冠疫苗后引起的失眠，同时能够缓解焦虑不适等症状。

第十七节　桂枝加桂汤证

【原文】

烧针令其汗，针处被寒，核起而赤者，必发奔豚，气从少腹上冲心者，灸其核上各一壮，与桂枝加桂汤，更加桂二两也。(117)

【情志症状】

奔豚，气从少腹上冲心。

【释义】

此条论述心阳虚导致奔豚发作的证治。以烧针劫迫发汗，损伤心阳，阳虚阴乘，下焦阴寒之气上逆，发为奔豚。豚指小猪，奔豚指奔跑的小猪，症见气从少腹上冲胸咽，烦闷欲死，冲逆平息而复常，多伴有心悸、胸闷、气短等临床表现。

【辨证】

心阳虚衰，阳虚阴乘，阴邪上逆证。

【论治】

温通心阳，降逆平冲。

【方药】

桂枝加桂汤：桂枝五两（去皮），芍药三两，生姜三两（切），甘草二两（炙），大枣十二枚（擘）。

【用法】

上五味，以水七升，煮取三升，去滓。温服一升。本云桂枝汤，今加桂满五两。所以加桂者，以能泄奔豚气也。

【方解】

桂枝加桂汤即桂枝汤加桂枝二两组成，《神农本草经》中载桂枝"主上气咳逆"，重用桂枝，其用有二：一是取桂枝降逆平冲之功以治标；二是重用桂枝，佐以生姜、甘草、大枣，辛甘化阳，温通心阳以治本。

【选注】

吴谦：太阳伤寒，加温针必惊也，谓病伤寒之人，卒然加以温针，其心畏而必惊也，非温针之后，必生惊病也。烧针即温针也，烧针取汗，亦是汗法，但针处宜当避寒，若不谨慎，外被寒袭，火郁脉中，血不流行，必结肿核赤起矣。且温针之火，发为赤核，又被寒侵，故不但不解，反召阴邪。盖加针之时，心既被惊，所以肾阴乘心之虚，上凌心阳而发奔豚也。奔豚者，肾阴邪也，其状气从少腹上冲心也。先灸其核上各一壮者，外去寒邪，继与桂枝加桂汤。更加桂者，内伐肾邪也。(《医宗金鉴•辨坏病脉证并治》)

陈修园：汗为心液，烧针令其汗，则心液虚矣。针处被寒，核起而赤者，心虚于内，寒薄于外，而心火之色现也。少阴上火而下水，火衰而水乘之，故必发奔豚，其气从少腹上冲心者，灸其核上各一壮，助其心火，并散其寒，再与桂枝加桂汤，其方即于原方更加桂二两，温少阴之水脏，而止其虚奔。(《伤寒论浅注》)

【方论】

柯韵伯：服桂枝以补心气。更加桂者，不特益火之阳，且以制木邪而逐水气耳。前条发汗后，脐下悸，是水邪欲乘虚而犯心，故君茯苓以正治之，则奔豚自发。此表寒未解而小腹气冲，是木邪夹水气以凌心，故于桂枝汤倍加桂以平肝气，而奔豚自除。前在里而未发，此在表而已发，故治有不同。(《伤寒来苏集·桂枝汤证下》)

包一虚：桂枝加桂，太、少二经之虚方也。火误伤阳，表阳引动肾气，用桂枝加桂，引火归原之法，使肾阳返归原位也。此方与下方桂甘龙蛎汤作比例，桂枝加桂，升而后降，桂甘龙蛎，降而始升者也。(《伤寒方讲义·方义》)

【医案举隅】

病案1：奔豚

崔某，女，50岁。患奔豚病，自觉有一股气从下往上走窜，行至小腹则胀，上抵心胸则气短心悸，头冒冷汗。少顷气往下行，则诸症随之而消。每次发作时精神特别紧张恐怖，如临死亡，每日发作二三次。平时少腹及腰部有酸疼感，带下多，面色青黄不泽，舌体胖舌质淡嫩，苔白润，脉弦数但按之无力。辨为心阳虚弱坐镇无权，以致下焦浊阴乘虚上犯，治疗当温补心阳，而消阴降冲。予桂枝加桂汤加减：桂枝5g，白芍9g，生姜9g，大枣12枚，炙甘草6g，黑锡丹6g（用药汤送服）。1剂药服尽，冲气已止。共进5剂而愈。

按：奔豚病发作的一般情况是气从少腹上冲胸咽，发作时恐怖欲死，气复还则止。这在临床上亦比较常见。但发作程度如本案这样严重的并不多见，导致奔豚产生的机理大多是由于心阳不足，不能坐镇于上，因而下焦阴寒邪气得以上冲。奔豚病的发作特点是，凡奔豚气所经过的部位，必然使正常的气机运行闭塞，而出现憋闷、胀满、心悸、汗出等症。桂枝加桂汤，是治疗奔豚病的一个有效方剂，《伤寒论》指出：气从少腹上冲心者，与桂枝加桂汤，更加桂二两也。更加桂在于取桂枝强心通阳，开结气，降冲气，用来治疗奔豚病最为合拍。

病案 2：奔豚

张某，女，59 岁，门诊病历号：182577。1965 年 12 月 13 日初诊。因练气功不得法，出现气从脐下上冲至胸已半年多，伴见心慌，汗出，失眠，苔白润，脉缓。证属营卫不和，汗出上虚，因致气上冲逆。治用桂枝加桂汤：桂枝 15g，白芍 10g，生姜 10g，大枣 4 枚，炙甘草 6g。结果：上药服 3 剂，气上冲已，但有时脐下跳动。上方加茯苓 12g，服 3 剂，跳动已，睡眠仍差。继用酸枣仁汤加减善后。

按：关于奔豚病的病因，《金匮要略》曾提到"皆从惊恐得之"，很难理解。经过多年的体验研究，知此所谓惊恐，不是指外来的可惊可恐的刺激，而是指机体自身发惊发恐的神经证。例如，痰饮瘀血诸疾，常有惊恐的为证，尤其不得法的治疗，更常致惊恐的发作。《伤寒论》中也有多处提到这种情况，如"少阳中风，两耳无所闻，目赤，胸中满而烦者，不可吐下，吐下则悸而惊""太阳伤寒者，加温针必惊也"。奔豚病即常于此惊恐神经证的基础上而发生的。本条之烧针令其汗，亦正犯太阳伤寒加温针的误治，再加针处感染，给神经以剧烈刺激，未有不使其惊者。由于烧针逼汗太过，或练气功不得法等而使气逆而上。皆可导致奔豚的发生。

病案 3：蛔厥误下变发奔豚

桑右，年 50 岁，住建阳公社，职业农民，3 月 23 日来诊。患者向有虫积腹痛，感寒举发，未节甜腻，致呕逆吐蛔，未经诊治，因服常备之驱蛔泻剂，不仅前症未平，反觉少腹有气块上冲，从中极循任脉而上，腹痛更剧，移时得肠鸣气下或便利乃松，曾服乌梅丸、奔豚汤，均未满意，延经半月未愈，始来诊治。察脉沉弦，右较濡弱，舌苔白腻。口干少饮，面黄神疲，痛不安眠，冲逆时拒按。平昔思虑郁结，脾阳素惫，再经泻下，致阳虚阴乘，故筑筑然气上冲胸，若江豚之上窜。症属奔豚……用桂枝加桂汤比较合拍，但此症脘痞呕逆，又与邪在阴而反下之成痞气之理相类，因仿桂枝加桂汤，佐半夏泻心汤加减：桂枝9g，白芍9g，炙甘草3g，川黄连0.9g，干姜2.4g，半夏4.5g，枳实3g，沉香1.5g，木香9g，金铃子散9g，乌药4.5g，没药4.5g，川椒壳4.5g，葱管3茎。上方服2剂，药后冲减痛缓，逆降呕平，唯胃纳不佳，拟前方加调胃和中之品。具体方药：桂枝9g，白芍9g，炙甘草3g，白术4.5g，枳壳4.5g，谷芽、麦芽各9g，藿香4.5g，木香2.4g，佩兰9g，冬瓜仁9g，半夏4.5g，干姜1.8g，红枣3枚。上方服4剂，诸恙皆瘥。

【现代研究】

桂枝为樟科植物肉桂的干燥嫩枝，其化学成分主要包含挥发性成分、有机酸类、糖苷类等，具有调节体温、镇痛、抑菌、抗炎、抗过敏、抗病毒、促进血管舒张、利尿、镇静、抗焦虑、抗肿瘤、降血压等药理作用。桂枝中的桂皮醛毒性低，可以作为新型镇静、抗焦虑的精神类药物。桂枝加桂汤在治疗神经官能症、癔症、阵发性心动过速、膈肌痉挛、脑外伤综合征、血管神经性头痛、顽固性呕吐等疾病方面有独特疗效。有研究对桂枝汤类方（包括桂枝汤、桂枝加桂汤和桂枝加芍药汤）化学成分分析发现，与单味桂枝相比，三个类方中原儿茶酸含量增加、桂皮酸含量减少，桂枝汤和桂枝加桂汤中香豆素含量增加；与单味芍药相比，三个类方中芍药苷含量减少；与单味甘草相比，三个类方中甘草酸含量增加。由此可见，桂枝汤类方中的不同配伍对各成分的含量有重要影响。

第十八节　桂枝甘草龙骨牡蛎汤证

【原文】

火逆下之，因烧针烦躁者，桂枝甘草龙骨牡蛎汤主之。（118）

【情志症状】

烦躁。

【释义】

《伤寒论》中谓："脉浮宜以汗解，用火灸之，邪无从出，因火而盛，病从腰以下必重而痹，名火逆也。"火逆，乃因火而致逆，即误用火疗而发生的变证。火逆已误，又行攻下之法，一误再误，心阳受损。尤其用烧针劫汗，一则迫使汗液外泄而损伤心阳，一则使人发生惊恐而心神不安。心阳虚损，心神失养，加之惊恐不安，故烦躁。

【辨证】

心阳虚衰，心神失养证。

【论治】

补益心阳，镇潜安神。

【方药】

桂枝甘草龙骨牡蛎汤：桂枝一两（去皮），甘草二两（炙），牡蛎二两（熬），龙骨二两。

【用法】

上四味，以水五升，煮取二升半，去滓。温服八合，日三服。

【方解】

桂枝、甘草辛甘化阳，补益心阳；龙骨、牡蛎重镇收涩，潜敛心神以治烦躁。

【选注】

陈修园：太阳伤寒者，若在经脉，当用针刺；若在表在肌，则宜发宜解肌，不宜针刺矣。若加温针，伤其经脉，则经脉之神气外浮，故必惊也。即《内经》所谓起居如惊，神气乃浮是也。张令韶云：自此以上十一节，历言火攻之害。今人于伤寒病动辄便灸，草菅人命，可胜悼哉！受业薛步云按：火劫发汗，今人少用此法，而荆、防、羌、独、姜、桂、芦、芷、苍、橘之类，服后温覆逼汗，皆犯火劫之禁。读仲景书，宜活看，不可死板。(《伤寒论浅注·辨太阳病脉证》)

黄元御：火劫发汗，是为火逆。火逆之证，下之亡其里阳，又复烧针发汗，亡其表阳，神气离根，因而烦躁不安。桂枝甘草龙骨牡蛎汤，桂枝、甘草，疏乙木而培中土，龙骨、牡蛎，敛神气而除烦躁也。(《伤寒悬解·太阳坏病入少阴去路十七章》)

【方论】

柯韵伯：火逆又下之，因烧针而烦躁，即惊狂之渐也。急用桂枝甘草以安神，加龙骨牡蛎以救逆，比前方简而切当。(《伤寒来苏集·太阳方总论》)

【医案举隅】

病案 1：心悸

瑞士商人，男，56 岁，2007 年 9 月 10 日初诊。主诉：

心悸、惊恐、自汗两年。患者近半年来反复出现心悸、胸闷，动则尤甚，平素肢冷怯寒，失眠多梦，夜寐不安，易惊醒，舌淡暗，苔薄白，脉沉细弱。中医诊断：心悸，证属心阳不振证。治法：温补心阳，安神定悸。处方：党参20g，炙黄芪20g，桂枝10g，炙甘草20g，生龙骨30g（先煎），珍珠母20g，合欢皮10g，茯神10g，甘松10g。每日1剂，水煎服，服7剂。药后患者心悸消失，夜寐改善，仍感乏力，畏寒，舌淡暗苔白，脉沉细。原方加附子10g（先煎），当归10g，五味子6g。续进2周，药后诸症悉减，继进2周以巩固疗效。

病案2：失眠

李某，女，56岁，教师。2002年3月初诊。失眠半年余。半年前始失眠，每夜睡2~3小时，易醒，伴形寒、乏力，肢冷，气短，舌暗，苔薄白，脉缓。平素易感冒。血压：130/70mmHg，心率：56次/分，心电图示：冠状动脉供血不足。治以益气温阳，镇静安神。处方：桂枝9g，炙甘草6g，煅龙骨30g，鸡血藤30g，当归15g，川芎9g，黄芪30g，党参9g，知母9g，茯神12g，首乌藤30g，水煎服日1剂，连服6剂，症状好转。后随症加减10余剂，每夜可安然入睡6~7小时。

病案3：精神分裂症

刘某，男性，21岁。夜不能眠，继之终日若有所思，神疲痴呆，时有单独发笑、动作重复，怕见人，畏上街，好照镜子，幻听幻想，默默不语4周余。目前纳少眠差，两便尚可。舌淡红，苔薄白，脉弦无力。诊为忧思太过，导致心气不足，心神浮越。治当助心神，镇惊安神。药用桂枝10g，甘草6g，龙骨40g，牡蛎40g，紫石英60g，生白芍10g。7剂后，诸症减轻，问诊可以对答，但不流利。仍蹈前方，再进 7 剂，基本如平人。嘱在家安心休养，守上方连进 60 余剂，症状未发。

病案 4：狂证

凌某，男，12 岁。1968 年 1 月 28 日初诊。发热 10 天，经服中西药治疗，已热退身凉。但从此多汗，延续 10 天未止，始见倦息，继则躁扰不安，语无伦次，深夜狂呼出走，摩拳弄棒，欲作伤人，屡投中西药，狂态不减，乃邀余往诊。见病孩盘膝而坐，喃喃自说无休止，面色苍白，舌质淡，苔薄白，脉细不数。此过汗伤心、心阳浮动之证。盖汗为心液，过汗不仅伤津耗血，同时亦耗心中阳气，心阴伤损，心阳浮动，乃使如狂，止其汗，即敛其阴，阴气内守，阳气乃固，于通心阳固摄法。拟桂枝甘草龙骨牡蛎汤。桂枝、炙甘草各 10g，龙骨、牡蛎各 20g。1 月 29 日二诊。服 1 剂药后，入夜能入睡数小时，晨起已不复自语。唯默然不怔声，表情呆滞，偶尔一笑而矣。药已中鹄，毋庸更辙，嘱原方再进 3 剂。2 月 1 日三诊。四进桂甘龙牡汤后，语言举止如常，但夜寐心烦。病愈七八，但心神未安，与滋心安神法，拟养心汤原方，调治 10 余天而愈。随访 15 年，未见复发。

病案 5：心动过缓症

李某，男，54 岁。初诊于 2005 年 3 月 14 日。素有心动过缓症，前日因头痛，身疼，腰痛，无汗，自服感冒冲剂，汗出过多，身疼痛止。但心悸而慌，胸闷憋气，烦躁不已，舌淡苔白，脉沉弱。诊为心阳虚弱，心神不敛。选用桂枝甘草龙骨牡蛎汤，桂枝 6g，炙甘草 12g，龙骨 12g，牡蛎 12g。上方仅服用 3 剂而病愈。

病案 6：植物神经功能紊乱

熊某，女，42 岁。患心悸已有数年，近来因生气而日趋加重，胸闷发憋，坐卧不宁，烦躁不安，胆小易惊，夜不成寝。西医诊为植物神经功能紊乱。观其舌苔薄白，脉细无力。乃心阳受损，心阳被阻，而致心神浮越，急宜潜摄，投桂枝甘草龙骨牡蛎汤、酸枣仁汤二方加减治之。处方：桂枝9g，甘草15g，生龙骨30g，川芎6g，知母10g，云茯苓15g，生牡蛎30g，炒枣仁15g，合欢皮15g，首乌藤15g，太子参15g，柏子仁9g。上方服3剂后，自觉好转。晚上能安睡5小时左右，又用前方加浮小麦，大枣取用甘麦大枣汤之义。共服15剂而痊愈。

【现代研究】

桂枝甘草龙骨牡蛎汤具有抗心律失常、抗炎、调节免疫功能、改善心血管功能、促进骨骼健康等药理作用。临床上可用于治疗心律失常、室性早搏、失眠、植物神经功能紊乱、精神分裂症等疾病。研究表明，桂枝中含有以桂皮醛、桂皮醇为主的挥发性成分，还含有桂皮酸等有机酸类及鞣质类、糖类、甾体类、香豆素类等成分。甘草中所含甘草酸、甘草次酸、甘草黄酮均具有抗心律失常作用，甘草酸还具有抑制血小板聚集、抗血栓的作用。龙骨为古代大型哺乳类动物象类、三趾马类、牛类等骨骼的化石或象类门齿的化石，具有镇静安神、收敛固涩、平肝潜阳等功效，可生用或煅用。生龙骨具有安神、调节阴阳平衡的作用，煅龙骨具有敛汗、收湿之效。动物实验显示，龙骨水煎液通过延长正常大鼠的总睡眠时间，缩短戊巴比妥钠大鼠的入睡潜伏时间，发挥良好的镇静安神作用。牡蛎为长牡蛎、大连湾牡蛎或近江牡蛎的贝壳，具有重镇安神、软坚散结、潜阳补阴的功效，主要治疗惊悸失眠、眩晕耳鸣、瘰疬痰核等病症。研究表明，牡蛎混悬液连续给药可使小鼠产生明显的镇静作用，并呈现量效关系，其作用机制可能与下调小鼠脑内 5- 羟色胺表达、上调 γ- 氨基丁酸的表达相关。桂枝甘草龙骨牡蛎汤用于治疗女性更年期失眠，能够改善睡眠质量，提高睡眠效率，减少患者血清中兴奋性神经递质（谷氨酸、多巴胺）的含量，增加抑制性神经递质（5- 羟色胺、γ- 氨基丁酸）的含量，通过纠正人体神经递质的代谢紊乱发挥抗失眠作用。

第十九节　抵当汤证

【原文】

太阳病六七日，表证仍在，脉微而沉，反不结胸，其人发狂者，以热在下焦，少腹当硬满。小便自利者，下血乃愈。所以然者，以太阳随经，瘀热在里故也，抵当汤主之。（124）

太阳病，身黄，脉沉结，少腹硬，小便不利者，为无血也；小便自利，其人如狂者，血证谛也，抵当汤主之。（125）

阳明证，其人喜忘者，必有蓄血。所以然者，本有久瘀血，故令喜忘；屎虽硬，大便反易，其色必黑者，宜抵当汤下之。（237）

【情志症状】

发狂，如狂，喜忘。

【释义】

本条论述了蓄血重证的病因及其证治。第 124 条文中"抵当汤主之"当接在"下血乃愈"之后。太阳病六七日表证不解，外邪化热入里，加之患者体内素有瘀血，邪热与瘀血互结而发病，症见发狂、少腹硬满等。此条当与第106条桃核承气汤证相鉴别，彼为"太阳病不解，热结膀胱，其人如狂"之蓄血轻证；此为"其人发狂"之蓄血重证。《伤寒论》中涉及抵当汤证的条文有第124条（发狂）、第125条（如狂）、第237条（喜忘）及第257条（消谷喜饥）。

【辨证】

蓄血重证。

【论治】

破血逐瘀。

【方药】

抵当汤：水蛭（熬）、虻虫各三十个（去翅足，熬），桃仁二十个（去皮尖），大黄三两（酒洗）。

【用法】

上四味，以水五升，煮取三升，去滓。温服一升，不下，更服。

【方解】

方中水蛭、虻虫直入血络，破血逐瘀；桃仁活血化瘀；大黄泄热逐瘀。《神农本草经》中载大黄"味苦，寒。主下瘀血，血闭，寒热，破癥瘕积聚，留饮，宿食，荡涤肠胃，推陈致新，通利水谷，调中化食，安和五脏"。此方为破血逐瘀重剂，使用时当中病即止。体弱、高龄、孕妇等特殊人群当慎用或禁用。

【选注】

尤在泾：此亦太阳热结膀胱之证。六七日，表证仍在，而脉微沉者，病未离太阳之经而已入膀胱之府也。反不结胸，其人发狂者，热不在上而在下也。少腹硬满、小便自利者，不结于气而结于血也。下血则热随血去，故愈。所以然者，太阳，经也，膀胱，府也，太阳之邪，随经入里，与血俱结于膀胱，所谓经邪入府，亦谓之传本是也……身黄、脉沉结、少腹硬，水病、血病皆得有之。但审其小便不利者，知水与热蓄，为无血而有水，五苓散证也。若小便自利、其人如狂者，乃热与血结，为无水而有血，抵当汤证也。设更与行水，则非其治矣。仲景以太阳热入膀胱，有水结、血结之分，故反复明辨如此。愚按此条（126条）证治，与前条大同，而变汤为丸，未详何谓，尝考其制抵当丸中，水蛭、虻虫减汤方三分之一，而所服之数，又居汤方十分之六，是缓急之分，不特在汤丸之故也。此其人必有不可不攻、而又有不可峻攻之势，如身不发黄，或脉不沉结之类，仲景特未明言耳。有志之士，当不徒求之语言文字中也。（《伤寒贯珠集·太阳斡旋法第三》）

丹波元坚：瘀血者，血失常度，瘀蓄下焦是也。盖邪热壅郁血中，则相搏为瘀。唯其瘀也，血即水类，故必就下，以结少腹焉。其证有结日浅而病势剧者，有结日深而病势慢者，治之之法，随而有别矣。结日浅而病势剧者，桃核承气汤证是也。盖从失汗、邪气内并所致，其结未紧，故热未敛，而势殊剧，所以此方亟逐利之也。结日深而病势慢者，抵当汤、丸证是也。大抵亦自失汗，而其结既紧，其热既敛，故势殆慢，所以专破溃之。但更有轻重，是以有汤丸之分矣。桃核之血，多结于得病之后；抵当之血，多结于得病之先，然未可一例而论也。要之病虽在下，均是属实，乃阳明之类变也。（《伤寒论述义·述坏病》）

秦之桢：看伤寒以手按其心下及两胁，渐至大小腹，但有硬处，当询其小便利否。若小便不利者，或是气结溺涩，非蓄血症。若小便自利，兼有身黄目黄、如狂喜忘、漱水不得下咽等症，即是蓄血，急以桃核承气汤、抵当汤下之。若小腹绕脐疼痛，口渴消水，大便不通，时有矢气，

此非蓄血，乃是燥屎硬满。(《伤寒大白》)

【方论】

成无己：苦走血，咸胜血，虻虫、水蛭之咸苦，以除蓄血。甘缓结，苦泄热，桃仁、大黄之苦，以下结势。(《注解伤寒论》)

柯韵伯：水蛭，虫之巧于饮血者也；虻，飞虫之猛于吮血者也。兹取水陆之善取血者攻之，同气相求耳。更佐桃仁之推陈致新，大黄之苦寒以荡涤邪热。名之曰抵当者，谓直抵其当攻之所也。若虽热而未狂，小腹满而未硬，宜小其制，为丸以缓治之。(《伤寒来苏集·太阳方总论》)

【医案举隅】

病案 1：惊狂

患者，女，35 岁，因遭受惊吓后精神失常，脱衣奔跑，或哭或笑，骂人摔物，烦躁不宁，夜间哭闹剧烈，整夜半卧于床。大便干燥，发病后数月月经未行。进入诊室后手舞足蹈，哭闹无常，难以平静。舌质红，苔厚腻，脉弦有力。小腹触之疼痛拒按。投以抵当汤合黄连温胆汤。初诊：桃仁 12g，水蛭 4g，虻虫 4g，大黄 10g，黄连 6g，竹茹 12g，法半夏 15g，枳实 12g，甘草 6g，陈皮 12g，猪苓 30g，全瓜蒌 30g，磁石 30g，生铁落 30g，神曲 10g。5 剂后，大便通。10 剂后，月经行。二诊：患者仍急躁不安，但已能自述病情，哭闹每日发作 1~2 次，夜间能安稳平卧睡 2~4 个小时。予上方大黄减至 6g，再继进原方 30 余剂，后续以柴胡龙骨牡蛎汤加减调理，半年后病情平稳，生活已能自理。

病案 2：产后精神紧张

患者，女，31 岁。产后受风引起目疼，伴精神紧张，惊怖不安，少寐善忘。后背疼痛，右侧少腹亦疼，每次遇到月经期则两腿发胀，腰腹俱痛。经眼底检查，发现眼底水肿，黄斑区呈棕黑色变化，被诊断为"中心性视网膜炎"。舌质暗绛，舌边有瘀斑，脉弦滑。辨证为下焦蓄血，气滞血瘀，瘀浊上扰，乃用逐瘀活血之法治疗。方药以抵当汤加减：大黄 9g，桃仁 15g，虻虫 6g，水蛭 6g，牡丹皮 9g，白芍 9g。服药后约六七小时，出现后脑部跳动性疼痛，同时小腹疼痛难忍，随即大便泻下颇多，小便赤如血汁，而后诸痛迅速减轻，顿觉周身轻松，头目清晰。

此后转用血府逐瘀汤加决明子、茺蔚子，又服 6 剂后，视力恢复如常人。经眼科检查，黄斑区棕黑色病变已基本消失。此案辨证有两个要点：一是少腹疼痛，经期加剧的瘀血证；二是精神紧张，惊怖不安等精神情志症状，因此辨证为下焦蓄血。产后外感，而血结于下，瘀血在内则新血不生。肝主藏血而开窍于目，肝受血则目能视。今新血不生，肝血不能养目，因而视力下降。服用抵当汤后，瘀血去而新血生，目得肝血之养，故能提高视力，达到治疗目的。

病案 3：梦游症

患者男性，60 岁，2011 年 1 月 3 日就诊，家人代诉"因间歇性梦中打人、骂人或梦游五年"就诊，问及发病原因，患者诉 5 年前因女儿离异后发生家庭纠纷，全家人被卷入其中，患者妻又患肺心病，因家庭经济困难未及时医治，长期卧病在床，内忧外困，患者逐渐出现睡眠多梦，家属偶然发现患者夜间睡眠时出现骂人现象，上前推醒时反遭患者拳打脚踢，至患者被推醒后才知道自己在做梦，有时在睡眠中还起身下床，连骂带打砸坏东西后又上床呼呼大睡，醒后对梦境或记或忘，有时从床上跳下，骂人毁物当中弄伤自己还不能自醒，发作情形各异；上述症状间断发生，每周约 1~3 次不等，因此家属不敢与其同床睡觉，常常锁门锁窗怕其发生意外，五年来也多处求医治疗，2010年 5 月去某省级医院神经内科就诊，经头顿 CT、脑电波、B 超、睡眠监测及理化检查，确诊为：①原发性异态睡眠（梦游症）；②慢性胆囊炎；③前列腺增生症，给予氯硝安定等药物治疗，具体不详，病情时好时坏，症状始终不能解除，还接受过中医治疗，具体不详，效果不明显，刻下见患者表情自然，眼胞略肿，自诉精神疲乏，全身酸痛不适，乱梦纷纭，睡眠欠佳，情绪抑郁，口苦，咽干，头晕，心烦，胸胁及小腹胀满，对梦境或记或忘，梦醒后方停打人、骂人、毁物及梦游行为，白天睡觉无发作，饮食正常，大便干，六日一行，小便基本正常，舌质红，苔白腻，脉弦，四诊合参，辨证为肝郁气滞，胆胃火旺，扰乱心神，给与柴胡龙骨牡蛎汤加减治疗，药如：柴胡、黄芩、茯苓、桂枝、半夏、生姜、党参、大黄、龙骨、牡蛎、天竺黄、胆南星、九节菖蒲、远志、琥珀 4 剂，并停用西药治疗，患者大便通畅，每日腹泻 2 次，色黄，量不多，一日一行，乱梦减少，睡眠较前好转，胸胁胀满减轻，未出现梦游，但打人、骂人、毁物仍在发生，较前明显好转，效不更方，前方大黄减为 3g，继续煎服 5 剂，患者上述症状同前，继续上药治疗 10 剂，梦游未在发作，患者梦中仍打人、毁物骂人发作，约每周发作 1 次左右，情形同前，小腹胀如前，出现小腹部阵发性疼痛，拿手按小腹部有明显抵抗感，大便稀溏，色黄，考虑再三，转方抵当汤治疗，药如水蛭、桃仁、地鳖虫、酒大黄 3 剂，泻下褐色稀溏大便约 60mL，此后患者梦中打人骂人未在发，小腹胀痛消失，小腹部无压痛及抵抗感，予以八珍汤加减并瞩服逍遥丸（水丸）8 粒，3 次 / 天，治疗 3 周余，诸症消失，随访 1 年未再复发。

5 年痼疾，一朝而愈。

病案 4：阳痿

牛某，男，46 岁。初诊日期：2008 年 2 月 28 日。主诉：阳痿 2 年。患者 2 年前患"高血压脑出血"，此后出现阳痿，阳事不举，并遗留左侧肢体活动不利，语言謇涩，记忆力下降。刻下症见：阳痿，阳事不举；左侧肢体活动不利，语言謇涩，记忆力差；夜尿频数（每晚 7~9 次），足趾间有溃疡；舌暗红，舌下络脉瘀滞，苔厚，脉沉。高血压病史 5 年（服用福辛普利钠、非洛地平缓释片），2 型糖尿病病史 1 年，糖尿病肾病半年（服用格列美脲、阿卡波糖），血脂紊乱 5 年（服用辛伐他汀）。血压：150/90mmHg。西医诊断：勃起功能障碍，2 型糖尿病，糖尿病肾病，糖尿病足，高血压病（3 期），脑出血后遗症期，血脂紊乱；中医诊断：阳痿，消渴，中风（中经络）。辨证：肾气亏损，气虚血瘀，肾络瘀阻；治法：塞因塞用，缩泉涩精，疏通肾络，辅以益肾涵肝法。方以水陆二仙丹合抵当汤加减，待肾气得以固摄、肝阳得以平潜后，再以补阳还五汤合抵当汤补气活血、疏通肾络。处方：柴胡 9g，黄芪 50g，天麻 15g，钩藤（30g 后下），生大黄 3g，水蛭粉 3g（分冲），金樱子 30g，芡实 30g，五谷虫 30g，红曲 12g，威灵仙 30g，当归 15g。每日 1 剂，水煎，早晚分服。同时停用福辛普利钠和辛伐他汀。二诊（4 月 28 日）：症状基本同前；舌暗，边有齿痕，苔薄白腻，脉沉弱。血压：130/80mmHg；实验室检查：Cr77μmol/L，BUN 7.1mmol/L，TG 3.12mmol/L，UA347U/L，尿微量白蛋白 55.1mg/L，HbA1c5.5%。中药汤剂继服上方，西药予格列美脲、阿卡波糖片继服。三诊（10 月 20 日）：患者以上方随症加减服药半年。阳痿好转，偶可勃起但举而不坚；夜尿次数明显减少（每晚 2~3 次）；足趾间溃疡基本愈合，肢体及语言功能有所改善；舌略暗，苔薄白，脉沉弱。血压：110/80mmHg；实验室检查：Cr 88μmol/L，BUN5.3mmol/L，TG2.2mmol/L，UA317U/L，尿微量白蛋白17.3mg/L，HbA1c3.9%。患者肾气得以固摄、肝阳平潜，故治以补气活血、疏通肾络、祛瘀生新，方以补阳还五汤合抵当汤加减。处方：黄芪30g，赤芍30g，川芎15g，地龙30g，当归30g，生大黄3g，水蛭粉3g（分冲），天麻15g。每日1剂，水煎，早晚分服。停用格列美脲、阿卡波糖。四诊（2009年4月20日）：患者以上方随症加减服药半年，阳痿好转，可以勃起但举而不坚。各项指标平稳，血压、血糖正常。原方黄芪加量至120g。五诊（8月30日）：患者坚持以上方随症加减服药，目前阳痿症状消失，15天前恢复性生活；半身汗出，夜尿1~2次，记忆力较前恢复。血压：120/80mmHg；实验室检查：Cr 46.5μmol/L，BUN 4.8mmol/L，TG 2.4mmol/L，UA 294U/L，尿微量白蛋白58mg/L，HbA1c 6.3%。各项指标基本正常，原方改为丸药，以调理善后。

病案5：周期性月经期精神分裂症

权某，女，30岁，已婚未育，山东单县人。2006年11月28日初诊。病历号：04318212。其姐代诉：周期性月经期精神错乱15年，伴周期性经期感冒。10余年来先后在当地医院、荷泽精神病院反复多次住院治疗，又先后多次到济南、青岛、北京、上海等地大医院求诊，服用中西药物无数，抗精神病药物从未敢间断过，但病情依然如故，且患者体质却愈来愈差。患者先前月经周期尚基本正常，后逐渐愆期，以致近2年来每月须注射5~10天大量黄体酮后方能如期而至，月经量多色黑多块，经期少腹微胀痛，头痛，神志错乱，沉默寡言或自言自语，独处自乐，无所事事，目光呆滞，行为怪癖，生活不能自理。上述精神神志症状随每次月经来潮而加重，经期过后可自然减轻（但无法复常），如此周而复始、循环往复10余年。

刻诊：面色黑瘦，纳呆神疲，肢倦乏力，二便尚调，白带一般。舌淡苔白略厚，脉沉弦弱。本次到上海后又先后到多家医院检查诊治，经头颅CT、腹部及妇科彩超、放免、同位素、激素水平测定等多种检查，检测结果未发现任何异常。辨证：素有少腹瘀血，故可见气滞血瘀、气血凝结导致的月经色黑多块、腹胀痛等症；气血瘀阻，经脉郁闭，阻遏清气上升，脑窍不充，神明失养，故见头痛、神志错乱等症；失治误治日久，正气受损，故见颜面黑瘦，纳呆神疲，肢困乏力，舌淡苔白，脉沉弱等。整体上看，应属中医癫狂（癫证）、月经失调范畴。究其病机（成因）：从最初的"经潮癫发"以至今天的"经至加重、经后减轻"看，患者的癫狂确系月经所致，月经之异，在其色黑有块量多，据此推知，当属"少腹瘀血"无疑。把少腹瘀血和癫狂联系起来，正好符合张仲景抵当汤方证。《伤寒论》第124条曰："太阳病，六七日表证仍在，脉微而沉，反不结胸；其人发狂者，以热在下焦，少腹当硬满，小便自利者，下血乃愈。所以然者，以太阳随经，瘀热在里故也。抵当汤主之。"既如此，谨遵仲景大法而治之。药用：桃仁10g，酒大黄10g，虻虫10g，水蛭5g，红花10g，三棱30g，莪术30g，丹参30g，王不留行10g，当归30g，赤芍30g，生山楂30g，刘寄奴15g，延胡索15g，香附15g，生牡蛎30g，7剂，每日1剂，水煎服。12月7日二诊：本次月经12月4日至，经期轻度感冒；未曾服感冒药而自愈，月经量一般，色黯有块，曾便溏1天而愈，特别是尚未见神志异常，眼神较前灵活。患者以如此孱弱之躯竟耐得如此峻猛之剂，笔者更信中医"有是证用是方"之真谛也！

既效，继前治疗：月经既过，原方去水蛭，加茯苓 30g，7剂。12 月 14 日 3 诊：服药至今神志正常，始面有血色，气色较佳，精神良好如常人。继服二诊方药 7 剂。12 月 21 日4 诊：患者喜笑颜开，自述微腹、便溏，余一切正常。诊见舌淡，苔白厚滑腻。疑为大黄、生牡蛎等寒凉之品用药已久，脾胃受困、水湿停留，恐生痰饮、流注诸窍而生变证，调整处方，药用：桃仁 30g，红花 15g，三棱 30g，莪术 30g，丹参 30g，王不留行 15g，刘寄奴 15g，绿萼梅10g，水蛭 10g，香附 12g，当归 30g，川芎 15g，赤芍 30g，薏苡仁 30g，佩兰 10g，石菖蒲 15g，化橘红 15g，胆南星10g，7 剂，本方在前方活血荡瘀、理气调经的基础上，加用薏苡仁、佩兰、石菖蒲、化橘红、胆南星等，以期化湿利湿、祛痰逐饮而健脾醒胃、开窍醒神。12 月 28 日五诊：腹胀已除，大便正常，自感一切良好，表过谢意切盼带药回家。笔者告之治疗期间仅有过 1 次月经，至少待观察过下次月经期的情况再做决定。继服四诊方药 7 剂。2007 年 1月 5 日六诊：本次月经 12 月 31 日至 1 月 4 日止，经量不多，色仍黯但基本无块，无腹痛及头痛，自感无任何不适，欣喜之情溢于言表，恳望带药回家。处方：予四诊原方药加虻虫 10g，䗪虫 10g，取 15 剂方量，嘱其和研末密丸，等分后两月服完。2 月 5 日电话回访：又 1 次月经已过去 3、4 日，期间无任何不适，回家至今一切安稳、生活如常。4月 16 日托其亲友前来告知她已喜怀身孕。

【现代研究】

抵当汤广泛运用于因血液循环障碍所致的多种疾病，如中风后认知障碍、痴呆、精神分裂症、精索静脉曲张导致的不育症、糖尿病及其并发症、肥胖症等。药理研究表

126

明，抵当汤具有抗凝、抗栓、降压、降脂，改善血流状态，促进血液循环等药理作用。水蛭为水蛭科动物蚂蟥、水蛭或柳叶蚂蟥的干燥全体，其味咸、苦，性平，归肝经，具有破血通经、逐瘀消癥之功效，主要用于治疗血瘀经闭、癥瘕痞块、中风偏瘫等，其成分主要有蛋白多肽类（水蛭素、类肝素、吻蛭素等）、蝶啶类、类脂类等，具有抗凝血、抗血栓、抗动脉粥样硬化、抗肿瘤等药理作用，其中蛋白多肽类成分是水蛭的主要活性成分。虻虫为双翅目短角亚目虻科昆虫，俗称牛虻，又名"瞎虻"，是一类大中型吸血昆虫。虻虫始载于《神农本草经》，具有逐瘀、破积、通经之功效，常用于治疗癥瘕、少腹蓄血、血滞经闭、扑损瘀血等。虻虫中主要含有蛋白质、多肽、多糖、脂肪酸以及多种微量元素，具有抗血小板聚集、影响血液流变性、抗炎镇痛、抗肿瘤等功效。2020年版《中国药典》中收录的大黄有净制（生大黄）、酒制（酒大黄）、蒸制（熟大黄）、炒炭（大黄炭）等4种炮制品，抵当汤中所用大黄为酒大黄。大黄的主要化学成分有蒽醌/蒽酮类、二苯乙烯类、苯丁酮类、色原酮类、黄酮类及鞣质类化合物等，具有抗肿瘤、抗菌、抗病毒、抗糖尿病、保护心脑血管、调节雌激素水平、改善记忆功能等药理活性。大黄炮制的目的主要是缓和药性、增强药效以及产生其他疗效，酒大黄具有减缓泻下作用，引药上行，善清上焦血分热毒等特性。大黄经酒炙后，游离型蒽醌含量升高，而结合型蒽醌含量降低。桃仁的主要化学成分有苷类、脂肪油类、蛋白质、氨基酸、挥发油、芳香苷类、黄酮及其苷类、甾醇及其苷等，其中苷类以苦杏仁苷、野樱苷等氰苷为主要有效成分。桃仁油中分离得到的脂肪酸类成分占桃仁油含量的70%~90%，主要有棕榈酸、硬脂酸、油酸、亚油酸等，是其发挥润肠通便药理活性的主要成分。桃仁的主要药理活性有抗凝血、抗血栓、抗肝纤维化、抗氧化、抗炎、降糖等。临床研究方面，抵当汤在治疗顽固性失眠、糖尿病心肌病、恶性肿瘤并发深静脉血栓形成、糖尿病足溃疡、化疗性静脉炎以及膀胱癌等方面具有独特价值。

第二十节　大陷胸汤证

【原文】

太阳病，脉浮而动数，浮则为风，数则为热，动则为痛，数则为虚。头痛发热，微盗汗出，而反恶寒者，表未解也。医反下之，动数变迟，膈内拒痛，胃中空虚，客气动膈，短气躁烦，心中懊恼，阳气内陷，心下因硬，则为结胸，大陷胸汤主之。若不结胸，但头汗出，余处无汗，剂颈而还，小便不利，身必发黄。（134）

【情志症状】

躁烦，心中懊恼。

【释义】

此条论述了表证误下而成结胸与发黄的证治。本为表未解，医反用下法，导致邪气内陷，结于胸膈。胃气因误下而虚，邪气乘虚而犯胸膈，胸中为心之舍，邪气扰心，故心中躁烦难安。懊恼强调了躁烦的程度很重，如《素问·六元政纪大论》载："火郁之发……目赤心热，甚则瞀闷懊恼，善暴死。"《伤寒论》中论述大陷胸汤证的条文还有第133条、135条、136条、137条及149条，虽症状繁多，然其病机相同，即邪热与痰饮互结于胸膈。此外，亦有虽经误下而不成结胸，导致湿热郁蒸的病变机转。热为阳邪，欲外越而从汗出，但因湿性重浊黏滞而不得宣泄，故"但头汗出，余处无汗，剂颈而还"。湿为阴邪，欲下泄从小便出，但又被热邪牵引而不能下行，故小便不利。热不得越，湿不得泄，湿热蕴蒸，故身必发黄。

【辨证】

热实结胸证。

【论治】

泄热逐水破结。

【方药】

大陷胸汤：大黄六两（去皮），芒硝一升，甘遂一钱匕。

【用法】

上三味，以水六升，先煮大黄，取二升，去滓，内芒硝，煮一两沸，内甘遂末。温服一升，得快利，止后服。

【方解】

甘遂为泻水逐饮之峻药，尤其擅长泻逐胸腹积水；大黄泄热荡实；芒硝软坚散结。此方为泄热逐水破结之峻剂，使用时应中病即止，不可过服，以免损伤正气。方名所以取陷胸者，如成无己所说："结胸为高邪，陷下以平之，故治结胸曰陷胸汤。"

【选注】

钱天来：此论结胸与痞之所由作，乃痞结之纲领也。发于阳者，邪在阳经之谓也；发于阴者，邪在阴经之谓也。反下之者，不当下而下也。两反下之其义迥别，一则以表邪未解而曰反下，一则以始终不可下而曰反下也。因者，因误下之虚也。结胸则言热入者，以发热恶寒，表邪未解，误下则热邪乘虚陷入而为结胸。以热邪实于里，故以大小

129

陷胸攻之。(《伤寒溯源集·结胸心下痞》)

喻嘉言：动数变迟，三十六字，形容结胸之状殆尽。盖动数为欲传之脉，而变迟则力绵势缓而不能传，且有结而难开之象。膈中之气，与外入之邪，两相格斗，故为拒痛。胃中水谷所生之精华，因误下而致空虚，则不能借之以冲开外邪，反为外邪冲动其膈。于是正气往返邪逼之界，觉短气不足以息，更躁烦有加，于是神明不安……无端而生懊侬，凡此皆阳邪内陷所致。(《尚论篇·太阳经中篇》)

汪苓友：或问脉沉紧，焉知非寒实结胸？答曰：胸中者，阳气之所聚也。邪热当胸而结，直至心下，石硬且痛，则脉不但沉紧，甚至有伏而不见者，乌可以脉沉紧为非热耶？大抵辨结胸之法，但当凭证最为有准。(《伤寒论辨证广注·辨太阳病脉证并治法下》)

【方论】

成无己：结胸为高邪，陷下以平之，故治结胸曰陷胸汤。甘遂味苦性寒，苦性泄，寒胜热，虽曰泄热，而又能直达陷胸破结，非直达者不能透，是以甘遂为君；芒硝味咸性寒，《内经》曰"咸味下泄为阴"，又曰"咸以软之"，气坚者以咸软之，热胜者以寒消之，是以芒硝为臣；大黄味苦性寒，将军也，荡涤邪寇，除去不平，将军之功也，陷胸涤热，是以大黄为使。利药之中此为峻剂，伤寒诸恶，结胸为甚，非此汤不能通利之，剂大而数少，取其迅疾分解结邪，此奇方之制也。(《伤寒明理论》)

尤在泾：与葶苈之苦，甘遂之辛，以破结饮而泄气闭；杏仁之辛，白蜜之甘，以缓下趋之势，而去上膈之邪；其芒硝、大黄，则资其软坚荡实之能……汤者荡也，荡涤邪秽，欲使其速下也。丸者，缓也，和理脏腑，不欲其速下也。大陷胸丸，以荡涤之体，为和缓之用，盖以其邪结在胸，而至如柔痉状，则非峻药不能逐之，而又不可以急剂一下而尽，故变汤为丸，煮而并渣服之，乃峻药缓用之法。峻则能胜破坚荡实之任，缓则能尽际上迄下之邪也。(《伤寒贯珠集·太阳篇下》)

【医案举隅】

病案1：胸闷异常不能食

袁某，南京人，年四十四，以卖面为业。体素健，今年六月间忽病，缠绵床第者达一月之久，更医已屡，迄未得效。胸闷异常，不能食，两旬不得大便，一身肌肉尽削，神疲不能起床。半月前胯间又起跨马疽，红肿疼痛，不能转侧，至是有如千斤重量负系其间。自问病笃，无可为已。邀师（曹颖甫）诊，按脉察证，曰：此易耳。不能食者，湿痰阻于上膈也；不大便者，燥矢结于大肠也。湿痰阻于上者，我有甘遂以逐之；燥矢结于下者，我有硝黄以扫之。一剂之后，大功可期，勿虑也。故师径用大陷胸汤：生川军五钱后入，制甘遂二钱先煎，元明粉三钱冲。嘱服初煎一次已足。袁某知为剧药，必难下咽。因俟药汁稍凉，欲一口而尽饮之。但药汁气味过烈，勉啜二口，辄不能续进，余其小半而罢。服后，呕出浓痰，且觉药力直趋腹部，振荡有声，腹痛随作，欲大便者三四次，卒无所下。至夜三鼓。腹痛更剧，乃下燥矢五六枚，随以溏粪。翌早一觉醒来方入妙境。向之胸闷如窒者，今则渐趋清明；昨之腹痛如绞者，今则忽转敉平。而胯间之疽亦崩溃而脓出，重痛大除，盖内证愈而外疽无所附丽也。于是思食，能进粥一碗，喜悦之情无以复加，盖其与粥饭绝缘者已一月有余，不意得重逢时也。后溃疽由西医调治十日，即告收功，不劳吾师之再诊矣。夫大陷胸汤号称峻剂，世人罕用之，而吾师则能运之若反掌，抑亦何哉？曰：此乃四十年临诊之

功，非初学者所可得而几也。(《经方实验录》)

原按：太阳之传阳明也，上湿而下燥。燥热上熏，上膈津液悉化黏痰。承气汤能除下燥，不能去上膈之痰。故有按之不硬之结胸，惟大陷胸汤为能彻上下而除之。世人读仲景书，但知太阳误下成结胸，乃有大陷胸汤证，而不知未经误下，实亦有结胸一证，而宜大陷胸汤者。夫伤寒六七日，热实，脉沉紧，心下痛，按之石硬；及伤寒十余日，热结在里，无大热，此为水结在胸胁。二条皆示人以未经误下之结胸，读者自不察耳。

病案 2：精神失常

朱姓患儿，男，9 岁，1908 年 1 月 11 日因精神失常来我院门诊。诊时患儿神志失常，语言错乱，时或自笑，或怒目以视。其母诉患儿三日前曾发热恶寒，服 ABC 汗出热退。三日后忽见神志失常，昼夜不安，不欲食，且三日未大便，口干唇红，舌红苔黄厚腻，脉沉有力，胸部按之似痛。余意患儿初为太阳表证，药后表证虽解，然邪热未尽，内传阳明，胃热与痰互结于胸，痰热蒙心则见神志失常，故其外证虽为精神失常，其病理在于痰热结胸。遂用大陷胸汤加味治之，以泄热涤痰破结。处方为：大黄 10g（后下），芒硝 10g（分冲），制甘遂 2g，胆南星 12g，天竺黄 12g，黄芩 10g，法半夏 12g，陈皮 10g，菖蒲 12g，远志 12g，1 剂。患儿药后，当晚泻下黄水及黏冻样大便，遂安然入睡，翌日神志如常。三日后复见其母，云小儿已到校上课。

病案 3：高热伴谵语

李某，女，15 岁。病起于外感，高热（39.5℃），头痛，肢体酸楚。至五六日后，突发上腹部疼痛，午后发热更甚，经某医院诊断为急性腹膜炎，准备收住院治疗。其父考虑到经济比较困难，转而求治于中医。切脉弦紧有力，舌质红绛而苔腻，皮肤灼热，腹部板硬疼痛拒按，大便已七日未解，小便短赤，时发谵语。此为邪热内陷，与水饮相互凝结而成结胸证，宜急下之。大黄6g，芒硝6g，甘遂末1g（另包），冬瓜仁15g，薏苡仁15g，桃仁9g，滑石9g，芦根15g。先煎大黄等物，汤成去滓，纳入芒硝微沸，再下甘遂末和匀，温分二次服下。初服后约一小时，大便作泻，但不畅快；二服后不久，大便与水齐下，随之脘腹疼痛顿释，发热渐退。嘱令糜粥调养而愈。

【现代研究】

文献检索发现，目前关于大陷胸汤复方化学成分和药理作用的研究甚少。大陷胸汤治疗急性胰腺炎相关的研究较多，作用机制与其调控 PI3K-AKT 信号通路、EGFR 酪氨酸激酶抑制剂耐药信号通路以及 AGE-RAGE 信号通路等有关。从大陷胸汤的组方而言，方中大黄可通过调节肠道菌群或作用于脑肠轴之间的双向调节通路发挥抗抑郁作用。芒硝中主要含硫酸钠，还有少量的氯化钠、硫酸镁、硫酸钙等无机盐，具有促进肠蠕动、导泻等作用。甘遂的主要活性成分包含假白榄烷型二萜、巨大戟烷型二萜、大戟烷型和甘遂烷型三萜等，具有抗肿瘤、抗病毒、抗炎、杀虫、抗氧化、抑制免疫系统等多种药理活性。需要注意的是，甘遂有毒，而且其毒性具有蓄积性和长期性的特点，主要表现为刺激肠道黏膜，增加肠蠕动，引起肠道炎症、充血及蠕动增加，溶解红细胞，麻痹呼吸和血管运动中枢的作用。研究发现，甘遂经醋炙后，可对机体的神经系统、心脑血管系统、免疫系统及能量代谢等方面的不利因素有明显改善，其发挥减毒机制的最集中相关的代谢通路为精氨酸生物合成。

第二十一节　文蛤散证

【原文】

病在阳，应以汗解之，反以冷水潠之，若灌之，其热被劫不得去，弥更益烦，肉上粟起，意欲饮水，反不渴者，服文蛤散；若不差者，与五苓散。寒实结胸，无热证者，与三物小陷胸汤。白散亦可服。（141）

【情志症状】

弥更益烦。

【释义】

文蛤散证为表邪不解，热与水结在表。病在表，当治以汗法，若反以冷水喷淋或冷水洗浴，导致热郁于内，不得外散，因"其热被劫不得去"，故"弥更益烦"。表热被冷水郁闭，皮毛腠理收敛，阳气郁而不宣，发热更甚，热扰心神，故患者烦躁加重。烦者，热也，即比前加重。这是因为所致。由于寒凝于外，热郁于内，皮肤上泛起如粟粒状的"鸡皮疙瘩"，此即"肉上粟起"。同时可有发热、无汗、身体痛等症。因寒凝热闭，体表的津液得不到宣通，热与水结于太阳之表，故虽口渴而不欲饮水。证属表邪不解，阳郁水结，治用文蛤散清热利湿。

【辨证】

表邪不解，阳郁水结证。

【论治】

清热利湿。

【方药】

文蛤散：文蛤五两。

【用法】

上一味为散，以沸汤和一方寸匕服，汤用五合。

【方解】

文蛤又称海蛤，《神农本草经》谓其"味苦、咸，平，无毒。主治咳逆上气，喘息烦满，胸痛，寒热，治阴痿"，具有清肺化痰、软坚散结、利尿的功效，上能清肺化痰而治咳逆上气，下能利小便而治水气浮肿。本证因表邪不解，阳郁水结，故但用一味文蛤，既可清在表之郁热，又能行皮下之水结。水热得解，阳郁得伸，则烦热可除。

【选注】

柯韵伯：病发于阳，应以汗解。庸工用水攻之法，热被水劫而不得散，外则肉上粟起，因湿气凝结于玄府也。内则烦热，意欲饮水，是阳邪内郁也。当渴而反不渴者，皮毛之水气入肺也。（《伤寒来苏集·太阳方总论》）

张隐庵：此言邪之中人，必始于皮毛；留而不去，则入于肌腠；留而不去，则入于经脉；留而不去，则入于府也。病在阳，病在太阳之皮毛也，当是之时，得汗而散也。反以冷水潠之，若灌之，其热被劫，则入于肌腠矣。复留而不得去，则入于经脉矣。夫经脉不能合心主之神气以流通，则烦；更不能由肌腠而达于皮毛，则益烦。弥更者，辗转之意也。夫心主之神，合三焦出气以温肌肉，水寒折之，不能合三焦而温肌肉，故肉上粟起。心火不达，故意欲饮水。意欲饮水则当渴矣，反不渴者，假象也。文蛤外刚内柔，秉离明之象，以资心主之气，故可服。若不差者，与五苓散，助脾土而达三焦，水道行而经脉通矣。（《伤寒论集注·辨太阳病脉证篇下》）

【方论】

柯韵伯：文蛤生于海中而不畏水，其能制水可知。咸能补心，寒能胜热，其壳能利皮肤之水，其肉能止胸中之烦……按本论以文蛤一味为散，以沸汤和方寸匕，服满五合。此等轻剂，恐难散湿热之重邪。《金匮要略》云：渴欲饮水不止者，文蛤汤主之。审证用方，则此汤而彼散，故移彼方而补入于此。(《伤寒来苏集·太阳方总论》)

又：贝母主疗心胸郁结，桔梗能开提血气利膈宽胸。然非巴豆之辛热斩关而入，何以胜硝黄之苦寒，使阴气流行而成阳也。白饮和服者，甘以缓之，取其留恋于胸，不使速下耳。散者散其结塞，比汤以荡之更精。(《伤寒来苏集·伤寒论注》)

吴谦：是方也，治寒实水结胸证，极峻之药也。君以巴豆，极辛极烈，攻寒逐水，斩关夺门，所到之处，无不破也；佐以贝母，开胸之结；使以桔梗，为之舟楫，载巴豆搜逐胸邪，悉尽无余。膈上者必吐，膈下者必利。然惟知任毒以攻邪，不量强羸，鲜能善其后也。故羸者减之，不利进热粥，利过进冷粥。盖巴豆性热，得热则行，得冷则止。不用水而用粥者，借谷气以保胃也。(《医宗金鉴·辨太阳病脉证并治上》)

【医案举隅】

病案：瘾疹伴烦躁

袁某，男，37岁，教师。遍身皮肤瘙痒发风疹块，以头面上肢为甚，反复发作一月余不愈，曾用西药抗过敏、镇静、注射葡萄糖酸钙以及中药疏风凉血等均不奏效。其疹形突起皮肤，时隐时发，成块大小不等，其瘙痒不堪，入夜为甚，尤以遇风和入冷水之后发作突出，被暖痒可减退，皮肤稍觉热感。终日为之所苦，夜不得眠，纳食不香，烦躁不已，舌质偏红、苔白，脉浮。诊为瘾疹，乃风寒之邪外客肌表，久郁而化热。拟文蛤散治之：麻黄、杏仁各10g，炙甘草、生姜、红枣各6g，生石膏、五倍子各20g，共煎水冷服之。1剂后当晚即停止发新疹，3剂皮疹即完全隐退。原方加减继服二剂巩固疗效而痊。随访二年未发。

【现代研究】

有研究以"文蛤散""文蛤""蚶仔""蛤蜊"为关键词进行检索并剔重后得到56篇相关文献，其中临床研究0篇（0%）、个案经验0篇（0%）、实验研究0篇（0%）、理论研究54篇（96.4%）、其他2篇（3.6%）。有研究认为，五倍子之异名文蛤，始见于《开宝本草》，并非海物文蛤，属于后世讹误。有学者认为，文蛤散证所表现出的"弥更益烦"中的"更"应当解释为"古代夜间的计时单位"而并非"更加"之意，"弥"解释为"终极，尽"，而"弥更"即是五更末，也就是现今时间的凌晨4~5时。"弥更益烦"就是患者在凌晨4~5时变得更加烦躁。现代临床实践中，文蛤散可用于治疗皮肤过敏症，淋浴后肌肤凸起症，过敏性风团疹，慢性胃炎，慢性胰腺炎，甲状腺功能亢进症、糖尿病等。文蛤水提物通过促进过氧化物酶体增殖物激活受体γ表达，增强肝星状细胞生脂作用，下调细胞周期蛋白D1和上调p27从而抑制肝星状细胞增殖。

第二十二节　甘草泻心汤证

【原文】

伤寒中风，医反下之，其人下利日数十行，谷不化，

腹中雷鸣，心下痞鞕而满，干呕，心烦不得安。医见心下痞，谓病不尽，复下之，其病益甚。此非结热，但以胃中虚，客气上逆，故使硬也。甘草泻心汤主之。（158）

【情志症状】

心烦不得安。

【释义】

本条文论述了脾胃虚弱、痞利俱盛的证治。伤寒或中风，其病在表，治当汗解，医反用下法攻里，损伤脾胃之气，外邪乘虚内陷。脾胃受损，腐熟运化功能失职，谷物不化，清浊难分，清阳不升，浊气下流，则见下利日数十行，完谷不化，腹中雷鸣等症。脾气主升，胃气主降，相反相成。此证脾胃失和，升降失常，气机痞塞，寒热错杂，故见心下痞硬而满，干呕，心烦不得安。

【辨证】

脾胃虚弱，寒热错杂证。

【论治】

和胃补中，消痞止利。

【方药】

甘草泻心汤：甘草四两（炙），黄芩三两，干姜三两，半夏半升（洗），大枣十二枚（擘），黄连一两。

【用法】

上六味，以水一斗，煮取六升，去滓，再煎取三升，温服一升，日三服。臣亿等谨按：上生姜泻心汤法，本云理中人参黄芩汤，今详泻心以疗痞。痞气因发阴而生，是半夏、生姜、甘草泻心三方，皆本于理中也，其方必各有人参。今甘草泻心中无者，脱落之也。又按《千金》并《外台秘要》，治伤寒䘌食用此方，皆有人参，知脱落无疑。

【方解】

《伤寒论》中所载甘草泻心汤方中无人参，林亿等在本方后注明为脱落。此方为半夏泻心汤重用炙甘草而成。重用炙甘草以甘温补中，健脾和胃，并缓客气上逆。佐人参、大枣，增强其补中之力。半夏、干姜辛开，黄芩、黄连苦降。诸药合用，为辛开苦降，寒温并用，阴阳并调之法。

【选注】

柯韵伯：上条是汗解后水气下攻症，此条是误下后客气上逆症，总是胃虚而稍有分别矣。上条腹鸣下利，胃中犹寒热相半，故云不和。此腹鸣而完谷不化，日数十行，则痞为虚痞，硬为虚硬，满为虚满也明矣。上条因水气下趋，故不烦不满。此虚邪逆上，故心烦而满。盖当汗不汗，其人心烦，故于前方去人参而加甘草。下利清谷，又不可攻表，故去生姜而加干姜。不曰理中仍名泻心者，以心烦痞硬，病本于心耳。（《伤寒来苏集·泻心汤证》）

丹波元简：谷不化……以完谷不化为解，非也。谓胃弱不能转运，故水谷不得化，留滞于腹中，作响而雷鸣也。（《伤寒论辑义·辨太阳病脉证并治下》）

【方论】

吴谦：方以甘草命名者，取和缓之意也。用甘草、大枣之甘，补中之虚，缓中之急；半夏之辛，降逆止呕；芩、连之寒，泻阳陷之痞热；干姜之热，散阴凝之痞塞。缓中降逆，泻痞除烦，寒热并用也。（《医宗金鉴·辨太阳病脉证并治中》）

徐灵胎：两次误下，故用甘草以补胃，而痞自除，俗医以甘草满中，为痞呕禁用之药，盖不知虚实之义也。（《伤寒论类方·泻心汤类》）

【医案举隅】

病案 1：失眠

张某，女，58 岁，1989 年 6 月 14 日入院。患者四年来夜不能寐，每晚服用安定片等西药维持才能入睡 2~3 小时，但稍闻声响便醒而不寐，屡治鲜效。近 20 天来彻夜不寐，虽加倍服用安定片亦目不能瞑，不得卧，心烦易躁，疲倦乏力，两目胀满仍突，胸脘痞满嘈杂，口干苦，纳呆不食。症见身体消瘦，面色不华，舌苔黄厚，脉沉细。乃脾胃虚弱，寒热内蕴中焦，上扰心神所致。治宜调理中焦，开结除痞。初用归脾汤、安神定志丸等方治疗不效。复以甘草泻心汤化裁：甘草 18g，黄芩、半夏、鸡内金、陈皮、干姜各 10g，党参 15g，黄连 5g，大枣 4 枚。服药 1 剂，诸症皆除。

按：《素问·逆调论》云："胃不和则卧不安。"本案中气虚弱，寒热错杂于脾胃，心神受扰而不寐。故伴有胸脘痞满、不食等症，正与甘草泻心汤"心下痞硬而满，干呕，心烦不得安"之证机相合。病起于胃中不和，故加陈皮、鸡内金以助和胃、健胃之功。

病案 2：梦游

中神琴溪《生生堂治验》治梦遗病与着魔病云："近江之国大津人来此，与先生秘语，其云，余 16 岁时生一女，已经订婚，她患有奇病。每日夜间，家中人皆入睡后。她暗自起床，翩翩起舞。其舞蹈姿势，绝妙闲雅，颇似名家演员所为。余窃观之，舞姿各式各样，若随曲调变换，时间到即止，入床就寝。次日早晨，照常起床，如一般人一样。即使提起此事，亦毫无记忆。祭狐仙与祈祷诸神等均属无效。唯恐婆家得知退婚，故前来请先生医治。先生听后，认为即狐惑病（精神病之一种，此为梦游病）诊察之后，与甘草泻心汤，数日奇病治愈。平安结婚，已生小孩。"又云："与朋友清水先生谈了上述医案，他治一妇女，因不知柜中有猫，而加盖盖上。二、三日后启盖时，猫因饥饿而张牙舞爪，冲着妇女跳出。因过度惊恐，而患奇病。从其起居动作直至发声，均酷似猫（此即着魔）。所述之后，与甘草泻心汤，此奇病亦得治愈。"（《北山医案》）

病案3：胸闷伴失眠

赵某，女，54岁，2个月前因严重腹泻呕吐在某诊所输液，治疗后出现胸闷进行性加重，又以冠心病、急性胃肠炎收住某医院治疗12天，出院后仍感胸闷伴夜寐不安，求治。刻下：胸闷不适时轻时重，食后反酸，嗳气较多，胸闷亦加重，无腹胀肠鸣，无头晕心慌，无畏寒发热，口不苦，口干渴不欲饮水，眼涩不适，白天乏力，夜间难以入眠，心烦焦虑，大便2次/天，便溏，小便黄，次数多，时有憋不住尿。舌质暗尖红，舌体胖大，边有齿痕苔厚腻。脉沉细，左寸关弦，右寸弦关稍涩。方以旱半夏20g，干姜15g，黄连5g，黄芩15g，党参15g，炙甘草20g，红枣6枚（擘）。6剂，日1剂，水煎分3次服。二诊：诸证明显减轻，已经可以安眠，心烦大减，特别是尿频明显减轻。后又开2次药，服12剂临床治愈。

病案4：白塞综合征伴焦虑烦躁

梁某，女，35岁。2019年11月2日初诊。患者因口腔与阴部溃疡反复发作7年，加重3个月就诊。患者于2012年因过食辛辣后出现口腔溃疡，并自此反复发作，不易愈合，溃疡数目不一，疼痛严重，呈圆形或卵圆形，患者曾就诊于北京某医院，被确诊为白塞综合征，间断服用沙利度胺、强的松等至今，效果不佳，且反复发作。近3个月来症状逐渐加重，经朋友介绍来我处就诊。刻诊：患者体型偏瘦，唇红，眼睑充血，有口气，舌尖、舌边、口腔黏膜及阴部有多处溃疡，刷牙时易牙龈出血，伴焦虑烦躁，入睡难，吃凉物易腹泻，舌质红、苔黄腻，脉沉滑。皮肤针刺反应阳性。方予甘草泻心汤：生甘草20g，姜半夏15g，黄芩15g，黄连5g，党参10g，干姜10g，红枣15g。7剂，水煎服，日1剂，分3次饭后服。2019年11月9日二诊，患者服药后，症状明显改善，阴部溃疡已基本愈合，舌苔较前变薄，继用上方10剂，服5剂，停2天。患者服甘草泻心汤共60余剂，口腔及阴部溃疡已恢复正常，随访至今未见复发。

按：白塞综合征是一种全身性的慢性血管炎性病变，临床表现同中医之狐惑病。方中甘草为黏膜保护剂，长于长肌肉，黄芩、黄连清热除烦、安神定志，参夏姜枣可以健脾和胃气。本方对于体质较好，内热较重，伴有焦虑烦躁的白塞氏病患者有较好的疗效。

病案5：肠易激综合征

患者女，56岁，患肠鸣而腹泻稀便反复半年。经有关检查拟为肠易激综合征，予匹维溴铵、地衣芽孢杆菌、舒必利、氟哌噻吨美利曲辛等治疗，时好时坏，经中医诊治，按五更泻予四神丸一类处方，也反复不愈。诊时见泄泻，日可7~8行，夹有完谷不化，晨起即作，腹痛阵作，肠鸣甚，伴情绪不安，或心烦少寐，或郁闷太息，且恶心频作，脘腹胀闷，食后尤甚。遂按升降失常、寒热错杂痞治，取加味甘草泻心汤，处方：炙甘草8g，党参15g，大枣3枚，黄连5g，干姜炭5g，煮半夏10g，合欢皮12g，桔梗8g，仙鹤草15g，茯苓15g，白术10g。连服7剂，症状减轻；续服7剂，诸症悉平，改茯苓白术散善后，随访半年未发。

研究表明，甘草泻心汤具有抗炎、调节免疫、调节胃酸分泌、增进创面愈合等药理作用，在治疗消化系统疾病、口腔相关疾病、免疫系统疾病以及皮肤病等方面具有良好的临床疗效。有研究通过采用薄层鉴别方法对甘草泻心汤中各味药材进行专属性鉴别，建立了甘草泻心汤的物质基准指纹图谱。结果发现，甘草泻心汤中的物质基准对应实物指标成分主要有甘草苷、甘草酸、黄芩苷、表小檗碱、黄连碱、巴马汀、盐酸小檗碱等物质。临床研究方面，甘草泻心汤主要应用于胃肠神经官能症、溃疡性结肠炎、复发性口腔溃疡、白塞综合征、干燥综合征、幽门螺杆菌相关性胃溃疡以及恶性肿瘤化疗相关性口腔黏膜炎等疾病的治疗。

第二十三节　桂枝附子汤证

【原文】

伤寒八九日，风湿相搏，身体疼烦，不能自转侧，不呕，不渴，脉浮虚而涩者，桂枝附子汤主之。（174）

【情志症状】

身体疼烦。

【释义】

本证因感受风寒，日久不愈，风寒湿三气相搏，闭阻于肌表，阻碍气血运行。风性善行，寒性凝滞，风寒之邪淫盛，则周身疼烦，此烦乃身体疼痛所致，也反映出疼痛的程度较重；湿性重浊，湿淫所盛，则身重不能自转侧；

不呕，说明无少阳之证；不渴，说明无阳明之证。

【辨证】

风湿痹阻肌表证。

【论治】

温经散寒，祛风除湿。

【方药】

桂枝附子汤：桂枝四两（去皮），附子三枚（炮，去皮，破），生姜三两（切），大枣十二枚（擘），甘草二两（炙）。

【用法】

上五味，以水六升，煮取二升，去滓，分温三服。初一服，其人身如痹，半日许复服之，三服都尽，其人如冒状，勿怪，此以附子、术，并走皮内，逐水气未得除，故使之耳。法当加桂四两。此本一方二法，以大便硬，小便自利，去桂也；以大便不硬，小便不利，当加桂，附子三枚恐多也，虚弱家及产妇，宜减服之。

【方解】

《神农本草经》中载桂枝"味辛，温……利关节"，附子"味辛，温……拘挛，膝痛，不能行步"。桂枝辛温，通经散寒止痛；此方重用附子达三枚，其剂量为仲景群方之冠，取其辛热温阳散寒止痛之功；生姜、炙甘草、大枣，辛甘合化为阳，一则襄助桂枝、附子温阳散寒止痛，二则健脾益胃，以资卫气化生之源。诸药合用，共奏温经散寒、祛风除湿止痛之功。去桂加白术汤又名白术附子汤，方中去桂枝，是因服用桂枝附子汤后风邪已解；加白术，是因湿邪犹在，用其健脾燥湿之功。

【选注】

成无己：伤寒与中风家，至七八日再经之时，则邪气多在里，身必不苦疼痛，今日数多，复身体疼烦，不能自转侧者，风湿相搏也。烦者风也；身疼不能自转侧者湿也。经曰：风则浮虚。《脉经》曰：脉来涩者，为病寒湿也。不呕不渴，里无邪也；脉得浮虚而涩，身有疼烦，知风湿但在经也，与桂枝附子汤，以散表中风湿。桂，发汗走津液。此小便利，大便硬为津液不足，去桂加术。(《注解伤寒论·辨太阳病脉证并治法第七》)

吴谦：伤寒八九日，不呕不渴，是无伤寒里病之证也；脉浮虚涩，是无伤寒表病之脉也。脉浮虚主在表，虚风也；涩者主在经，寒湿也。身体疼烦属风也，不能转侧属湿也，乃风湿相抟之证，非伤寒也，与桂枝附子汤温散其风湿，使从表而解也。若脉浮实者，则又当以麻黄加术汤，大发其风湿也。如其人有是证，虽大便硬，小便自利，而不议下者，以其非邪热入里之硬，乃风燥湿去之硬，故仍以桂枝附子汤去桂枝，以大便硬，小便自利，不欲其发汗，再夺津液也；加白术，以身重者，湿在肉分，用以佐附子逐湿气于肌也。(《医宗金鉴·辨痓湿暍病脉证并治》)

【方论】

成无己：风在表者，散以桂枝、甘草之辛甘；湿在经者，逐以附子之辛热；姜、枣辛甘行荣卫，通津液，以和表也。(《注解伤寒论·辨太阳病脉证并治法第七》)

李培生：桂枝附子去桂加白术汤，一名白术附子汤。"若其人大便硬，小便自利"是白术附子汤的主治证。亦可说明在服桂枝附子汤前，当有《金匮》"湿痹之候，小便不利，大便反快"之证。服汤后，风邪易于宣散，气化通行，故小便利；脾虚失于运化，寒湿凝滞，痹着于表，故大便硬。此则当用白术附子汤，取白术健脾燥湿，附子温经扶阳，炙甘草和中，姜、枣调和营卫。为风寒湿痹之偏于湿盛者立法。又服大量附子，往往能产生中毒现象，亦即所谓"如冒状"。但服后病势顿挫，有时反能迅速获愈。《书》谓"若药不瞑眩，厥疾弗瘳"。殆即指此类情况而言。（《柯氏伤寒附翼笺正·太阳方总论》）

【医案举隅】

病案1：心悸

傅某，男，42岁。2年来经常心悸，气短活动后加重，伴畏寒肢冷，神疲乏力，背酸痛，甚则头晕目眩，二便如常，面白少泽，舌体胖，色淡隐青，脉沉迟无力。桂枝20g，生姜15g，大枣7枚，炙甘草15g，红参10g，丹参30g，附子20g（先煎），黄芪20g，五味子10g，水煎取汁服。治以益气通阳法，以桂枝附子汤加味。服药6剂，患者胸闷气短症状减轻，继服6剂，隐青舌转红，脉虽迟但较前有力，乃心阳渐复之象，效不更法。再以前方加减调服30剂。

病案2：阳痿

张某，男，26岁，农民。1988年2月10日初诊。1987年元旦结婚，婚后自感性欲淡漠，阴茎举而不坚，性生活不和谐，自服男宝等成药，症未见好转。诊见阴茎痿软，畏风怕冷，自汗心悸，心烦寐差，检查外生殖器正常。舌淡苔薄白，脉沉弱。证属肾气不足，宗筋不充。治当补益肾气，滋养宗筋。方投桂枝附子汤加味。处方：桂枝9g，附子9g，熟地黄9g，菟丝子15g，淫羊藿15g，枸杞子12g，生姜3片，大枣5枚。3剂，水煎服。2月14日复诊：药后畏寒自汗等减轻，宗上方继服3剂。2月18日3诊：服药6剂后自觉性欲旺盛，阴茎搏起有力，且持续时间长，舌淡苔白，脉沉细。效不更方，上方继服5剂。2月25日4诊：阴茎搏起正常，性生活和谐。为巩固疗效，嘱其服金匮肾气丸3盒。后随访其妻已顺产1女婴。

【现代研究】

现代临床上，桂枝附子汤主要用于治疗阳虚寒凝型类风湿关节炎、肩周炎、神经根型颈椎病、腰椎间盘突出症、坐骨神经痛等骨关节疾病。研究表明，桂枝附子汤加味能够明显缓解膝关节肿痛、僵硬症状，改善关节活动功能，降低阳虚证候评分及患者血清 IL-1β、TNF-α、MMP-3 水平，用于治疗阳虚寒凝型骨关节炎，作用机制可能与其抑制血清炎性因子的释放及基质金属蛋白酶的分泌有关。

第二十四节　甘草附子汤证

【原文】

风湿相搏，骨节疼烦，掣痛不得屈伸，近之则痛剧，汗出短气，小便不利，恶风不欲去衣，或身微肿者，甘草附子汤主之。（175）

【情志症状】

骨节疼烦。

【释义】

本条承接上文第 174 条，论述了风湿留滞关节的证治。由于风寒湿邪留注于筋骨关节，气血凝滞，经脉不利，不通则痛，因痛而烦。由"掣痛不得屈伸，近之则痛剧"可知，此处"骨节疼烦"之"烦"乃疼痛剧烈所致。

【辨证】

风寒湿邪留着关节证。

【论治】

温经散寒，除湿止痛。

【方药】

甘草附子汤：甘草二两（炙），附子二枚（炮，去皮，破），白术二两，桂枝四两（去皮）。

【用法】

上四味，以水六升，煮取三升，去滓。温服一升，日三服。初服得微汗则解。能食，汗止复烦者，将服五合，恐一升多者，宜服六七合为始。

【方解】

附子辛热，扶阳温经，散寒除湿；桂枝通阳化气，祛风和营；白术苦温，健脾燥湿。附子、桂枝为伍，使表阳得固，自汗可止；附子、白术为伍，振奋脾肾之阳，则筋骨关节之寒湿可除。《神农本草经》中载桂枝"味辛，温……利关节"，桂枝与附子、白术合用，既能通阳化气利关节，又能温阳散寒止痹痛。甘草之甘缓，一则缓急止痛，二则调中补虚，三则甘缓守中，以尽药力。

【选注】

成无己：风则伤卫，湿流关节，风湿相搏，两邪乱经，故骨节疼烦，掣痛，不得屈伸，近之则痛剧也。风胜则卫气不固，汗出，短气，恶风不欲去衣，为风在表；湿胜则水气不行，小便不利，或身微肿，为湿外薄（亦作"搏"）也。与甘草附子汤，散湿固卫气。（《注解伤寒论·辨太阳病脉证并治法第七》）

尤在泾：此亦湿胜阳微之证，其治亦不出助阳驱湿，如上条之法也。盖风湿在表，本当从汗而解，而汗出表虚者，不宜从发其汗，恶风不欲去衣，卫虚阳弱之征，故以桂枝附子助阳气，白术甘草崇土气，云得微汗则解者，非

正发汗也，阳胜而阴自解耳。(《伤寒贯珠集·太阳篇下》)

唐容川：风湿相搏，业已伸入，其骨节烦疼掣痛，不得屈伸，近之则痛剧，此风寒湿三气之邪，阻遏正气，不令宣通之象也。汗出短气，小便不利，恶风不欲去衣，或身微肿者，卫气营气，三焦之气俱病，总由于坎中元阳之气失职也，务使阳回气暖，而经脉柔和，阴气得煦，而水泉流动矣，以甘草附子汤主之。(《伤寒论浅注补正·辨太阳病脉证》)

【方论】

周禹载：此证较前条更重，且里已受伤，曷为反减去附子耶？前条风湿尚在外，在外者利其速去。此条风湿半入里，入里者，妙在缓攻。仲景正恐附子多，则性猛且急，筋节之窍，未必骤升，风湿之邪，岂能托出，徒使汗大出，而邪不尽耳。君甘草也，欲其缓也，和中之力短，恋药之用长也，此仲景所以前条用附子三枚者，分三服，此条止二枚，初服五合，恐一升为多，宜服六七合，全是不欲尽剂之意。(《伤寒论三注·太阳下篇》)

汪苓友：《后条辨》云：桂枝附子汤、桂枝附子去桂加白术汤、甘草附子汤，三方俱用附子者，以风伤卫而表阳已虚，加寒湿而里阴更胜。凡所见证，皆阳气不充，故经络关节得著湿，而卫阳愈虚耳。愚以此言实发仲景奥义。(《伤寒论辨证广注·辨太阳阳明病脉证并治法》)

【医案举隅】

病案1：顽痹伴心慌

杨某，男，42岁。患关节炎已三年，最近加剧，骨节烦疼，手不可近，并伴有心慌气短、胸中发憋，每到夜晚则尤重。切其脉缓弱无力，视其舌胖而嫩。辨为心肾阳虚，寒湿留于关节之证。为疏：附子15g，白术15g，桂枝10g，炙甘草 6g，茯苓皮 10g。服 3 剂而痛减其半，心慌等证亦佳。转方用桂枝去芍药加附子汤，又服 3 剂，则病减其七。乃书丸药方而治其顽痹获愈。

病案 2：瘤疾伴抑郁

患者女性，24 岁。初诊：1961 年 1 月 4 日。患者情志抑郁，闭经两年。去冬卧处潮湿，渐下青带，至今益多，质稀气腥。一月前感两足趾、踝及两手指酸痛如刀刺，不能屈伸；后并延及腰背部。近日来痛至夜间不能入睡。面目及手足背微肿。腹胀满，步履蹒跚，恶风，上唇紫色，小便淋涩。舌苔薄，脉沉细而弦。患者之主证为风湿。浮肿、清带、小便淋涩及手足关节痛、腰背痛皆以风湿故。闭经与情志抑郁有关，是瘤疾；风湿系卒疾。当先治风湿，后治闭经，宜甘草附子汤。参吴谦治青带法，加防风、栀子：炮附子 10g，苍术 6g，桂枝 12g，炙甘草 6g，防风 10g，栀子 10g，吴茱萸 10g。服 2 剂。二诊：1 月 6 日。药后颇有效，手足各关节疼痛减轻大半，腰背痛除，夜能安睡。面目手足肿消十之九。清带减少大半。小便不涩痛，上唇转红色，脉转浮而略数。因嘱原方再服 3 剂，于是面目手足浮肿全消，青带除，各关节痛止。后用千金柴胡汤及《金匮要略》温经汤轮服，治其闭经。三个月之后月经来潮。

【现代研究】

研究表明，甘草附子汤的主要化学成分包括乌头碱、苯甲酰乌头碱、甘草苷、甘草酸等，临床上常用于治疗类风湿关节炎、血栓闭塞性脉管炎、强直性脊柱炎以及腰椎间盘突出症等疾病，其作用机制与抗炎、抗氧化、镇痛、调节免疫、抑制血管新生、抑制滑膜增生、抑制骨破坏等。有研究基于网络药理学和实验验证探讨甘草附子汤治疗类风湿关节炎的作用机制，结果表明，甘草附子汤可通过多组分、多靶点和多途径协同治疗类风湿关节炎，包括细胞凋亡和自噬、软骨分化、炎症和免疫调节等机制。甘草附子汤治疗强直性脊柱炎的关键成分有槲皮素、山柰酚、柚皮素等，关键靶点为肿瘤坏死因子、血管内皮生长因子、丝裂原活化蛋白激酶3、前列腺素内过氧化物合酶2等。

第二十五节　炙甘草汤证

【原文】

伤寒脉结代，心动悸，炙甘草汤主之。（177）

【情志症状】

心动悸。

【释义】

心主神明，心虚则神失所养，故见动悸难安。《医宗金鉴》曰："心动悸者，谓心下筑筑，惕惕然动而不安也。"因太阳与少阴互为表里，少阴为心肾所主，若心主素虚，气血不足，太阳之邪难以外解，而反内陷少阴，损伤心之气血阴阳，则出现脉结代、心动悸的表现。

【辨证】

心阴阳两虚证。

【论治】

通阳复脉，滋阴养血。

【方药】

炙甘草汤：甘草四两（炙），生姜三两（切），人参二两，生地黄一斤，桂枝三两（去皮），阿胶二两，麦冬半升

（去心），麻仁半升，大枣三十枚（擘）。

【用法】

上九味，以清酒七升，水八升，先煮八味，取三升，去滓，内胶烊消尽，温服一升，日三服。一名复脉汤。

【方解】

此方以炙甘草为主药而命名，炙甘草甘温益气，使气血生化有源，《本草别录》载其"通经脉，利血气"，为复脉之要药。人参、桂枝，补益心气，温通心阳；生地、阿胶、麦冬、麻子仁，滋阴养血，以充血脉；人参、大枣，补气滋液。本方用大剂滋阴之品，配伍桂枝、生姜、清酒之辛通，以宣阳化阴，通利血脉。方中生地黄用量重达一斤，为仲景群药之冠，《神农本草经》载其"味甘，寒。主折跌绝筋，伤中，逐血痹"。《名医别录》谓其"通经脉，利血气"，故大剂生地不仅具有滋阴养血之功，而且具有通行血脉之效。大枣用至三十枚之多，也为群方之最，《神农本草经》载其"味甘，平。主心腹邪气……补少气、少津液，身中不足"，重用大枣，既能补益脾胃，又能益气滋液，助其复脉。

本方煎煮时需加"清酒"久煎，则酒力不峻，为虚家用酒之法。地黄、麦冬乃阴柔滋补之品，得酒之辛通，则补而不滞，故有"地黄麦冬得酒良"之说。

【选注】

成无己：结代之脉，动而中止，能自还者，名曰结；不能自还者，名曰代。由气血虚衰，不能相续也。心中悸动，知真气内虚也，与炙甘草汤，益虚补血气而复脉。（《注解伤寒论·辨太阳病脉证并治法第七》）

吴谦：心动悸者，谓心下筑筑，惕惕然动而不自安也。若因汗下者多虚，不因汗下者多热，欲饮水小便不利者属饮，厥而下利者属寒。今病伤寒，不因汗下而心动悸，又无饮热寒虚之证，但据结代不足之阴脉，即主以炙甘草汤者，以其人平日血气衰微，不任寒邪，故脉不能续行也。此时虽有伤寒之表未罢，亦在所罔顾，总以补中生血复脉为急，通行营卫为主也。(《医宗金鉴·辨太阳病脉证并治上》)

【方论】

吴考槃：方中生地阿胶，麻冬大枣，皆秉润之品，以养阴，必得桂枝生姜之辛，以行阳气，而结代之脉乃复，尤重在炙甘草一味，主持胃气，以资脉之本源，佐以清酒，使其捷行于脉道也。其煮法用酒七升，水八升，只取三升者，以煎良久，方得炉底变化之功，步步是法。要之师第言结代者，用此方以复之，非谓脉脱者，以此方救之也，切不可泥其方名，致误危证。(《百大名家合注伤寒论》)

丹波元简：《名医别录》，甘草通经脉，利血气，《证类本草》《伤寒类要》治伤寒心悸，脉结代者，甘草二两，水三升，煮一半，服七合，日一服。由是观之，心悸脉结代，专主甘草，乃是取乎通经脉利血气，此所以命方曰炙甘草汤也，诸家厝而不释者何？(《伤寒论辑义·辨太阳病脉证并治下》)

张路玉：津液枯槁之人，宜预防二便秘涩之虞，麦冬生地，溥滋膀胱之化源，麻仁阿胶，专主大肠之枯约，免致阴虚泉竭，火燥血枯，此仲景救阴退阳之妙法也。(《伤寒缵论》)

【医案举隅】

病案1：精神分裂症

1987年，张老曾于山东济南诊一男性神志病患者，身形消瘦，睡眠较差，自汗盗汗，口干舌燥，大便干结，脉虚数。近半年来常独处一室，厌恶和外界接触，寡言少语，口服过治疗精神疾患的西药亦未见效。张老辨证属阴血不足，阳气虚衰而引起的神志病，治宜益气滋阴，温通阳气。遂投以炙甘草汤化裁。处方：炙甘草10g，人参10g，桂枝10g，生地黄10g，麦冬10g，丹参15g，熟附子30g，当归10g，远志15g。每日1剂，水煎分3次服，情况转佳则将量减半，继续服用。2个月为1个疗程。2个疗程后基本痊愈。张老指出阴血不足，则心失所养，或心阳虚弱，不能温养心脉，此皆可影响心神，故当滋心阴，养心血，益心气，温心阳。诸药相调，治病求本以治疗阴血不足、气虚衰弱型精神分裂症。

病案2：分裂情感性精神病

张某，女，26岁，已婚，陕西省人，1980年8月4日入诊所。患者羸弱不堪，抬入院即蜷缩病房一隅，面壁泣不已；为之诊，拒之，谓：无病，就心慌心跳厉害，是他人下毒毒害，其夫劝之诊，骂其夫，骂声低微而断续，且捂胸而气喘吁吁，显心内悸慌颇重。据询，病已多年，以悲忧荒谬与狂乐而乱交替发作。悲忧发作时，悲不欲生，神疲乏力，塞膶倦卧，且语出含糊而荒谬；狂乐发作时，多喜笑，且常笑不休，多动而乐，乱走，乱忙；二者皆具被害类妄想与幻觉等症。曾诊为分裂情感性精神病，迭服中西药罔效。此次悲忧荒谬发作已半年，认为其夫伙同他人欲以毒药害死她，故饮食甚慎，常多日不敢进食，致瘦削日甚。诊之，肤色枯黄而隐现晦暗，神情悲凄而憻然，目光呆滞而乏神，舌体瘦小，舌质淡暗，苔灰黑滑腻，脉沉弱，然动而中止，不能自还，良久复止，此乃代脉也。《灵枢·本神》云："心气虚则悲，实则笑不休"；故此乃心气之虚、实夹痰瘀交替之候，此次发作为心气虚夹痰瘀，刻下，心气衰微，阴血匮竭。治疗亟予补气养血，复脉宁心。处方炙甘草汤：炙甘草 30g，生姜 15g，桂枝 18g，麦冬 20g，酸枣仁 30g，大枣 30 枚，党参 40g，生地黄 60g，阿胶 12g。服 8 剂，心内悸慌大减，在劝促下能进些饮食；继服 5 剂，悸慌失，代脉亦失，脉转沉弱；羸弱之象亦有所改善，悲忧亦有所减轻，然被害妄想幻觉依然。遂改拟调理心气及涤痰化瘀类方药及针灸疗法治其分裂情感性精神病，共治疗 112 天，狂乐而乱及悲忧荒谬皆未再作，获愈。

按：此例分裂情感性精神病，在心气虚欠情况下，受被害类妄想幻觉影响，慎食或不敢进食，致气血日损而至匮竭，出现脉代、心动悸重症，故投以补气养血、复脉宁心之炙甘草汤，13 剂而危重迅解，从而为系统调理心气、祛除痰瘀之主病之治，奠定了良好基础。

病案 3：躁狂抑郁性精神病

范某，男，23 岁，遂平人，1989 年 3 月 17 日入所，患者垂首倚椅，频频叹息，询其病情，语出迟缓而低微，谓："我的心恐是坏了，心跳心慌得狠，治不好，不要治了。"语未竟，潸然泪下。据询，病已 7 年，始病怒郁忿悔，自谓"得罪了人"，怒而悔恨，自责自詈；约数日，迅转狂怒刚暴，自诩"智多谋广""武功高强"，自称"司令"，逢场讲话，怒语滔滔，且动辄怒骂喝斥，打人毁物，约年余自已；已后不久转恐怯懦馁，自谓"头脑已空"，"谋匮计穷"，生计已无，惶恐忧怯，欲自杀，约一年半自已；已后不久又转狂怒刚暴，如是交替发作不已。此次恐怯懦馁已发作 4 个月，自谓"内脏已坏，筋已断""活着拖累人"，故拒食待毙，且觅机自杀。月余前曾自刎，虽抢救脱险，然失血过多，迅致重度虚弱，且怔悸甚，动则喘悸欲绝。诊之，肤瘦，肤皮干燥，肤色枯黄面乏泽，神色疲惫，目光乏神，口唇苍白而略瘪，舌体略瘦，舌质淡白，无苔，虚烦少寐，头晕，视力下降，爪甲枯白，脉沉细弱，然不规则，连连凑指，忽然顿无，止而复作，似雀啄食状，此亦代脉也。《灵枢·本神》云："肝气虚则恐，实则怒"，故此乃肝气之虚、实交替为证之候也，此次发作为肝气虚。刻下，气血俱匮，心失所养。予炙甘草汤：炙甘草 30g，生姜 15g，潞党参 40g，生地黄 60g，桂枝 15g，麦冬 24g，酸枣仁 30g，大枣 24 枚，阿胶 12g，每煎兑白酒 150mL 同煎，服 6 剂，心内悸慌大减，又服 6 剂，悸慌失，代脉亦失，脉转沉细；恐怯懦馁亦稍有好转。遂改拟调理肝气之方药及针灸疗法，共治疗 123 天，恐怯懦馁尽释，狂怒刚暴亦未再作，情感稳定，获愈。

按：此例肝气虚性抑郁重症，拒食待毙而使脾无以生化，气血已趋不支；加之自刎失血过多，遂致气血俱匮，心无以养而出现脉代、心悸慌重危之象；故投以气血俱补、养心宁神、通阳复脉之炙甘草汤，方证相符，12 剂而重危迅解，从而为肝气虚、实交替顽疾之治，创造了良好条件，并取得了可喜的效果。

病案 4：老年痴呆

李某，男，66 岁。患者家属言李某反应迟钝、健忘已有 8 个月，患者目光呆滞，精神不振，口齿迟钝，健忘，小便常失禁，大便调，失眠，纳可。舌暗淡，苔薄白，脉沉细弱。中医诊断：老年痴呆。西医诊断：阿尔茨海默病。处方：生地黄 30g，炙甘草 12g，生晒参 9g，桂枝 9g，阿胶 9g（烊化），麦冬 9g，火麻仁 9g，生姜 9 片，大枣 30 枚（掰开），远志 12g，石菖蒲 9g。每日 1 剂，水煎分 3 次服。服药 14 剂后复诊，症状减轻，嘱继续服药。服药 45 天后，小便失禁症消，反应迟钝、健忘等症状显减，故停药。

按：痴呆为中医病名，根据其临床表现，可参考西医的阿尔茨海默病，是发生于老年和老年前期，以进行性认知功能障碍和行为损害为特征的中枢神经系统退行性病变。可认为其病因病机与五脏六腑气血阴阳的失调有关，与肾的关系尤为密切。本案患者年近七十，正处于"天癸竭，精少，肾脏衰，形体皆极"，气血两虚的状态。《医学入门·天地人物气候相应图》中言："脑者髓之海，诸髓皆属于脑……髓则肾主之。"肾精不足则脑髓失充，进而脑窍失养，发为痴呆。故用炙甘草汤为主方益气养血、滋肾填髓，加远志、石菖蒲化痰祛浊开窍，恰对病机，效如桴鼓。先生指出，生地黄味甘性寒，《伤寒杂病论》中称为干地黄，《神农本草经》又名地髓，能益肾养肝、滋阴生津、清热凉血，尚有活血行瘀之效，加米酒蒸晒制成熟地黄，则转成温性，专于温养阴血亏损，突出"补"字，却失凉血祛瘀、泄热通脉的功效，故先生临床喜用生地黄，且其色黄味甘，得土之正气，亦可补益脾胃。因此，本案重用甘寒之生地黄30g，补肝肾、益精血，味甘可补益中焦，性寒又可制诸多补益药物之燥，并且现代研究发现生地黄能改善脑缺血，对神经衰弱和脑损伤均有保护作用。生晒参，甘微苦、温，大补元气，调中治气，《本草蒙筌》言其"通畅血脉，泻阴火，滋补元阳"，与生地黄相配，性味中正，一阴一阳，气血双补。桂枝，辛温行散，温通经脉，有利于气血通畅，使全方补而不滞。本方所加远志、石菖蒲，师法孔圣枕中丹，乃先生治疗健忘、痴呆和失眠的经验用药，以其宣发、温开、化痰、祛浊之效，开脑窍、醒脑神。此方用阿胶，养阴补血兼安神催眠。诸药合用可益肾填精、祛浊开窍，则气血复常，身体功能旺盛，神机运转日渐恢复。

病案5：老年顽固性失眠

施某，女，67岁，农民，1994年5月10日初诊。患者因心情不畅后出现失眠 1 年余，曾多方治疗均不效，现依赖服西药安定片、利眠宁片才能入睡，每晚只能睡 2~3 小时。刻诊：形体瘦弱，难以安寐，寐则乱梦纷纭，头昏耳鸣，体倦乏力，咽干。舌红暗而少津，脉细无力。辨证属营阴耗伤，营卫运行失常。治以炙甘草汤加减：炙甘草 12g，大枣 15g，生地黄 20g，桂枝 10g，麦冬 12g，火麻仁 10g，当归 10g，川芎 6g，何首乌 10g，生姜 3 片。日 1 剂，水煎服。连服 10 剂，诸证俱减，继服 5 剂而愈，随访半年，睡眠正常。

按：失眠一证，总属阴阳不交，但老年性失眠有其不同。如《难经》云："少壮者，血气盛，肌肉滑，气道通，荣卫之行不失于常，故昼日精，夜不瞑也。老人血气衰，肌肉不滑，荣卫之道涩，故昼日不能精，夜不得寐也。"可见老人花甲古稀之年，其阴血自衰，营卫气血运行涩滞。方中甘草、桂枝、生姜补其卫气，生地黄、麦冬、火麻仁、大枣、何首乌补益营阴，合当归、川芎调和气血。诸药合用，使营卫运行如常，阴阳相交，而其寐遂安。

病案 6：小心综合症

赵某，女，52 岁。反复心慌、胸闷 5 年余。曾查心脏彩超提示：轻度肺动脉高压；心电图示：窦性心动过速，ST-T 改变；甲状腺功能、血常规无异常，在外院被诊断为小心综合症，予倍他乐克、果糖、恬尔心、参麦注射液等治疗，病情无明显好转。诊见：形瘦如柴，漏斗胸，两颧潮红，动则心慌，气短喘促，胸闷如窒，神情疲惫，口干咽痛，舌淡红，少苔，脉虚数无力。此乃先天禀赋不足，又因长期思虑劳倦太过，耗伤气阴，心失所养而致。治病求本，故治宜滋阴养血，补气养心，拟炙甘草汤加减。处方：生地黄 60g，生龙骨（先煎）、生牡蛎（先煎）、麦冬各

30g，桂枝、炙甘草各 20g，阿胶（烊化冲服）、生姜、当归各 15g，玄参、生白芍各 10g，红参 5g，大枣 20 枚。每天 1 剂，水煎服。配合参芪扶正注射液静脉滴注 10 天。治疗 1 月后病情有所缓解，精神好转，能胜任日常生活。效不更方，续服 30 余剂，劳累后偶有心慌、胸闷发作，但程度较前明显减轻，无其它不适，气色基本正常，复查心电图示：窦性心律，T 波改变。遂予心元胶囊口服巩固疗效。

【现代研究】

现代临床上，炙甘草汤主要用于治疗心律失常。有研究基于网络药理学对炙甘草汤的活性成分筛选及靶点预测显示，其中共有 171 个化合物，大枣 16 个，桂枝 7 个，火麻仁 6 个，人参 22 个，生姜 5 个，甘草 92 个，阿胶 3 个，地黄 2 个，麦冬 18 个。GO 富集分析预测炙甘草汤治疗心律失常的作用机制可能与心脏肌肉收缩、横纹肌收缩、心脏收缩调节、阳离子复杂通道、收缩纤维、肌节、肌原纤维、电压门控离子通道活性、电压门控通道活动、离子通道绑定、频道活动、被动跨膜转运蛋白活性等有关。KEGG 分析预测出炙甘草汤治疗心律失常可能与心肌细胞的肾上腺素能信号、肥厚型心肌病、cGMP-PKG 信号通路、扩张型心肌病等有关。此外，炙甘草汤也广泛应用于多种精神类疾病（如焦虑性神经症、分裂情感性精神病、隐匿性忧郁症、躁狂抑郁性精神病抑郁状态、席汉氏综合征等）的治疗。炙甘草汤联合常规西医治疗能够有效改善慢性心衰合并抑郁症症状，提高患者的心理健康、社会职能、情绪职能以及生活质量。炙甘草汤加减治疗失眠伴随心悸，能够改善患者的睡眠质量，降低患者焦虑、抑郁等不良情绪。炙甘草汤配合五行音乐疗法能够明显降低心脏神经症患者的焦虑、抑郁评分并有效提高患者的睡眠质量。

第二章
辨阳明病脉证并治篇

第一节　调胃承气汤证

【原文】

伤寒脉浮，自汗出，小便数，心烦，微恶寒，脚挛急，反与桂枝，欲攻其表，此误也，得之便厥。咽中干，烦躁，吐逆者，作甘草干姜汤与之，以复其阳。若厥愈足温者，更作芍药甘草汤与之，其脚即伸。若胃气不和谵语者，少与调胃承气汤。若重发汗，复加烧针者，四逆汤主之。（29）

伤寒十三日，过经谵语者，以有热也，当以汤下之。若小便利者，大便当硬，而反下利，脉调和者，知医以丸药下之，非其治也。若自下利者，脉当微厥；今反和者，此为内实也。调胃承气汤主之。（105）

太阳病，过经十余日，心下温温欲吐，而胸中痛，大便反溏，腹微满，郁郁微烦。先此时自极吐下者，与调胃承气汤。若不尔者，不可与。但欲呕，胸中痛，微溏者，此非柴胡汤证，以呕故知极吐下也。（123）

阳明病，不吐不下，心烦者，可与调胃承气汤。（207）

【情志症状】

心烦，烦躁，谵语，郁郁微烦。

【释义】

此处"心烦"是因"自汗出，小便数"导致津液耗伤，心神失养所致。"烦躁"较之"心烦"程度更重，是因津液耗伤，阴损及阳，《黄帝内经》中说："阳气者，精则养神，柔则养筋。"阳虚则无力养神，故"心烦"。"谵语"之病情重于"心烦"，患者开始出现神志不清、胡言乱语、声高气粗之表现，后文指出了"谵语"之病因为"胃气不和"。从病机上看，此处"谵语"为太阳病内传阳明病所致。《伤寒论》中有关"谵语"之条文还有第 210 条"夫实则谵语，虚则郑声。郑声者，重语也。直视谵语，喘满者死，下利者亦死"，以及第 211 条、212 条、213 条、214 条、215 条、216 条、217 条、218 条和 220 条。

【辨证】

阳明燥热，热扰心神证。

【论治】

泄热和胃，润燥软坚。

【方药】

调胃承气汤：甘草二两（炙），芒硝半升，大黄四两（清酒洗）。

【用法】

上三味，以水三升，煮取一升，去滓，内芒硝，更上火微煮令沸，少少温服之。

【方解】

大黄苦寒，泄热通便，荡涤肠胃，推陈致新；芒硝咸寒，软坚润燥，并能助大黄泄热通便；炙甘草缓和药性，减轻大黄、芒硝峻下之力，全方旨在缓下热结，调和胃气。

【选注】

成无己：脉浮自汗出，小便数而恶寒者，阳气不足也；心烦脚挛急者，阴气不足也。阴阳气血俱虚，则不可发汗，若与桂枝攻表，则又损伤阳气，故为误也。得之便厥，咽中干，烦躁吐逆者，先作甘草干姜汤，复其阳气，得厥愈足温，乃与芍药甘草汤，益其阴血，则脚胫得伸。阴阳虽复，其有胃燥谵语，少与调胃承气汤，微溏，以和胃气。重发汗为亡阳，加烧针则损阴。《内经》曰："荣气微者，加烧针则血不行。"重发汗复烧针，是阴阳之气大虚，四逆汤以复阴阳之气。(《注解伤寒论·辨太阳病脉证并治法上》)

程郊倩：伤寒脉浮，自汗出，小便数，阳虚可知，纵有心烦之假热，而有微恶寒脚挛急之真寒以证之，即此时而温经散寒，当不嫌其暴也。反与桂枝汤欲攻其表，非误而何？里阴跟表阳而出，阴霾骤现矣，得之便厥者，真寒也；咽中干，烦躁者，阳浮而津竭，假热也，吐逆者，阴盛而上拒也……作甘草干姜汤，散寒温里，以回其阳，阳回则厥自愈，足自伸。其有脚未伸者，阴气未下行也，更作芍药甘草汤，从阳引至阴而脚伸。其谵语者，缘胃中不和而液燥，非胃中实热者比，仅以调胃承气汤少少与和之。(《伤寒论后条辨·辨太阳病脉证篇》)

顾尚之：桂枝附子汤证，误在不加附子，阳气以辛散而上越，故用甘草干姜以复之，阴气以辛温而内耗，故用芍药甘草汤以和之，阴耗而邪入阳明，则宜调胃；烧针以重亡阳，则宜四逆。(《伤寒杂病论会通·辨太阳病脉证并治》)

【方论】

柯韵伯：夫诸病皆因于气，秽物之不去，由于气之不顺，故攻积之剂必用行气之药以主之。亢则害，承乃制，此承气之所由。又病去而元气不伤，此承气之义也。(《伤寒来苏集·阳明方总论》)

吴又可：三承气汤功用仿佛。热邪传里，但上焦痞满者，宜小承气汤。中有坚结者，加芒硝软坚而润燥，病久失下，虽有结粪，然多黏腻极臭恶物，得芒硝则大黄有荡涤之能。设无痞满，惟存宿结，而有瘀热者，调胃承气宜之。三承气功效俱在大黄，余皆治标之品也。不耐汤药者，

或呕或畏，当为细末蜜丸汤下。(《温疫论·注意逐邪勿拘结粪》)

吴鞠通：承气者，承胃气也。盖胃之为腑，体阳而用阴，若在无病时，本系自然下降，今为邪气盘踞于中，阻其下降之气，胃虽自欲下降而不能，非药力助之不可，故承气汤通胃结，救胃阴，仍系承胃腑本来下降之气……学者若真能透彻此义，则施用承气，自无弊窦。大黄荡涤热结，芒硝入阴软坚，枳实开幽门之不通，厚朴泻中宫之实满。曰大承气者，合四药而观之，可谓无坚不破，无微不入，故曰大也。非真正实热蔽痼，气血俱结者，不可用也。若去入阴之芒硝，则云小矣。去枳、朴之攻气结，加甘草以和中，则云调胃矣。(《温病条辨·中焦篇》)

【医案举隅】

病案1：伤寒伴烦躁谵语

郭雍治一人，盛年恃健不善养，过饮冷酒食肉，兼感冒。初病即身凉自利，手足厥逆，额上冷汗不止，遍身痛，呻吟不绝，偃卧不能转侧，却不昏愦，亦不恍惚。郭曰：病人甚静，并不昏妄，其自汗自利，四肢逆冷，身重不能起，身痛如被杖，皆为阴证无疑。令服四逆汤，灸关元及三阴交，未应。加服九炼金液丹，利厥汗皆少止。若药艾稍缓，则诸症复出。如此进退者凡三日夜。阳气虽复，证复如太阳病，未敢服药，静以待汗。二三日复大烦躁，饮水，次则谵语斑出，热甚。无可奈何，乃与调胃承气汤，得利，大汗而解，阴阳反复有如此者。(《古今医案按》)

病案2：瘟疫伴烦躁不寐

赵，五十五岁，癸丑年六月二十六日。体瘦无子，过服桂附，津液枯燥。于二十二日得温热，自服补中益气汤三帖，致邪无出路。服辛凉轻剂二帖，竹叶石膏汤三帖，至七月初二日烦躁不寐，并不卧床，赤身满地混抓，谵语干热，无汗舌黄。与调胃承气汤，加玄参一小剂。得大便少许，随出赤红疹数十枚，少安半日，其症如前。与沃阴之甘凉法，二三日大躁大狂。又与调胃承气汤一小帖，又出疹数十枚，又少安。热总不退，脉总不静。如是者前后共下十三次，出疹十三次，而后脉静身凉。服复脉汤七帖，后作专翁大生膏半料，计十二斤。半年后始复原。此证原案已失，举其大略，以备一格。(《吴鞠通医案》)

病案 3：热病伴心烦

曾医房婶，怀孕三月而患热病，求予药。吾见其口燥心烦，渴欲饮冷者，阳明里热也。法宜白虎汤以撤其热；汗出恶热，大便秘结者，胃实也，法宜调胃承气汤以荡其实；口苦咽干者，少阳腑证也，法宜黄芩以泻腑热；舌苔干黑，芒刺满口者，内火铄干津液，阴欲竭之征也；腹微痛而胎欲动者，热邪逼及胞胎也。若不急行驱阳救阴之法，胞胎立坏，不可为矣。即用白虎汤合调胃承气汤加黄芩，一剂而热势略杀。再投一剂，泻下二次，结去津回，诸症皆愈，其胎立安。此但治其病，不必安胎而胎自无不安也。(《齐氏医案》)

病案 4：高热伴神昏谵语

张某，男，81 岁，2010 年 6 月 18 日晚 10 点多其子急叩我门，说他父亲高热昏迷不醒，邀我去他家急救。患者近 10 日胸痛、咳嗽，当地医生以扩冠、抗感染治疗，效果不显。近两日高烧不退，体温高达 40.5℃。今日神志不清，神昏谵语，脉洪大，15 日未行大便，家属已为其准备后事。急则治其标，15 日未大便，因考虑年高体弱，故用调胃承气汤给予先通便。中医诊断：高热。治则：通腑泄热。处方：大黄 56g，炙甘草 28g，芒硝 120g。先煮大黄、炙甘草

15 分钟，再放芒硝煮 10 分钟，将药液适温后用鼻饲管一夜分 5 次注入。次日晨 5 点 30 分左右，便出十几枚坚硬粪蛋。便后高热消退，神志清醒，嘱其饮小米粥调养。

病案 5：股骨颈骨折术后谵妄

患者，女，83 岁，2018 年 12 月 1 日就诊。患者因股骨颈骨折于郑州市骨科医院行手术治疗，术后 1 天出现胡言乱语，认知障碍，不知饥饿，睡眠障碍，神志不清，昼夜如此，无发热。行头顿 CT 检查未发现脑梗死、脑出血病变，诊断为"术后谵妄"。既往有老年痴呆病史 5 年，糖尿病病史 5 年，无高血压病史。专家会诊无较好的治疗方法及建议。予以镇静安眠药艾司唑仑片 1 片口服治疗无效，后改为阿普唑仑片 1 片口服治疗后，患者连续睡眠 3 天，期间不进食，醒后病情依旧。遂前来求诊。刻下症：平素大便干结，近日大便未排，小便正常，无发热。舌苔黄厚。患者术后谵妄，考虑其由瘀热互结所致，治宜活血化瘀、清热通腑。给予调胃承气汤合抵当汤（抵当丸）治疗。处方：大黄 9g，桃仁 10g，水蛭 6g，芒硝 10g（后下），炙甘草 6g。服药 3 剂后，胡言乱语消失，纳眠可；服 6 剂后术后谵妄基本治愈，胡言乱语及认知障碍消失，饮食、睡眠及大便均恢复正常，老年痴呆病情较前也有好转。

【现代研究】

有研究从调胃承气汤中分离鉴定出 40 多种化合物，主要包括 6 个蒽醌类、12 个黄酮类、6 个糖苷类、7 个二苯乙烯苷类等，其具有调节胃肠运动、改善肠道血液循环、调节肠道菌群、清洁肠道、解热、解毒等药理作用。相关临床研究表明，调胃承气汤在治疗失眠、肝性脑病、应激性溃疡、精神类疾病等方面具有一定疗效。

第二节　小承气汤证

【原文】

阳明病，其人多汗，以津液外出，胃中燥，大便必硬，硬则谵语，小承气汤主之。若一服谵语止者，更莫复服。（213）

阳明病，谵语，发潮热，脉滑而疾者，小承气汤主之。因与承气汤一升，腹中转气者，更服一升。若不转气者，勿更与之；明日又不大便，脉反微涩者，里虚也，为难治，不可更与承气汤也。（214）

太阳病，若吐、若下、若发汗后，微烦，小便数，大便因硬者，与小承气汤和之，愈。（250）

得病二三日，脉弱，无太阳柴胡证，烦躁，心下硬，至四五日，虽能食，以小承气汤，少少与，微和之，令小安，至六日，与承气汤一升。若不大便六七日，小便少者，虽不受食，但初头硬，后必溏，未定成硬，攻之必溏。须小便利，屎定硬，乃可攻之。宜大承气汤。（251）

下利谵语者，有燥屎也，宜小承气汤。（374）

【情志症状】

谵语，微烦，烦躁。

【释义】

小承气汤证相关条文中，均出现了谵语、烦躁等情志异常的临床表现。究其病因病机，乃阳明病汗出过多，津液外泄，导致肠胃干燥结实，大便硬结，腑气不通，浊热上扰，心神不安所致。用小承气汤泄热通便，实热得泻，腑气得通，则谵语、烦躁可止。

【辨证】

阳明腑实轻证。

【论治】

泄热通便，消痞除满。

【方药】

小承气汤：大黄四两（酒洗），厚朴二两（炙，去皮），枳实三枚（大者，炙）。

【用法】

上三味，以水四升，煮取一升二合，去滓，分温二服。初服汤当更衣，不尔者尽饮之。若更衣者，勿服之。

【方解】

大黄苦寒，荡涤邪热燥结，推陈致新。厚朴苦辛温，行气除满。枳实苦微寒，破气宽中消痞。此方为大承气汤去芒硝，减少厚朴、枳实药量而成，其通下之力较大承气汤缓和，适用于阳明腑实轻证。

【选注】

柯韵伯：阳明主津液所生病，故阳明病多汗。多汗是胃燥之因，便硬是谵语之根，一服谵语止，大便虽未利，而胃濡可知也。（《伤寒来苏集·阳明脉证下》）

尤在泾：汗生于津液，津液资于谷气，故阳明多汗，则津液外出也。津液出于阳明，而阳明亦藉养于津液，故阳明多汗则胃中无液而燥也。胃燥则大便硬，大便硬则谵语，是宜小承气汤，以和胃而去实。若一服谵语止，更莫复服者，以津液先亡，不欲多下，以竭其阴。（《伤寒贯珠集·阳明篇上》）

钱天来：邪在阳明而谵语发潮热，则邪热当实于胃，而为可下之证矣。脉滑则食停于胃，疾则热邪过甚，躁动已极，其变态有不可测者，以未见实大之脉，不可轻下，故不用大承气汤，而以小承气汤主之。因与承气汤一升，若腹中行动而转矢气者，此胃中有实热也，更服一升，以去其邪热宿滞。若不转矢气者，是胃无实邪也，勿更与之。（《伤寒溯源集·阳明中篇》）

【方论】

许宏：议曰：中满者，泄之于内。此方乃通泄之剂也。伤寒之邪，自表传里，若至阳明则为内实之盛也。如谵语有燥屎，大热便闭，腹满不得通，烦热，脉沉实，阳明汗多，少阴口燥，厥阴囊缩。此非大下泄之剂，不能已也。轻者小承气汤，重者用大承气汤也。小承气汤少厚朴而无芒硝，以芒硝性寒而能润坚。厚朴能破大实，病未至盛，以此减之。大承气汤多厚朴而加芒硝，以其病之盛，而大满大实，非此不能除也。经曰：热淫所胜，治以咸寒，芒硝是也。燥淫所胜，以苦下之，大黄、枳实是也。燥淫于内，治以苦温，厚朴是也……若大满大实者，属大承气汤。今此大热大便硬，未至于大实，只属小承气汤也。以大黄为君，而荡除邪热。以枳实为臣，而破坚实。以厚朴为佐使，而调中除结燥也。（《金镜内台方议·小承气汤》）

【医案举隅】

病案1：流行性乙型脑炎伴神昏谵语

梁某，男，28岁，住某医院。诊断为流行性乙型脑炎。住院检查摘要：（略）。病程与治疗：病已六日，曾连服中药清热、解毒、养阴之剂，病势有增无减。会诊时，体温高达40.3℃。脉象沉数有力。腹满微硬，哕声连续，目赤不闭，无汗，手足妄动，烦躁不宁，有欲狂之势，神昏谵语，四肢微厥。昨日下利纯青黑水。此虽病邪羁踞阳明、热结旁流之象，但未至大实满，而且舌苔秽腻，色不老黄，未可与大承气汤。辨证：治法：泄热通下，以小承气汤加减主之。服药后，哕止便通，汗出厥回，神清热退，诸证豁然，再以养阴和胃之剂调理而愈。

按：此患者证见腹满微硬，谵语欲狂，热结旁流，目赤肢厥，身热无汗，脉沉数有力，乃里闭表郁之征，虽屡用清热、解毒、养阴之剂，而表不解，必须下之。下之则里通而表自和，若泥于温病忌下之禁，当下不下，里愈结、表愈闭，热结精伤，将有内闭外脱。说明治疗脑炎治疗并非绝对禁用下法；唯非下证而误下，酿成内陷则属非是。这是一个很明显的"辨证论治"的实际例证。

病案2：病毒性脑炎伴神昏谵语

女，18岁，发热1周，以下午为甚，曾连服中药清热解毒养阴之剂，病势有增无减。高师会诊时，体温达40.3℃，目赤不闭，烦躁不安，神昏谵语，四肢微厥无汗，腹满微硬，大便不通，恶心呕吐，舌苔秽腻，脉沉数有力。高师断为热结阳明，应用小承气汤加味：大黄、枳实、金银花、郁金、赤芍、桃仁各10g，玄参、连翘、芦根、钩藤各15g，厚朴8g，炙甘草5g。服药5剂，诸症豁然，神清热退，汗出厥回，呕止便通，继以养阴和胃之剂调理而愈。

病案3：小儿多动症

患者，男，8岁半，于2007年6月7日就诊。患儿家长诉：患儿上课注意力不集中，经常在学校打闹，不听老师教导，学习成绩一直很差；在家也好动不停，不能专心做完一件事情，如看电视儿童节目都不能连续看完，随时向身边人发脾气等。患儿夜间睡卧不安，常伏睡、多汗、呓语，饮食较差，喜好脂腻肉类品，常觉腹部胀满，大便干，常常三四日不行。舌质红，苔黄微腻，沉滑有力。辨证：小儿多动症，胃肠腑实伏火，心火炽盛。处方：生大黄 10g，厚朴 10g，枳实 10g，槟榔 10g，黄连 6g，竹叶 10g，柴胡 10g，莱菔子 30g，升麻 12g。2 剂。3 日后复诊，仍好动不停，性情急躁，夜卧渐安，出汗减少，腹胀减轻，大便三日未行，舌质如前，舌苔黄，不腻，脉仍沉滑有力。处方：生大黄 10g（后下），厚朴 10g，枳实 10g，槟榔 10g，黄连 6g，柴胡 12g，黄芩 12g，莱菔子 30g，升麻 12g，芦荟 6g，黑白丑各 6g，甘草 3g。4 剂，并嘱咐患儿父母注意孩子饮食，多予蔬菜粗粮。一周后复诊，患儿夜间睡卧正常，夜汗基本不出，饮食稍有增加，服药 2 剂后大便出，形状如羊子状，臭秽难闻，继续服药后，大便日一行，开始质硬，后软。患儿大便出后，性情开朗，能安静听父母教导，打闹好动不停情况减少，能自我控制完成家庭作业等。三诊舌脉：舌质较红，苔黄，不腻，脉数，不沉，重按比前次力弱。处方：生大黄 10g，厚朴 10g，枳实 10g，槟榔 10g，柴胡 10g，黄芩 12g，莱菔子 30g，青皮 10g，陈皮 10g，白术 12g，郁金 10g，山楂 15g，神曲 15g，谷芽 15g，麦芽 15g。4 剂。一周后复诊，家长诉：患儿饮食、睡眠、大便正常，在学校遵守课堂纪律，能听老师教导，不再有打闹不停的情况等。四诊，未给患儿药物治疗，仅嘱其家长调整患儿平时饮食，少食脂腻辛燥的食品，并多以说服教育为主。追踪半年，患儿情况稳定，未出现多动症症状。

　　按：小儿多动症又名轻微脑功能障碍综合证，是目前儿科常见的一种疾病，患儿的智力正常或基本正常，但学习、行为及情绪方面有缺陷。临床症状以学龄儿童较为突出。该病的主要特点是注意力涣散、动作多、情绪易冲动，以致影响学习和生活。中医无"小儿多动症"的病名，辨证多是从风、痰、虚三个角度入手。本案则是从小儿腑实证治疗并取得了相当不错的效果。本案患儿平素喜好油腻高脂食物，胃中伏火炽盛，运化功能失常，大便时常三四日不行，此"胃中实大便难也"；小儿本是"纯阳"体，少火旺盛，若被结滞所碍，少火郁则生壮火，壮火生必上扰心神，逼迫津液外泄，故出现夜间睡卧不安，汗多，注意力不集中，不听老师家长教导等症；小儿乃"肝常有余"，肝体阴而用阳，肝气升发适度为善，本患儿生壮火引动肝火升发旺盛，故可见性情急躁，好动不停等。因而辨证为小儿多动症—胃肠腑实伏火、心火炽盛，方药选择小承气汤加减。

病案 4：长期噩梦

2018 年 9 月 12 日，张某，76 岁，农民。主诉"夜间做噩梦 3 年余"。3 年来每晚都做非常恐惧的噩梦，不敢睡觉，需要有人陪伴。在多个地方服用中药，效果不佳，非常痛苦。易口腔溃疡，长期便秘，4~5 天大便一次，排便困难。舌红苔黄，脉滑有力。考虑老年男性，长期便秘，腑气不通，内有郁热，热扰心神，故出现恶梦频频，舌红苔黄，脉滑有力，属于实热证无疑。拟用小承气汤通腑泄热。具体方药如下：生大黄 20g（后下），枳实 15g，厚朴 30g，煅龙骨 30g（先煎），煅牡蛎 30g（先煎），黄连 20g，连翘 20g，5 剂，水煎两遍，混匀，早晚饭后分服。9 月 17 日，复诊时，患者自述晚上可以安稳的睡觉，服药后没有再做噩梦。又用上方加珍珠母 30g，再服用 2 周巩固疗效。

按：睡觉做噩梦，多考虑肝不藏魂、肺不藏魄、心不主神明。该患者长期做噩梦，影响睡觉，原因是什么？这需要医者仔细分析！易口腔溃疡、长期便秘，排便困难，结合舌脉，显然属于阳明腑实，热扰心神，心神不安，如丧神守，如见鬼状，而出现了噩梦频频。根本原因还在于腑实证！所以用小承气汤获效。另外，笔者经常用生大黄、黄连、黄芩煮水，漱口治疗口腔溃疡和咽炎；用生大黄、黄连、黄芩、菊花研成粉末，温开水调成较稠的糊状，给面部座疮涂抹，治疗青少年座疮等，都取得了较好的疗效。

病案 5：排便相关性晕厥

2018 年 6 月 10 日，有一女性患者，29 岁，形体肥胖，主诉"间断性晕厥 10 年，加重半年"。自诉平素大便 3 次 / 天，便溏。如果有一天上厕所，不能顺利排便的话，就会晕倒在地，约 1 分钟后自行苏醒，苏醒后再排便就很通畅。晕倒前自觉有一股热气向上冲，冲到大脑后就会晕厥。平素自觉内热，体内有火，舌红苔薄白，脉沉细。这种情况有 10 年，以往是偶然发作一次，没有在意。2018 年上半年已发作了 12 次。在多家大型西医三甲医院检查无明显异常，无明确诊断。也请中医专家看过，效果不显。笔者仔细分析病情，认为患者虽然大便 3 次 / 天，便溏，但患者仍感到内热、有火，排便不通时有一股热气向上冲，冲到头上就发生晕厥，患者体内热盛，晕厥总是发生在上厕所排便不畅的时候，说明晕厥与排便不畅有关，应该属于阳明腑实证、胃热熏脑！患者平素大便 3 次 / 天，便稀，相当于我们平常人 2~3 天大便一次，大便 3 次 / 天，便稀，是体内自我泄热的过程，不是脾胃虚弱的问题。以前的医生估计看到大便 3 次 / 天，便稀，脉沉细，都辨证为中气不足了，所以才不会有效果。于是考虑通腑泄热，选用小承气汤、白虎汤、葛根芩连汤加太子参合用，具体方药如下：生石膏 45g（先煎），知母 15g，枳实 15g，厚朴 20g，生大黄 20g（后下），葛根 30g，黄连 15g，黄芩 15g，太子参 30g。7 剂，水煎两遍，混匀，分早晚饭后喝。2018年6月17日，治疗一周后复诊，患者自述一天排便5~6次，问她是否疲乏？感觉精神有没有变差？患者说没有疲乏感，精力很好。这说明泄热没有问题，继续用上方化裁。治疗共42天后，患者自述其间没有发生过晕厥，感到体内的火热感逐渐消退，家人和同事都说她气色较以前好看了，面色红润、体重还有所下降，大便次数4~6次/天。治疗到6周后停中药汤剂，改用黄连上清丸。继续观察。年底随访时，再没有出现过上厕所晕厥的情况。

按：这是一例疑难病，平时大便稀溏，3次/天左右，给人感觉好像是脾肾阳虚，但患者一旦大便不畅，就感到有一股热气向上冲，冲到头上就发生晕厥，可以自己苏醒，苏醒后可以排便。再结合自觉体内有热，急躁，显然这不是脾肾阳虚，而是热结体内、阳明腑实导致的胃热蒸脑！何廉臣《重订广温热论·开透法》指出："若加胃实而昏迷者，多属于胃热蒸脑。"这样看来，本案是真实假虚证，所以应通腑泄热。即使患者平素大便3次/天，便质稀溏，也可以用承气汤。

病案6：顽固性呃逆伴失眠

患者，男，34岁，2022年3月24日就诊。4天前因受寒外感，全身酸痛，自行口服感冒药后，症状明显缓解。随后出现呃逆，就诊于重庆医科大学附属医院予以口服氯丙嗪治疗后无效，2天后患者症状逐渐加重，由间断性呃逆进展为连续呃逆且夜间无法入睡，故就诊针灸科治疗。现症见：患者呃逆不能自止，呃声短促有力，频率约20次/分钟，偶有泛酸，无腹胀腹痛、腹泻、呕吐，纳可，眠差，难以入睡，大便多日未解，昨日口服番泻叶解大便少许。查体示面色、口唇正常，形体偏胖，腹部查体未见明显异常，舌质淡边有齿痕、苔白腻，脉弦滑。诊断为呃逆。辨证为阳明腑实，肺气不降。予以小承气汤加减。药用大黄 5g（后下），厚朴 10g，枳实 6g，生姜 10g，紫苏叶 10g，法半夏 10g，炙甘草 6g，陈皮 10g。3 剂，水煎服，日 1 剂。服用 1 剂后大便通畅，呃逆消失，服 2 剂后随访未复发。

按："呃逆"主要为胃气上逆动膈，气逆上冲，喉间呃呃连声，声短而频，患者难以自制。该病在中医学很早就有记载，《黄帝内经》云："胃为气逆，为哕"，指出该病的病位在胃，与胃气、肝相关，呃逆主要由于寒凝、气滞、痰浊内阻，导致气机上逆，故发为哕。在治疗上以化痰降逆、平呃为原则。小肠其经脉上接于胃，受胃下传之水谷，下通大肠，而大肠有"传导之官"之称，所以无论大肠、小肠皆以通为用。若肠道传导失司，则糟粕壅塞肠道，气道不通、浊气上行而作呃，此类患者呃逆同时可伴有腹胀、便秘、口臭等症状，治宜去实邪而通腑气。患者为受寒后肺气宣发肃降失常致大便不通气机紊乱。虽然予以口服氯丙嗪止呕止逆，但没有解除原因。故予以小承气汤加减治疗，具有祛寒宣肺、降气通便止逆的功效。方中大黄泻下攻积，厚朴燥湿消痰、下气除满，枳实破气消痞，法半夏燥湿化痰、降逆止呕、消痞散结，炙甘草补脾益气、祛痰止咳、清热解毒、调和诸药，生姜解表散寒、温中止呕、温肺止咳，紫苏叶降气化痰、止咳平喘、润肠通便。诸药合用，有宣肺、通便、降逆、止呃功效。肺和大肠相表里，大便通畅则气机调畅，清气可升，浊气可降，则呃逆自止。

【现代研究】

有研究基于网络药理学分析小承气汤活性成分 - 靶点 - 通路，结果获得小承气汤有效活性成分 62 个，主要是蒽醌衍生物、酚类和黄酮类成分；筛选出 50 个关键靶点，包括炎症相关酶 EGFR、EGF、TNF-α、MMP9、PTGS2 等，神经递质转运、代谢等相关的 SLC6A4、MAOA、MAOB、CASP3 等；对关键靶点的 ontology（GO）分析结果共 27 条，涉及细胞对白介素 1 的反应、细胞对脂多糖的反应以及一氧化氮生物合成过程的正反馈等炎症介质代谢相关的生物过程等；KEGG 通路富集分析结果共 63 条，作用于 TNF 信号通路、MAPK 信号通路、Toll 样受体信号通路、HIF-1 信号通路、PI3K-Akt 信号通路、炎症性肠病、色氨酸代谢和 VEGF 信号通路等；分子对接显示芦荟大黄素、β-谷甾醇、儿茶素、木犀草素、厚朴酚与肿瘤坏死因子 α 的对接结果良好。现代临床上，小承气汤常用于治疗阳明腑实证相关的便秘、心悸、不寐、头痛、眩晕等。研究表明，小承气汤灌肠可用于治疗老年器质性精神障碍、晚期恶性不全性肠梗阻、小儿高热惊厥、小儿肠梗阻、胃癌术后胃肠功能恢复、肝性脑病等疾病。

第三节　大承气汤证

【原文】

　　伤寒，若吐若下后，不解，不大便五六日，上至十余日，日晡所发潮热，不恶寒，独语如见鬼状。若剧者，发则不识人，循衣摸床，惕而不安，微喘直视，脉弦者生，涩者死，微者，但发热谵语者，大承气汤主之。若一服利，则止后服。（212）

　　阳明病，谵语，有潮热，反不能食者，胃中必有燥屎五六枚也，若能食者，但硬耳，宜大承气汤下之。（215）

汗出谵语者，以有燥屎在胃中，此为风也。须下者，过经乃可下之。下之若早，语言必乱，以表虚里实故也。下之愈，宜大承气汤。（217）

二阳并病，太阳证罢，但发潮热，手足絷絷汗出，大便难而谵语者，下之则愈，宜大承气汤。（220）

阳明病，下之，心中懊憹而烦，胃中有燥屎者，可攻。腹微满，初头硬，后必溏，不可攻之。若有燥屎者，宜大承气汤。（238）

病人烦热，汗出则解，又如疟状，日晡所发热者，属阳明也。脉实者，宜下之；脉浮虚者，宜发汗。下之与大承气汤，发汗宜桂枝汤。（240）

大下后，六七日不大便，烦不解，腹满痛者，此有燥屎也。所以然者，本有宿食故也。宜大承气汤。（241）

【情志症状】

独语如见鬼状；发则不识人，循衣摸床，惕而不安；谵语；语言必乱；心中懊憹而烦；烦热；烦不解。

【释义】

第212条论述了阳明腑实重证以及正虚邪实危候的证治和预后。伤寒迭经误治，病仍不解，因津液劫夺，邪从燥化，内传阳明热结成实。肠中燥实结聚，腑气不通，秽浊之气上干心神，则见独语如见鬼状。若因循失治，病势增剧，则出现神志昏聩，目不识人，循衣摸床，惊惕不安等危重证候。此时当用大承气汤急下存阴。其后第215条、217条、220条所述的谵语之证，其病机与第212条所述相同，但病情较之轻。第238条、240条和241条所述患者情志失常的临床表现，其病因在于燥屎内结。具体而言，燥屎的形成与邪热结聚肠胃，或邪热与宿食搏结于肠胃，或误下导致邪热重新结聚有关。

【辨证】

阳明腑实，邪热扰心证。

【论治】

攻下实热，荡涤燥结。

【方药】

大承气汤：大黄四两（酒洗），厚朴半斤（炙，去皮），枳实五枚（炙），芒硝三合。

【用法】

上四味，以水一斗，先煮二物，取五升，去滓，内大黄，更煮取二升，去滓，内芒硝，更上微火一两沸。分温再服。得下，余勿服。

【方解】

大黄苦寒，荡涤邪热燥结，推陈致新；芒硝咸寒，软坚润燥，通利大便；厚朴苦辛温，行气除胀；枳实苦微寒，破气宽中消痞。四味合用，组成攻下实热、荡涤燥结之峻剂，适用于阳明腑实重证或阳明病"痞、满、燥、实、坚"等数证具备者。

【选注】

成无己：若吐若下，皆伤胃气，不大便五六日，上至十余日者，亡津液，胃气虚，邪热内结也。阳明旺于申酉戌，日晡所发潮热者，阳明热甚也；不恶寒者，表证罢也。独语如见鬼状者，阳明内实也，以为热气有余。若剧者，是热气甚大也，热大甚于内，昏冒正气，使不识人，至于循衣摸床，惕而不安，微喘直视。伤寒阳胜而阴绝者死，阴胜而阳绝者死。热剧者，为阳胜。脉弦为阴有余，涩为阴不足。阳热虽剧，脉弦，知阴未绝而犹可生；脉涩则绝阴，故不可治。其邪热微而未至于剧者，但发热谵语，可与大承气汤，以下胃中热。经曰：凡服下药，中病即止，

不必尽剂。此以热未剧，故云若一服利，则止后服。(《注解伤寒论·辨阳明病脉证并治法》)

吴谦：循衣摸床，危恶之候也。一以阴气未竭为可治，如太阳中风，火劫变逆，撚衣摸床，小便利者生，不利者死是也。一以阳热之极为可攻，如阳明里热成实，循衣摸床，脉滑者生，涩者死是也。大抵此证，多生于汗、吐、下后，阳气大虚，精神失守。经曰：四肢者，诸阳之本也。阳虚故四肢扰乱失所倚也，以独参汤救之；汗多者，以参芪汤；厥冷者，以参附汤治之。愈者不少，不可概谓阳极阴竭也。(《医宗金鉴·辨阳明病脉证并治》)

汪苓友：此条举谵语之势重者而言。伤寒若吐若下后，津液亡而邪未尽去，是为不解。邪热内结，不大便五六日，上至十余日，此为可下之时。日晡所发潮热者，府实燥甚，故当其经气旺时发潮热也。不恶寒者，表证罢也。独语者，即谵语也。《字释》云：病人自言为谵。则是独语如见鬼状，乃阳明府实而妄见妄闻。病剧则不识人，剧者甚也。(《伤寒论辨证广注·辨阳明病脉证并治法》)

【方论】

吴谦：诸积热结于里而成满痞燥实者，均以大承气汤下之也。满者，腹胁满急胀，故用厚朴以消气壅。痞者，心下痞塞硬坚，故用枳实以破气结。燥者，肠中燥屎干结，故用芒硝润燥软坚。实者，腹痛大便不通，故用大黄攻积泄热。然必审四证之轻重，四药之多少适其宜，始可与也。若邪重剂轻，则邪气不服。邪轻剂重，则正气转伤，不可不慎也。(《医宗金鉴·辨阳明病脉证并治》)

【医案举隅】

病案 1：阳明战汗伴谵语

陆左。初诊：阳明病，十日不大便，恶气冲脑则巅上痛，脑气昏则夜中谵语，阳明燥气熏灼，则右髀牵掣，膝屈而不伸，右手亦拘挛，夜不安寐。当急下之，宜大承气汤。生川军四钱（后入），枳实三钱，中朴一钱，芒硝三钱（冲服）。续诊：此证自三月二十二日用大承气汤下后，两服凉营清胃之剂不效。其家即延张衡山二次，不效中止。后于三十日闻其恶热渴饮，用白虎加人参汤，至一日战而汗出，意其愈矣。至四日，病家谓其右手足不伸而酸痛，为之拟方，用芍药甘草汤加味（赤白芍各一两，炙甘草五钱，炙乳没各三钱，丝瓜络三钱），手足乃伸。今日病家来云：能食，但欲大便不得，小便赤。更为之拟方如下：生川军一钱五分，芒硝一钱（冲），生甘草二钱。下后诸恙悉愈，胃纳大畅。（《曹颖甫医著大成》）

病案 2：狂躁

方子延年二十七岁，六月间患时热症，势甚沉重，口干舌燥，大便不通数日矣。予适赴真州茂桓家弟之请，其尊人方丹实延医调治，不效，而热转剧，狂躁转甚，丹实欲求通大便药，医云："七日方可下，今仅五日，可轻下耶？"予适回扬，丹实趋而告急，及过诊时，见舌已黑速用大承气汤一剂，下数行而热已除，惟口干舌黑未全退，再以益元散相继而服，热退身凉。后因多食，又复发热，乃用大柴胡汤下之数次，逐渐而愈。（《程茂先医案》）

病案 3：疫病伴谵语

余友徐福同，素不知医，五月病疫。初得憎寒壮热，头疼身痛，误认为伤寒表证，自用生姜、红糖发汗，病势益增。又饮冯了性药酒两许，遂谵语狂乱，烦躁不宁，大渴饮水，周身发出温痘，类似天花，舌苔尽黄生刺，小便色赤且短，大便七日未解。再验胸腹，按之坚硬极痛。某医用黄连解毒、犀角地黄等汤，专务清热，不知逐邪，何异闭门缉贼，捉刀断水也！迎余诊治，余用：大承气汤。大黄60g，芒硝30g，枳实24g，川厚朴21g，蜂蜜30g。煎成先服一碗，依然如故，半日亦无动静。至午后又服一碗。至戌时，原方又投一帖，大便仍不解。夜半又进一碗，五更时，便下粘胶恶物极多，病势又不大衰。又用调胃承气汤一帖，下恶物不似从前之多，知里证尽退而元气不无损伤。故改用清温养阴化毒之品，调理月余，始获平复。如此证如此治，四十年来，遇者不过一、二人耳。(《湖岳村叟医案》)

病案4：癫狂心疾

罗谦甫治丑厮兀阑，病五七日，发狂乱，弃衣而走，呼叫，不避亲疏，手执潼乳与人饮之。时人皆言风魔了，巫祷，不愈而增剧。罗诊之，脉得六至，数日不更衣，渴饮潼乳。罗曰：北地高寒，奏理致密，少有病伤寒者。然北地比夏初时乍寒乍热，因此触冒寒邪，失于解利，因转属阳明症，胃实谵语，又食羊肉，以助其热，两热相合，是谓重阳狂。阳胜宜下。急以大承气汤一两半，加黄连二钱，水煎，服之，是夜下利数行，燥屎二十余块，得汗而解。翌日，再往视之，身凉脉静。众皆喜，曰：罗谦甫，医可风魔的也。由此见伤寒非杂病之比，六经不同，传变亦异。诊之而疑，不知病源，互相侮嫉。吁！嗜利贪名而耻于学问（今时医通病），误人之生，岂鲜浅哉！(《名医类案》)

病案5：神昏谵语

须江毛某，患伤寒之病，壮热不退，计半月来，前医当汗不汗，当下不下，调治失法，变为神昏谵语，循衣摸床，舌苔黄燥，脉来沉实，此伤寒误治之变证也。速宜攻下之剂，荡热保津，倘以硝、黄为砒鸩者，则不可救。即以大承气汤加生地、石膏，煎一大剂，午后服头煎，未见动静，薄暮服次煎，至四更时分，得硬屎数十枚，谵语渐少，手足渐定，肌肤微汗，身热退清，神识亦稍省矣。次日复邀丰诊，脉形仍实不柔，舌苔尚少津液，此余热未净也，当守原方，再服一帖。其兄恐药力太过。丰曰：必要脉象转柔，舌苔转润，里热始尽，否则余邪复聚，遂难治矣。复将原方煎服，服下又得硬屎数枚。其兄急来间曰：次煎可服否？丰曰：往诊再议。幸得脉转平缓，舌苔亦见有津，改用仲景炙甘草汤除去桂枝、姜、枣，加入柏子、茯神，连服数煎，得全瘥耳。（《陈莲舫先生医案》）

病案6：阳厥狂怒

王海藏治许氏，阳厥狂怒，骂詈不避亲疏，或哭或歌，六脉举按无力，身表如冰石，发则叫呼声高。洁古云夺其食即已，因不与之食，乃以大承气汤，下得脏腑积秽数升，狂稍宁。数日复发，复下，如此五七次，行大便数斗，疾缓身温脉生，良愈。此易老夺食之法也。（《续名医类案》）

病案7：精神分裂症

彭某，男，21岁，2010年6月4日初诊。刻诊：烦躁不安，胡言乱语，发狂，有幻觉，总有被人杀害等妄想，无自制力，行为冲动，想打骂别人，大便干结数日不行，舌暗红，苔黄腻，脉沉涩。中医辨证：阳明热结瘀血发狂证。治疗原则：通腑泄热，活血祛瘀。治疗方剂：大承气汤与桃核承气汤合方加味。大黄12g，芒硝9g，厚朴24g，枳实5g，桃仁12g，桂枝10g，朱砂3g（分3次冲服），磁石30g。6剂，每日1剂，水煎2次，合并分3次服。二诊：烦躁不安、胡言乱语，砸物骂人均有改善，大便通畅，又以前方治疗20余剂。三诊：诸症均得到改善，又以前方治疗12剂。之后，将前方变汤剂为散剂，每次10g，每日3

次服，治疗 1 个月，病证得以控制。

【现代研究】

大承气汤的主要成分有蒽醌类、黄酮类化合物以及厚朴酚等，具有泻下、调节胃肠激素分泌、促进胃肠运动、抗炎、抗感染、抑制血清内毒素、降低炎性细胞因子和提高机体免疫力等药理作用，而且对脑、肺等脏器具有显著的保护作用。大承气汤用于治疗中枢性高热、颅内高压症、脑卒中等疾病，其作用机制可能与调节肠道菌群、调节脑皮质内胆碱能抗炎通路以及抗中枢神经系统炎症有关。

第四节　白虎汤证

【原文】

三阳合病，腹满身重，难以转侧，口不仁，面垢，谵语，遗尿。发汗则谵语，下之则额上生汗，手足逆冷。若自汗出者，白虎汤主之。（219）

【情志症状】

谵语。

【释义】

太阳、阳明、少阳三经病同时出现，而病邪偏重于阳明病白虎汤的证治。阳明里热炽盛，热扰神昏，则发谵语，热扰神明，膀胱失约，则见遗尿。

【辨证】

阳明热盛、热扰神明证。

【论治】

清热生津，除烦止渴。

【方药】

白虎汤：知母六两，石膏一斤（碎），甘草二两（炙），粳米六合。

【用法】

上四味，以水一斗，煮米熟汤成，去滓，温服一升，日三服。

【方解】

石膏为君，取其辛甘大寒，以清阳明内盛之热；知母苦寒质润为臣，一则助石膏清肺胃之热，一则借苦寒润燥以滋阴。甘草、粳米合用，既能益胃护津，又可防止大寒伤中，共为佐使药。四药合用，共奏清热生津、除烦止渴之功。

【选注】

吴谦：三阳合病者，太阳、阳明、少阳合而为病也。必太阳之头痛、发热，阳明之恶热、不眠，少阳之耳聋，寒热等证皆具也。太阳主背，阳明主腹，少阳主侧，今一身尽为三阳热邪所困，故身重难以转侧也。胃之窍出于口，热邪上攻，故口不仁也。阳明主面，热邪蒸越故面垢也。热结于里则腹满；热盛于胃故谵语也。热迫膀胱则遗尿；热蒸肌腠故自汗也。证虽属于三阳，而热皆聚胃中，故当从阳明热证主治也。若从太阳之表发汗，则津液愈竭，而胃热愈深，必更增谵语。若从阳明之里下之，则阴益伤而阳无依则散，故额汗肢冷也。要当审其未经汗下，而身热自汗出者，始为阳明的证，宜主以白虎汤，大清胃热，急救津液，以存其阴可也。（《医宗金鉴·辨合病并病脉证并治》）

陈修园：谵语亦有三阳合病者，太阳、阳明、少阳合而为病。腹满，阳明经热合于前也。身重，太阳经热合于后也。难以转侧，少阳经热合于侧也。三证见而一身之前后左右俱热气弥漫矣。口不仁而垢，热合少阳之腑也。谵语，热合阳明之腑也。遗尿，热合太阳之腑也。三证见而身内之上中下俱热气充塞矣。大抵三阳主外，三阴主内，阳实于外，阴虚于内，故不可发汗，以耗欲绝之阴，若发汗则谵语。阳浮于外，则阴孤于内，故不可下夺，以伤其欲脱之微阳。若下之则额上生汗，手足逆冷。医者审其未经汗下之误，兼治太阳少阳，不如专顾阳明。若自汗出一证者，从阳明而得太阳少阳之总归，白虎汤主之。苟非自汗出，恐表邪抑塞，亦不敢鲁莽而轻用也。(《伤寒论浅注·辨阳明病脉证》)

【方论】

成无己：白虎，西方金神也，应秋而归肺。热甚于内者，以寒下之；热甚于外者，以凉解之；其有中外俱热，内不得泄，外不得发者，非此汤则不能解之也。夏热秋凉，暑暍之气，得秋而止，秋之令曰处暑，是汤以白虎名之，谓能止热也。知母味苦寒，《内经》曰：热淫所胜，佐以苦甘。又曰：热淫于内，以苦发之。欲撤表热，必以苦为主，故以知母为君。石膏味甘微寒，热则伤气，寒以胜之，甘以缓之。欲除其热，必以甘寒为助，是以石膏为臣。甘草味甘平，粳米味甘平。脾欲缓，急食甘以缓之。热气内蕴，消烁津液，则脾气燥，必以甘平之物缓其中，故以甘草、粳米为之使。是太阳中暍，得此汤则顿除之，即热见白虎而尽矣。(《伤寒明理论·白虎汤方》)

张锡纯：方中重用石膏为主药，取其辛凉之性，质重气轻，不但长于清热，且善排挤内蕴之热息息自毛孔达出也。用知母者，取其凉润滋阴之性，既可佐石膏以退热，更可防阳明热久者之耗真阴。用甘草者，取其甘缓之性，能逗留石膏之寒凉不至下趋也。用粳米者，取其汁浆浓郁能调石膏金石之药使之与胃相宜也。药止四味，而若此相助为理，俾猛悍之剂归于和平，任人放胆用之，以挽回人命于垂危之际，真无尚之良方也。何犹多畏之如虎而不敢轻用哉？(《医学衷中参西录·阳明病白虎汤证》)

【医案举隅】

病案1：阳明热证烦乱

廖姓女子自江阴入沪，偶受风寒，恶风自汗，脉浮，两太阳穴痛，投以轻剂桂枝汤，汗出，头痛瘥，寒热亦止。不料一日后，忽又发热，脉转大，身烦乱，与白虎汤。服后，病如故，次日更甚，烦躁更甚，大渴饮，汗出如浆。又增重药量，石膏加至二两，知母一两，生甘草五钱，粳米二杯，并加鲜生地二两，天花粉一两，大小蓟各五钱，丹皮五钱。令以大锅熬汁，口渴即饮。共饮三大碗，神志略清，头不痛，壮热退，并能自起大小便。尽剂后，烦躁亦安，口渴大减。翌日停服，至第三日，热又发，且加剧，周身骨节疼痛，思饮冰凉之品，夜中令其子取自来水饮之，尽一桶。因思此证乍发乍止，发则加剧，热又不退，证大可疑。论证情，确系白虎，其势盛，石膏加至八两，仍以大锅煎汁冷饮。服后，大汗如注，湿透衣襟，诸恙悉除。(《经方实验录》)

病案2：精神病食欲亢进

刘某，女，22岁，2000年7月10日就诊。患者18岁时患精神病治疗后缓解，但嗜食无度，甚则半夜起床觅食，否则也不能寐。自认为身体肥胖是由于服用抗精神病药物引起进食过多所致，不愿服用维持药。方用白虎汤加减。药用：生石膏50~100g，知母12g，生山药30g，玄参30g，麦冬15g，甘草6g。体质差者可加党参或太子参以补气。用法：水煎，分3次温服。以6剂为1疗程。服2剂后症状减轻，4剂后患者食欲恢复正常，观察至今未发。

潘某，男，32岁，1999年9月3日就诊。患精神病2年，家属述其饭量较平时加倍，餐后2小时即想进食，且每餐喜食肥肉才觉过瘾，否则烦躁难耐，纳食则安。以上方加生地30g，水煎温服3剂，食欲亢进减轻且烦躁渐消。原方再服2剂，食欲恢复正常。

病案3：阳明谵语

患者某，女，85岁。家属述患者于2018年12月12日"感冒"（具体症状不清）。自购"快克"治疗，药后咳嗽、流涕等症状未见明显减轻，无发热，无头痛，无恶心呕吐，大便硬，2天一解，12月15日开始出现谵语，寐欠安，并逐渐加重。12月18日就诊于当地社区卫生服务中心，行血常规及心电图等检查，诊断为支气管肺炎，予克林霉素、地塞米松输液及口服咳喘灵口服液治疗，治疗后咳嗽、胸闷减轻，谵语继续加重，接诊医生嘱精神科治疗，患者自述非精神问题，不愿转诊。遂于12月20日转中医诊治。症见：凌晨遗尿1次，较19日明显消瘦，面色潮红，谵语、夜甚，言语内容为已亡故人欲带她走，因不欲遂与其争吵，但问之对答清晰，并称自己非精神问题，谵语多则汗出，以躯干及头面部为主，身上触摸有潮湿感，略显亢奋，静时人显疲倦，不恶寒，无畏热，无咳嗽，无流涕，无发热，无头痛，无恶心呕吐，口中有如头发丝感，无明显口干，口不苦，自觉身体及头面部污秽，欲频洗漱，无腹胀，无腹痛，无恶心，胃纳可，尿黄如橘皮，量少，大便3天未解，近3天几无入眠。舌红，苔稍黄厚干，有裂纹，脉弦数，右寸关浮旺，尺略浮，左细，寸关浮旺，尺略沉。急治以清阳明气分热，选用白虎汤原方。拟方：生石膏50g，知母15g，粳米（自备）1小把，甘草10g。煎服法：一剂煮 2 次，一次加水 650~700mL，煮开 40 分钟，剩 180~200mL，顿服，日 2 次。

12 月 20 日晚近 24 点服药一次，当晚即安睡，未再谵语。12 月 21 日晨 6 点，尿畅色淡量多，神清，汗减，自述服药后得舒，口干减，但腹胀，8 点早餐后复入睡，8:50 家人叫起服第二煎，随即又睡至近 15 点，醒后未见谵语，神志如常，无头昏，无口干，无腹胀，仅喉咙稍痛，面部潮红退，解大便 1 次，大便初头偏干，后尚可。舌苔厚，中间稍黄略干，脉弦细滑，右寸略浮，关略旺，尺略沉，左关旺。家属问还要服药否？嘱：先观察，可与怀山药粥。19 时再解便 1 次，大便已不干，小便畅。12 月 22 日上午复诊。对答、行为已如往常，咽已不痛，问之并不知道前几日谵语之事。舌质稍红，苔稍黄厚，质地转疏松。脉弦，已转柔和，右寸关略浮，左略细，关浮。嘱饮食调理、慎生活起居。后随访近 1 年，未见复发。

【现代研究】

白虎汤的化学成分主要有黄酮类、甾体皂苷类、三萜类、有机酸类以及酚类化合物等，具有解热抗炎、免疫调控、保护血管、降血糖及抗氧化等药理作用。白虎汤治疗脓毒症、重症肺炎、感染性疾病、代谢性疾病等均有报道，并取得了一些突破性治疗效果。白虎汤中石膏具有清热泻火、除烦止渴的功效，常用于治疗精神分裂症、双相情感障碍、躁狂发作、焦虑症、失眠等，也可用于减轻或消除精神类药物引起的不良反应。知母中所含的皂苷成分能够有效治疗抑郁症、降低脑内炎症因子水平、保护海马组织和神经元活性、增加去甲肾上腺素和 5- 羟色胺水平，抑制下丘脑 - 垂体 - 肾上腺轴及单胺氧化酶活性。

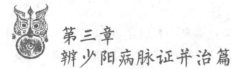

第三章
辨少阳病脉证并治篇

第一节　小柴胡汤证

【原文】

伤寒五六日，中风，往来寒热，胸胁苦满，嘿嘿不欲饮食，心烦喜呕，或胸中烦而不呕，或渴，或腹中痛，或胁下痞硬，或心下悸，小便不利，或不渴，身有微热，或咳者，小柴胡汤主之。（96）

伤寒四五日，身热恶风，颈项强，胁下满，手足温而渴者，小柴胡汤主之。（99）

伤寒，阳脉涩，阴脉弦，法当腹中急痛，先与小建中汤，不差者，小柴胡汤主之。（100）

伤寒中风，有柴胡证，但见一证便是，不必悉具。凡柴胡汤病证而下之，若柴胡证不罢者，复与柴胡汤，必蒸蒸而振，却复发热汗出而解。（101）

妇人伤寒发热，经水适来，昼日明了，暮则谵语，如见鬼状者，此为热入血室。无犯胃气及上二焦，必自愈。（145）

阳明病，发潮热，大便溏，小便自可，胸胁满不去者，与小柴胡汤。（229）

阳明病，胁下硬满，不大便而呕，舌上白胎者，可与小柴胡汤，上焦得通，津液得下，胃气因和，身体濈然汗出而解。（230）

【情志症状】

嘿嘿不欲饮食，心烦喜呕，胸中烦而不呕，暮则谵语，如见鬼状。

【释义】

本条论述了小柴胡汤证的病因病机、主要症状及其治法方药。"往来寒热，胸胁苦满，嘿嘿不欲饮食，心烦喜呕"是小柴胡汤证的四大主证，其中"往来寒热"指寒来热往，热来寒往，恶寒与发热交替出现；"胸胁苦满"中的"苦"字当作动词用，即患者苦于胸胁满闷不畅；"嘿嘿不欲饮食"中的"嘿嘿"同"默默"，指情绪抑郁，不欲言语和饮食；"心烦喜呕，或胸中烦而不呕"指心中烦闷和（或）恶心干呕。究其病机，乃邪入少阳，胆火内郁，少阳枢机不利，正邪交争。治用小柴胡汤和解少阳，宣达枢机。纵观全书，《伤寒论》中论及小柴胡汤的条文多达17条，分别是第37条、96条、97条、99条、100条、101条、103条、104条、144条、148条、149条、229条、230条、231条、266条、379条、394条，由此可见，小柴胡汤证在六经病中应用范围之广。

【辨证】

邪入少阳，枢机不利证。

【论治】

和解少阳。

【方药】

小柴胡汤：柴胡半斤，黄芩三两，人参三两，半夏半升（洗）、甘草（炙）、生姜（切）各三两，大枣十二枚（擘）。

【用法】

上七味，以水一斗二升，煮取六升，去滓，再煎取三升。温服一升，日三服。若胸中烦而不呕，去半夏、人参，加瓜蒌实一枚。若渴，去半夏，加人参合前成四两半，瓜蒌根四两。若腹中痛者，去黄芩，加芍药三两。若胁下痞硬，去大枣，加牡蛎四两。若心下悸，小便不利者，去黄芩，加茯苓四两。若不渴，外有微热者，去人参，加桂枝三两，温覆微汗愈。若咳者，去人参、大枣、生姜，加五味子半升，干姜二两。

【方解】

柴胡气质轻清，苦味最薄，能疏少阳郁热；黄芩苦寒，气味较重，能清胸腹蕴热以除烦；柴胡、黄芩合用，能清解少阳半表半里之邪。半夏、生姜调理胃气，降逆止呕。人参、大枣、炙甘草益气和中，扶正祛邪。本方寒温并用，升降协调，具有疏利三焦、调达上下、宣通内外、和畅气机之功，且去滓再煎，旨在浓缩药量，和合药性，增强其和解少阳之功。

【选注】

成无己：病有在表者，有在里者，有在表里之间者。此邪气在表里之间，谓之半表半里证。五六日，邪气自表传里之时……邪在表则寒，邪在里则热，今邪在半表半里之间，未有定处，是以寒热往来也。邪在表，则心腹不满；邪在里，则心腹胀满；今止言胸胁苦满，知邪气在表里之间，未至于心腹满，言胸胁苦满，知邪气在表里也。默默，静也。邪在表则呻吟不安，邪在里则烦闷乱……默默者，邪方自表之里，在表里之间也。邪在表则能食，邪在里则不能食。不欲食者，邪在表里之间，未至于必不能食也。邪在表，则不烦不呕；邪在里，则烦满而呕。烦喜呕者，邪在表方传里也。邪初入里，未有定处，则所传不一，故有或为之证。有柴胡证，但见一证便是，即是此或为之

证。(《注解伤寒论》)

吴谦：少阳之邪，进可传太阴之里，退可还太阳之表，中处于半表半里之间。其邪外并于表，半表不解则作寒；内并于里，半里不和则作热；或表或里无常，故往来寒热不定也。少阳之脉，下胸循胁，邪凑其经，故胸胁苦满也；少阳邪近乎阴，故默默也；少阳木邪病则妨土，故不欲饮食也；邪在胸胁，火无从泄，上逼于心，故心烦也；邪欲入里，里气外拒，故呕；呕则木气舒，故喜之也；此皆柴胡应有之证也。(《医宗金鉴·辨少阳病脉证论治》)

柯韵伯：此非言伤寒五六日而更中风也。言往来寒热有三义：少阳自受寒邪，阳气衰少，既不能退寒，又不能发热，至五六日郁热内发，始得与寒气相争，而往来寒热，一也；若太阳受寒，过五六日阳气始衰，余邪未尽，转属少阳，而往来寒热，二也；风为阳邪，少阳为风脏，一中于风，便往来寒热，不必五六日而始见，三也。少阳脉循胸胁，邪入其经故苦满；胆气不舒故默默；木邪犯土故不欲饮食；相火内炽故心烦；邪正相争故喜呕。盖少阳为枢，不全主表，不全主里，故六证皆在表里之间。(《伤寒来苏集·小柴胡汤》)

【方论】

成无己：伤寒邪气在表者，必渍形以为汗；邪气在里者，必荡涤以为利；其于不外不内、半表半里，既非发汗之所宜，又非吐下之所对，是当和解则可矣，小柴胡为和解表里之剂也。柴胡味苦平微寒，黄芩味苦寒，《内经》曰：热淫于内，以苦发之。邪在半表半里，则半成热矣，热气内传，攻之不可，则迎而夺之，必先散热，是以苦寒为主，故以柴胡为君，黄芩为臣，以成彻然发表之剂。人参味甘温，甘草味甘平，邪气传里，则里气不治，甘以缓之，是以甘物为之助，故用人参甘草为佐，以扶正气而复之也。半夏味辛微温，邪初入里，则里气逆，辛以散之，是以辛物为之助，故用半夏为佐，以顺逆气而散邪也。里气平正，则邪气不得深入，是以三味佐柴胡以和里。生姜味辛温，大枣味甘温，《内经》曰：辛甘发散为阳。表邪未已，迤逦内传，既未作实，宜当两解。其在外者必以辛甘之物发散，故生姜大枣为使，辅柴胡以和表。七物相合，两解之剂当矣。(《伤寒明理论·诸药方论》)

吴谦：邪正在两界之间，各无进退而相持，故立和解一法，既以柴胡解少阳在经之表寒，黄芩解少阳在腑之里热；犹恐在里之太阴正气一虚，在经之少阳邪气乘之，故以姜、枣、人参和中而预壮里气，使里不受邪而和，还表以作解也。(《医宗金鉴·辨少阳病脉证并治》)

周学海：和解者，合汗下之法而缓用之者也。伤寒以小柴胡为和解之方，后人不求和解之义，囫囵读过，随口称道，昧者更以果子药当之。窃思凡用和解之法者，必其邪气之极杂者也。寒者热者，燥者湿者，结于一处而不得通，则宜开其结而解之；升者降者，敛者散者，积于一偏而不相洽，则宜平其积而和之。故方中往往寒热并用，燥湿并用，升降敛散并用，非杂乱而无法也，正法之至妙也。揆其大旨，总是缓撑微降之法居多。缓撑则结者解，微降则偏者和矣。且撑正以活其降之机，降正以助其撑之力。何者，杂合之邪之交纽而不已也，其气必郁而多逆，故开郁降逆即是和解，无汗下之用，而隐寓汗下之旨矣。若但清降之，则清降而已耳，非和解也；但疏散之，则疏散而已耳，非和解也。和解之方，多是偶方复方，即或间有奇方，亦方之大者也。何者，以其有相反而相用者也。相反者，寒与热也，燥与湿也，升与降也，敛与散也。(《读医

随笔》)

【医案举隅】

病案 1：酉时昏睡

侯某，女，18 岁，学生，1990 年 4 月 22 日初诊。患者一个月来，每晚 6 时 30 分左右，即感胸满，烦躁，恶心，立即扑倒昏睡 1 小时左右，昏睡时他人呼之不应，醒后如常人。经省市级医院诊为癫痫病，服药治疗 1 个月不效，求中医诊治。刻下：面色黄而有华，目光有神，语言清晰，活动自如，心肺无殊。B 超检查示：肝、胆、脾无异常。舌边尖偏红，苔薄黄，脉弦。诊为少阳经气不利，相火内郁。治以清少阳，利枢机。药用柴胡、姜半夏、党参、黄芩、炒山栀、生甘草、大枣、生姜各 10g，3 剂，水煎，每日早晚 2 次温服。4 月 27 日，其父来告，药尽病除。随访至今未复发。

按：少阳经脉上头入耳，下循胸胁贯膈入腹。该患者因情志不舒，少阳枢机不利，邪气犯之，肝胆失疏，相火郁蔽作祟。久郁化热，胆热犯胃，胃失和降，上逆而作呕恶，邪气扰心则烦，昏睡乃少阳经气不利，邪气逆乱上犯，脑窍失却清养所致。方用柴胡伍黄芩、山栀，清散相济，疏利少阳枢机，半夏、生姜，和胃降逆，党参伍甘草、大枣，健脾养胃和中，祛邪顾正，如此，则少阳相火得以清散，枢机通利，胃气和降，邪祛而体安。

病案 2：定时心悸

关某，男，46 岁，1996 年 3 月 15 日初诊。患者于一年前因惊吓引起阵发性心悸，初病发作不定时，后转为只在丑、寅二时发病，惊醒后不能成眠，且时感心中摇摇如悬旌。诊见：阵发性心悸，胸闷气短，面色萎黄，失眠多梦，易惊易恐，饮食不振，二便尚可，舌淡苔白，右脉沉弦无力，左脉沉弦。患者曾在大连市中医院就诊，住院期间查心电图大致正常，Holter 检查示：偶发房早或室早，在安静状态下无 ST-T 缺血性改变，因治疗无效而出院。出院诊断：心脏神经官能症。发病机理：按照子午流注学说，丑时乃为肝经所主，是阴极生阳之时，寅时乃肺经所主，是气血注于肺，并将由肺始循行周身，也是少阳少火升发之时。患者少阳少火生发不足，肺中火气不能应时输转，少阳枢机不利，气血不能贯心肺而发心悸。从五志讲，患者易惊恐，乃是魂魄不能内守之故（肝藏魂、肺藏魄），以此断定是阴阳不和，病在少阳，应用小柴胡汤调和阴阳施治。治疗方法：柴胡 30g，黄芩 15g，制半夏 15g，生姜 3 片，生黄芪 30g，党参 30g，菖蒲 15g，远志 15g，郁金 20g，槟榔 15g，生龙牡各 20g（先煎），3 剂，水煎服。二诊患者诉，阵发性心悸消失，饮食大增，睡眠尚可，唯仍感胸中摇摇，右脉沉弱无力，左脉沉弦。笔者认为肺之脉络在右部，肝之脉络在左部，此右脉沉弱无力，左脉沉弦又与丑寅所主肝肺两经之脉象相符。故试投方：党参 30g，生黄芪 30g，知母 20g，黄精 20g，枸杞 20g，当归 15g，桂枝 10g，五味子 15g，丹皮 20g，生龙牡各 10g（先煎），6 剂，水煎服，同时以柴胡 10g，升麻 5g，桔梗 5g 为引，效不更方，继用 6 剂巩固疗效而愈。

按：小柴胡汤主治少阳证，邪在半表半里之间，从病位上看，位于体表与体内（脏腑）之间，邪在此位进则入内，出则外解。正气旺衰，有其时间节律，旺则正进邪退，衰则邪进正退，当正气处于不旺不衰之期则邪正相搏而发作，丑寅是阴阳消长转化的关键时辰，人体阳气于此时或衰或旺，邪气于此时或进或退，故易于此时出现定时发作。小柴胡汤方中柴胡透达少阳半表之邪，黄芩清泄少阳半里之热，配半夏、生姜以和胃降逆，伍参、草、枣以扶正达邪，同时姜、枣相和可以调和营卫，通行津液，对正邪双方均有作用，故可用于丑、寅定时的病变。生龙牡具有安魂藏魄之能，收敛耗散之正气，且具有滋阴潜阳，令阴阳相维系之效。《医学衷中参西录》中称："柴胡为少阳之药，能引大气之陷者自左上升，升麻为阳明之药，能引大气之陷者自右上升，桔梗为药中之舟辑，能载诸药之力达胸中，故用之为向导也。"

病案3：梅尼埃病

张某，男，32岁。1984年11月8日诊。三日前下乡寒温不适，遂致发热恶寒，头汗淋漓，外症虽去，继见头目眩晕，视物旋转，不敢启目，口苦咽干，恶心欲吐，经某西医院诊为"梅尼埃病"，给注射葡萄糖并口服鲁米那数日，其症不减，遂来中医科就诊。刻诊：患者紧闭双目，主诉如前，苔黄薄，脉弦，余虑其过汗伤阳，阳虚水泛所为，处以真武汤温阳化水，其非但不解，反而加剧，除上述诸症仍在外，又增心烦不寐。反复思考，此症由外感误汗而致之变症，不似内伤之眩晕，参阅仲景《伤寒论》少阳病篇颇有所悟，仲景言："少阳之为病，口苦，咽干，目眩也。"又言："但见一症便是，不必悉俱。"此眩、呕、咽干、口苦、脉弦、苔黄诸象系邪传少阳之证，乃拟小柴胡汤和之：柴胡12g，黄芩9g，党参12g，姜半夏9g，大枣12g，甘草6g。服1剂后诸症悉减，再剂而愈。

按：此症乃太阳病误汗伤正，邪犯少阳，胆火上炎枢机不利，影响脾所致，故用小柴胡汤疏利三焦，调达上下，宣通内外，和畅气机，取桴鼓之效。笔者凡遇少阳气郁，胆火上炎，脾胃受戕之眩晕，均用小柴胡汤加减治疗，每收显效。因眩晕一症，其病因不外痰、火、风、虚四端，四者不可截然分开，往往互为因果，气郁必生火，火炎必损脾，脾伤必生痰，痰浊又能阻塞窍道，导致三焦气机不畅，升降失调，所以眩晕一病，临床多反复难以根治，故治疗此病不可偏执一说。小柴胡汤能疏郁、泻火、理脾、和胃、补虚，是治疗眩晕最理想的基础方，只要根据病情适当化裁，多可获效，湿痰内盛者加白术、泽泻；风火上扰者加天麻、钩藤、龙牡；痰热阻滞者加茯苓、陈皮、枳实、竹茹、黄连；下虚上盛者加熟地黄、枣皮、枸杞、菊花、潼蒺藜、白芍，并减轻柴胡用量，去黄芩、生姜。

病案 4：阳痿

张某，男，41 岁，1998 年 11 月 2 日初诊。因情志不畅致房事时举而无力 3 个月，曾服壮阳药收效不显，阳痿症状日渐加重。初诊：房事时举而无力，伴头痛心烦，口苦，胸胁满闷不适，善太息，腰部酸胀，乏力，舌苔薄黄，脉弦。证属少阳枢机不利，胆火上炎，方拟小柴胡汤加减。药用：柴胡 10g，黄芩 10g，瓜蒌 15g，香附 10g，栀子 10g，郁金 12g，滑石 18g，川芎 15g。每日 1 剂，水煎服。连服 7 剂，诸症俱减，继服 5 剂而愈，随访 1 年性生活正常。

按：阳痿一症，世医多以命火不足，而予壮阳强壮之品，若属阳虚者，自可获效。《素问·生气通天论》篇谓："阳气者，大怒则形气绝……其若不容。"该例属恼怒后肝胆气郁，枢机不利，胆火上炎，宗筋不用而出现阳痿。现代医学认为，不正常的情绪表达，特别是愤怒，可引起交感神经过度兴奋，从而导致血中儿茶酚胺水平升高，使血管收缩及平滑肌张力升高，这恰与阴茎勃起所需的条件相反。故恼怒引起阳痿症以小柴胡汤加减，调畅气机，疏利三焦而愈。

病案 5：更年期综合征

患者，女，48 岁，干部，耳鸣耳聋，头痛眩晕，月经不调 2 年余，每值经期上症复发，经服中西药治疗，疗效不显。症见：急躁易怒，耳鸣耳聋，头痛眩晕，面红目赤，口干而苦，胁肋疼痛，月经暗红有块，舌边尖红，苔黄干，脉弦数。治宜清肝泻火，方用小柴胡汤加减。处方：柴胡 12g，黄芩 10g，法半夏 10g，甘草 6g，党参 10g，龙胆草 10g，木通 6g，玄参 12g，车前子 15g（包煎），益母草 15g，日 1 剂，水煎服，连服 3 剂，上症大减，药中病所，效不更方，原方去益母草再进 10 剂而愈，随访至今未发。

病案 6：青春期型精神分裂症

周某，女，23 岁，未婚，工人，素无他疾，族中无精神病患者。因惊吓而月经中断，至第四天出现发热，头痛，不寐，烦躁不安。两天后出现时哭时闹，时而欲走，时而惊恐，自语有人欲捕杀之。某精神病院诊为青春期精神分裂症。患者反应极度敏感，见人惊恐万状，两眼怒目而视，不识亲疏。舌体适中，质赤，舌尖处有瘀点，苔薄黄。触诊小腹硬满，大便五六日未行，小便自利，切其脉弦而有力。证属惊恐气乱、肝气郁结、经闭如狂证。治以和解少阳，开启枢机。予小柴胡汤加味：柴胡、酒白芍各 25g，党参、生鸡内金各 20g，全当归、炒黄芩、姜半夏、琥珀（冲）各 15g，生甘草、桃仁泥、红花各 10g，生大黄 7.5g（后下），5 剂，水煎服。上药用尽 2 剂，先有腹痛，后解大便 2 次，5 剂用完，睡眠明显好转。上方去大黄、鸡内金，加香附、乌药，再进 5 剂。药进 3 剂后，自觉腹痛、腰酸软。药尽后月经来潮，量多质稠，色暗有血块，六天后而尽。月经后极度疲劳嗜睡，于小柴胡汤原方加益母草 20g，焦白术 20g，5 剂调治，渐至诸症消失，形如常人。1985 年

8月其母因外伤失血休克，当时该患惊呆，然其病未发，于1989年10月顺产一男婴，母子健康。

按：青春期型精神分裂症属中医学"癫狂"范畴。传统治疗大法为祛痰开窍，活血化瘀，重镇安神等。我们在临床中体会到，癫狂乃神志失常，失常者乃阴阳失调。另外，此病多为情志不和，肝气郁结，因此在治疗中，应注重和解少阳，开启枢机。小柴胡汤是和解少阳，调理枢机的代表方剂。方中柴胡透达少阳之邪；黄芩清少阳之热，两药配伍和解少阳；党参扶正祛邪；半夏、生姜降逆止呕，调气血；甘草调和诸药。诸药合用，寒温并存，攻补兼施，疏利三焦气机，调达上下升降，立通内外，运行气血。《伤寒论》第128条云："其人发狂者，少腹当硬满，小便自利者，下血乃愈。"我们在治疗中，对于有经闭史的患者，曾试用黄体酮等药物，经闭不解，癫狂反重。就本文所述病例，观其脉症，思其机理，确属郁而致瘀，单和解行郁而药效不佳，故方中加入香附、乌药疏肝理气，当归、桃仁、红花、生大黄等养血、活血、化瘀、行瘀。瘀血得下，气郁得解，枢机自利，阴阳自调，乃经闭得解，神志自安。因此，治疗本病，除在传统治法上，注重和解少阳，开启枢机外，还应辨证思源，方能药到病除。

病案7：产褥期精神障碍

患者25岁，1984年10月2日第一胎平产，流血不多，但情绪紧张。产后25天复感风热之邪，出现身热，恶寒，体温39.5℃，汗出多。服西药（药名不详）后体温降至37.8℃，随即出现悲伤喜哭，胡言乱语，夜不能眠，心烦，口干苦，小腹胀而隐痛。经某医院妇科检查，见恶露未尽外余无特殊，诊断为"精神分裂症"。经抗生素治疗，体温降至正常，但精神状态无明显好转，而来我科就医。

诸症同前，舌质淡暗，苔厚腻微黄，舌下瘀紫，脉弦滑数。为风热外邪入侵与瘀血相搏所致，治以和解消瘀，镇静安神。方用小柴胡汤加减：柴胡、半夏、甘草、黄芩、桃仁、川芎各10g，竹茹、丹皮、赤芍各12g，龙骨30g，朱茯苓15g。停用西药镇静剂，服上方9剂，诸症消失，神志清楚，睡眠良好，告以静养调之。随访6个月，精神正常，已恢复工作。

按：产褥期精神障碍，多在产后四周内发生，其病因与产后血虚、瘀血内阻、外邪入侵、败血冲心有关。可用安神生化汤（《傅青主女科》）、小调经汤（《医宗金鉴》）、加味川芎散（《百灵妇科》）等方治疗。然《伤寒论》谓"妇人伤寒发热，经水适来，昼日明了，暮则谵语如见鬼状……"，"妇人中风七八日，续得寒热，发作有时，经水适断者，此为热入血室，其血必结……小柴胡汤主之"。本例产后25日恶露不尽，舌下瘀紫，为胞宫瘀血阻滞之症，加之复感外邪，热入血室，败血冲心，神不内守而发本病，故用小柴胡汤去人参、生姜，加丹皮、桃仁、赤芍、川芎以和解消瘀而获效。

病案8：甲状腺癌伴失眠

邬某，女，48岁，公司职员，甲状腺乳头状癌术后1个月余。初诊：2019年5月27日。患者2019年4月23日在复旦肿瘤医院全麻下行甲状腺癌根治术。病理示甲状腺乳头状癌，淋巴结0/3，脉管侵犯（-），神经（-），甲状腺（被膜）外侵犯（-），术后服用优甲乐50ng/天。现症见：夜寐欠佳，每晚睡眠时间不足5h，眠浅易醒，多于凌晨12点半至1点醒来，每周5次左右，醒后不易再入眠，伴口干口苦，烦躁易怒，畏寒怕冷，喜热食，胃纳欠佳，二便调。舌质暗，边有齿痕，苔稍白腻，左脉细弱，右脉弦。

西医诊断：甲状腺癌术后；中医诊断：石瘿。辨为少阳病，肝郁脾虚证。治拟疏肝健脾，解毒抗癌。以小柴胡汤合柴胡桂枝干姜汤加减：柴胡12g，黄芩10g，法半夏12g，人参9g，黄芪20g，白术15g，生地黄15g，白芍15g，八月札9g，郁金12g，桂枝12g，干姜12g，山慈菇12g，甘草9g。14剂，水煎服。2019年6月10日2诊，服药后夜寐逐渐改善，睡眠时间延长至6小时，睡眠加深，凌晨醒来次数减少至每周3~4次，口干口苦及烦躁易怒减轻，现仍怕冷明显，舌质暗红，边有齿痕，苔白，脉细。原方加附片15g，14剂，水煎服。2019年6月24日3诊，患者夜寐情况基本正常，睡眠时间延长至6~7小时，凌晨偶有醒来，但很快再次入睡。畏寒怕冷已除，心烦口苦等不适症状渐平。舌质淡尖稍红，苔白，脉细。原方去桂枝干姜，加山慈菇18g。此后复诊夜寐安，病情平稳，随证治疗。

按：肿瘤相关性失眠，又称肿瘤相关性睡眠障碍或癌因性失眠，是指肿瘤患者因睡眠时间、睡眠质量的缺乏，甚则影响正常生活的一种主观性体验，其主要临床表现为入睡困难、睡着易醒、醒后难以入睡以及伴或不伴多梦、醒后疲乏等。肿瘤相关性失眠是肿瘤临床治疗中常见难治并发症之一，严重影响肿瘤治疗及预后。肿瘤相关性失眠在中医学归属"不寐"范畴，失眠的病因病机复杂，总括起来主要分为阴阳失调、营卫不和、气血失衡、神失所养等。中医的天人合一思想认为人与自然是和谐统一的整体，人体的生理变化也顺应自然界变化，《灵枢·口问》载"卫气昼日行于阳，夜半则行于阴；阴者主夜，夜者卧……阳气尽，阴气盛，则目瞑；阴气尽而阳气盛，则寤矣"。人体顺应自然界昼夜阴阳消长而寤寐，一旦天人相应的平衡遭到破坏，昼夜阴阳失衡则发为失眠。而子午流注理论作为中国时间医学的代表，以"天人合一，天人相应"为理论基础，将时辰与人体气血流注相结合，12个时辰对应人体 12 条经脉，气血于寅时由肺经流注，卯时流注大肠，依次为胃、脾、心、小肠、膀胱、肾、胃、心包、三焦、胆，丑时流注肝经，再至肺经，周而复始。

病案 9：热入血室

刘某，女，15 岁，门诊号：47262，初诊日期：1983 年 1 月 13 日。患者近三日烦躁不安，胡言乱语，夜间不能入睡。询问病史：一周来患感冒，发热，恶寒，咳嗽。四天前来月经，当夜曾做一恶梦，随即精神失常，时而乱语，时而悲哭，不思饮食。白天精神尚好，晚则加重，彻夜不眠，病情日趋严重。曾在内科急诊室观察治疗一天，经用镇静剂，未见好转。故来中医门诊求治。诊视患者：面色发黄，双目紧闭不欲睁，口中时而喊叫，时而自语。月经虽已四天，但量仍多，色深红有块，少腹时有疼痛。二便尚调，舌质淡，苔根腻微黄，脉弦细。患者素体健康，家族无精神病史。此为热入血室，上扰神明。治宜清热透邪，镇惊安神。处方：柴胡 10g，黄芩 10g，法半夏 12g，炙甘草 10g，大枣 10g，生姜 3 片，党参 12g，合欢皮 12g，远志 10g，丹皮 10g，木香 6g，生龙牡各 15g。3 剂，水煎服。二诊（1 月 18 日）：服上方一剂后，乱语消失。3 剂服完，精神基本复常，夜间已能入睡，纳食增加，经量减少。宗前方减生姜、大枣，加侧柏叶 10g，旱莲草 20g，凉血止血。3 剂。三诊（1 月 21 日）：药后精神完全恢复，月经已净，纳食正常，唯偶感两肋不舒。以小柴胡汤加延胡索 6g，川楝子 12g，并予舒肝和胃丸调理，一周而愈。追访三月，未见复发。

按：本例感冒之后，适值月经来潮，随之精神不佳，昼轻夜重。细考其证，正与《金匮要略·妇人杂病脉证并治》中所说"妇人伤寒发热，经水适来，昼日明了，暮则谵语，如见鬼状者，此为热入血室"之证相同。因为患者感冒未愈，月经来潮，血室空虚，邪热乘机内陷，与血相搏，而成为热入血室之证。心主血，血热上扰神明，故烦躁不安，胡言乱语，夜不能眠；病在血分，所以白日神志较好，入夜加重；热迫血行，故月经量多，色深红，治以小柴胡汤方，从少阳和解，从厥阴透邪；加龙骨、牡蛎镇惊安神：丹皮清热凉血；远志、合欢皮交通心肾、宁心安神；木香行气健脾。本方功用以和解透达为主，清热安神为辅，一面透邪外出，一面兼以扶正，使之能鼓邪外出，邪去而正安。故服药三剂后，精神即明显好转；随后又加用凉血止血药，月经干净，诸症均除。

【现代研究】

小柴胡汤的主要化学成分包括柴胡皂苷 A、柴胡皂苷 B2、柴胡皂苷 D、人参皂苷 Rb1、人参皂苷 Rg1、黄芩苷、黄芩素、精氨酸、鸟苷、6- 姜烯酚、6- 姜酚、甘草苷、甘草酸、甘草次酸、白桦脂酸等，具有解热、抗炎、保肝、调节内分泌、免疫调节、抗抑郁、抗肿瘤、抗病毒等多种药理作用，广泛应用于感冒、失眠、更年期综合征、慢性肝炎、慢性胃炎、肺炎、肿瘤、抑郁症等疾病的治疗。研究表明，小柴胡汤抗抑郁的作用机制与其调节下丘脑 - 垂体 - 肾上腺轴和脑内神经递质、提高海马脑源性神经营养因子及原肌球蛋白受体激酶 B 表达水平以及抑制 JAK2/STAT3 通路磷酸化有关。此外，小柴胡汤能够通过调节恶性肿瘤患者的慢性应激状态发挥抗肿瘤作用。

第二节　大柴胡汤证

【原文】

太阳病，过经十余日，反二三下之，后四五日，柴胡证仍在者，先与小柴胡；呕不止，心下急，郁郁微烦者，为未解也，与大柴胡汤，下之则愈。（103）

伤寒十余日，热结在里，复往来寒热者，与大柴胡汤。（136）

伤寒发热，汗出不解，心中痞硬，呕吐而下利者，大柴胡汤主之。（165）

【情志症状】

郁郁而烦。

【释义】

此条论述了太阳病传入少阳病，少阳病又传至阳明病出现少阳阳明并病的病机变化特点。少阳病不解，不当用下法，然兼阳明病，又不得不下，故立大柴胡汤法，乃和解与通下并用之法。情志异常方面，小柴胡汤证之烦表现为"心烦喜呕"，此处大柴胡汤证之烦表现为"郁郁微烦"，此为屡下之后，邪入阳明，化燥成实所致。

【辨证】

少阳兼阳明里实证。

【论治】

和解少阳，通下里实。

【方药】

大柴胡汤：柴胡半斤，黄芩三两，芍药三两，半夏半升（洗），生姜五两（切），枳实四枚（炙），大枣十二枚（擘）。

【用法】

上七味，以水一斗二升，煮取六升，去滓，再煎。温服一升，日三服。一方加大黄二两，若不加，恐不为大柴胡汤。

【方解】

大柴胡汤为小柴胡汤去人参、炙甘草，加大黄、枳实、芍药组成。因少阳病未解，故用小柴胡汤以和解少阳。又兼阳明里实证，故去人参、炙甘草以免补中益邪。加芍药和营缓急止痛，加大黄、枳实利气消痞，通下里实，合为少阳阳明两解之剂。

【选注】

汪苓友：此条系太阳病传入少阳、复入于胃之证。太阳病过经十余日，知其时已传入少阳矣，故以二三下之为反也。下之而四五日后，更无他变，前此之柴胡证仍在者，其时纵有可下之证，须先与小柴胡汤，以和解半表半里之邪。如和解之而呕止者，表里气和，为已解也。若呕不止，兼之心下急，郁郁微烦。心下者，正当胃府之中；急则满闷已极；郁烦为热结于里；此为未解也。后与大柴胡汤，以下其里热则愈。（《伤寒论辨证广注》）

陆渊雷：太阳病十余日，虽已过经，无表证而有少阳柴胡证者，不可下，今乃二三下之，于治为逆，故曰反。又其后四五日，论日期，已入阳明，若柴胡证仍在者，仍当先与小柴胡汤，盖用药凭证，不凭日期也。呕本是小柴胡证之一，服小柴胡呕当止。今乃不止，且加心下急，郁郁微烦，则知别有结矣。心下者，胃及横结肠之部位，是必病夹食积为内实，水毒愈不得下降，故令呕不止。呕不止而心下急，郁郁微烦，视小柴胡之默默不欲饮食，已更进一步。盖少阳未解，胃家已实，特未至大承气证之大实痛耳。少阳未解，则不可用承气；胃家已实，又不得不下，所以有取乎大柴胡也。大柴胡证，最所常见，不必误下后始有之。(《伤寒论今释》)

黄竹斋：上节言心中悸而烦者，虚也；此节言心下急而烦者，实也。上言不可以病日浅而为实，此言不可以病日久而为虚也。(《伤寒论集注·辨太阳病脉证并治中》)

【方论】

成无己：柴胡味苦平微寒，伤寒至于可下，则为热气有余，应火而归心，苦先入心，折热之剂，必以苦为主，故以柴胡为君。黄芩味苦寒，王冰曰：大热之气，寒以取之；推除邪热，必以寒为助，故以黄芩为臣。芍药味酸苦微寒，枳实味苦寒，《内经》曰：酸苦涌泄为阴；泄实折热，必以酸苦，故以枳实芍药为佐。半夏味辛温，生姜味辛温，大枣味甘温，辛者散也，散逆气者必以辛；甘者缓也，缓正气者必以甘；故半夏生姜大枣为之使也。一方加大黄，以大黄有将军之号，而功专于荡涤；不加大黄，恐难攻下，必应以大黄为使也。(《伤寒明理论·诸药方论》)

吴谦：按许叔微曰大柴胡汤一方无大黄，一方有大黄。此方用大黄者，以大黄有荡涤蕴热之功，为伤寒中要药。王叔和云：若不用大黄，恐不名大柴胡汤。且经文明言下之则愈，若无大黄，将何以下心下之急乎？应以叔和为是。柴胡证在，又复有里，故立少阳两解之法。以小柴胡汤加枳实芍药者，解其外以和其内也；去参草者，以里不虚也；少加大黄，所以泻结热也；倍生姜者，因呕不止也。(《医宗金鉴·辨少阳病脉证并治》)

【医案举隅】

病案 1：呃逆伴急躁易怒

卢某，男，57 岁，2019 年 3 月 1 日初诊。呃逆 20 余年，患者自述嗝气 20 余年，发作与饮食无关，次数、时间不规律，嗝气连声，时有酸水上泛。长时间嗝气后易觉头晕头痛，双耳有闷堵感，头晕目眩，视物不清，行走不利。曾于当地服中药治疗 20 年，效不佳。就诊时诉有慢性胃炎病史，时觉左下腹疼痛，进食后反酸、烧心、恶心、呕吐酸水。平素觉口干口苦，饮水不解，自觉舌面干燥，胃部不适时舌大满口。性情急躁易怒，易周身乏力。患者无糖尿病等慢性疾病史，为肝炎携带者，曾行胆囊切除术。诊断为呃逆，证属肝郁气滞，拟用疏肝行气、和胃降逆止呃。大柴胡汤加减。方用：柴胡 15g，黄芩 12g，姜半夏 9g，桂枝 9g，龙骨 30g，牡蛎 30g，枳壳 15g，川楝子 9g，麦冬 12g，蜈蚣 2 条，首乌藤 30g，生地黄 18g，川牛膝 15g，蝉蜕 9g，炙甘草 6g。每日 1 剂，水煎服，早晚分服。共 6 剂。2019 年 3 月 8 日二诊，患者服药平妥，药后症缓解。自述少嗝气，左上腹疼痛减轻，进食后腹胀、反酸、烧心症状缓解，无肠鸣音亢进。头晕头痛症状缓解。纳可，睡眠一般，二便调。查体见舌红苔白，中有裂纹，双脉弦。上方见效，考虑患者仍肝郁气滞，原方基础上枳壳加为 18g，生地黄加为 24 g，蝉蜕加为 15g，另加珍珠母 30g，服 6 剂，无复发。

病案 2：偏头痛

患者甲，女，36 岁，患有伴典型先兆的偏头痛性头痛 2 年余，服用麦角胺 2 年，月经前期发病频繁明显，或服用咖啡后发作，生气郁闷时疼痛加重，发作前有视物变形及恶心感，既往轻度高血压病病史，就诊时血压 150/95mmHg，平素怕热明显，大便忽干忽稀，小便短黄，偶有尿道刺痛感，月经量少，色暗红，质稠。现失眠严重，询其梦境中多打斗，愤怒之情，性格急躁，口干口苦，多食易饥，心率95次/分，舌质红，舌苔黄厚腻，脉象弦滑有力。实验室检查促甲状腺激素稍低，三酰甘油偏高。中医诊断：肝阳上亢，胃火炽盛；治法：疏肝解郁，清利中焦湿热；治方如下：川芎15g，荆芥15g，白芷15g，羌活20g，甘草15g，细辛5g，防风15g，薄荷15g，柴胡20g，黄芩20g，芍药15g，半夏15g，枳实15g，大黄10g（后下），酸枣仁15g，远志15g，首乌20g，淮小麦25g，大枣3枚，生姜5g。服用7剂后睡眠情况好转，烦躁易怒，多食易饥改善，大便调，效不更方，继服5剂后发作时恶心感消失，剧痛感亦有所减轻，小便转清，心境好转。

按：中医认为头为"诸阳之会""清阳之府"五脏精华之血，六腑清阳之气皆上注于头。因其位置高属阳，在内、外因中以风邪和火邪最易引起头痛，所谓颠顶之上唯风可到，火性炎上。偏头痛是临床最常见的原发性头痛类型，临床以发作性中重度、搏动样头痛为主要表现，头痛多为偏侧，一般持续4~72小时，可伴有恶心、呕吐，光、声刺激或日常活动均可加重头痛，安静环境、休息可缓解头痛。偏头痛是一种常见的慢性神经血管性疾患，多起病于儿童和青春期，中青年期达发病高峰，女性多见。《灵枢·淫邪发梦》曰："阴气盛则梦涉大水而恐惧，阳气盛则梦大火燔灼，阴阳俱盛则梦相杀。"《素问·脉要精微论》亦曰："是知阴盛则梦涉大水恐惧，阳盛则梦大火燔灼，阴阳俱盛则梦相杀毁伤。"梦象有火，属阳证，可见于实证、热性病、身体上部的病变；《黄帝内经》的论述阐明了患者因肝脏阳气过盛而导致不正常梦境的原因，在治疗此例偏头痛的过程中，清中焦火盛是一个必不可少的手段，患者的肝经郁火以及炽盛胃火都是致病的重要病因，因此加大了黄芩、半夏、大黄的用量。实际效果显著。

病案3：高血压合并失眠

孔某，男，65岁，初诊：1月前无诱因出现失眠入睡困难，梦多，平素心烦急躁时有头痛眩晕，口干口苦，纳可，小便调、大便偏干，舌红苔黄腻，脉滑数有力。BP：138/90mmHg，既往有高血压病史5年，口服卡托普利1片，血压控制尚可。诊断不寐，辨证属少阳相火兼阳明腑热证，治宜清泄肝胆，通下里热，予以大柴胡汤加减：柴胡20g，黄芩12g，枳实8g，半夏15g，大黄5g，白芍15g，栀子20g，淡豆豉15g，龙骨20g，牡蛎20g，竹茹10g，酸枣仁30g，夏枯草20g，山楂20g，茯神20g，甘草6g，7剂，水煎服。嘱低盐低脂饮食，畅情志。二诊：睡眠质量明显好转，口干口苦，纳可，二便调，舌质红，苔薄黄腻，脉弦滑，BP：120/80mmHg。前方去大黄加党参10g，7剂，水煎服。之后随访患者恢复常人睡眠时间及质量，将卡托普利减至半片后，血压控制可。

按：本患者平素心烦急躁、头痛、眩晕，为邪郁肝胆，邪热循经上犯，扰乱清窍；而口干口苦，大便偏干，舌红苔黄腻，脉滑数有力，为化燥伤津、阳明腑热内结，"胃不和则卧不安"，乃少阳、阳明两经邪热内扰所致，治宜清泻肝胆，通下里热，方用大柴胡汤加减。大柴胡汤为小柴胡汤与小承气汤合方加减而成，以柴胡、黄芩、半夏、白芍和解少阳，调畅气机以调肝胆热郁，枳实、大黄轻泄阳明腑热，以泻代清；辅以栀子、淡豆豉、竹茹清宣中焦郁热，以疏少阳气机；佐以龙骨、牡蛎、酸枣仁等安神之品以养心神。二诊时腑气已通，易大黄为党参，以小柴胡汤加味调达少阳枢机、清泻肝胆，使郁热得泄，三焦气机条畅，症除病解。

病案4：顽固性失眠

沈某，男，58岁。初诊日期：2015年4月2日。患者半年前出现睡眠障碍，间断服用多种中西药物，但疗效不佳。刻诊：体壮面红；入睡困难，夜半而醒，醒后不能再寐，平均夜寐时间2~3h；伴脘腹胀满，性情急躁，夜间口干，右肩疼痛；二便正常；舌暗红，苔薄黄腻，脉弦滑数。既往有高血压病史10年，平素血压控制可。诊断：不寐；辨证：肝胃郁热，郁火扰心；治法：和解少阳，内泄热结；方予大柴胡汤。处方：柴胡15g，黄芩15g，制半夏15g，枳实15g，炒白芍30g，生甘草6g，制大黄6g，生姜3片，大枣3个。二诊（4月10日）：患者诉服上方3剂后能夜寐5~6h，未再出现夜半而醒；脘腹舒畅，情绪好转，夜间口干缓解；大便日行2次，欠成形；无腹泻腹痛，纳可，小便调；舌暗红，苔薄黄腻，脉弦滑。虽诸症均减，但望其舌质舌色舌苔变化不显著，虑其郁火积热尚未清除，故原方制大黄减量为3g，加丹参15g、生薏苡仁15g。三诊（4月18日）：患者夜寐6~7h，无入睡困难，无夜半而醒，无夜寐早醒等；情绪稳定，日间精神状态较好；大便日行1次，欠成形；纳可，小便调；舌色转淡苔薄黄，脉弦滑。郁火已清，转以血府逐瘀汤合酸枣仁汤加减，以行气活血，清热除烦，养心安神，治疗2周。近期随访，失眠未再发作。

【现代研究】

大柴胡汤具有保肝、利胆、解痉、抗炎、降血糖、调节脂质代谢、改善血液流变性、抗动脉粥样硬化、调节免疫等药理作用。大柴胡汤可用于胰腺炎、糖尿病、梗阻性黄疸、高脂血症、胆结石、消化系统肿瘤（肝癌、胰腺癌、胆囊癌等）、精神分裂症、失眠等疾病的治疗。有研究从质量传递与溯源、成分特有性、成分有效性、复方配伍环境以及成分可测性 5 个方面对大柴胡汤的质量标志物进行分析发现，柴胡皂苷 a、柴胡皂苷 b1、柴胡皂苷 b2、柴胡皂苷 c、柴胡皂苷 d、黄芩素、黄芩苷、汉黄芩苷等与大柴胡汤功效关联密切，专属性强，可测性强，可作为大柴胡汤质量标志物的重要选择。

第三节　柴胡加龙骨牡蛎汤证

【原文】

伤寒八九日，下之，胸满烦惊，小便不利，谵语，一身尽重，不可转侧者，柴胡加龙骨牡蛎汤主之。（107）

【情志症状】

胸满烦惊，谵语。

【释义】

伤寒八九日，误用攻下之法，导致病邪内陷，弥漫全身，形成表里俱病虚实互见的变证。下后正气受伤，邪陷少阳，则见胸满而烦，少阳相火上炎，加之胃热上蒸，心气被扰，神明不安，故令惊惕谵语。少阳枢机不利，三焦决渎失职，则小便不利。阳气内郁而不得宣达于外，所以一身尽重而不可转侧，主用柴胡加龙骨牡蛎汤。和解中寓有通阳和表、泄热清里、重镇安神之义。

【辨证】

柴胡加龙骨牡蛎汤证。

【论治】

和解少阳，通阳泄热，兼重镇安神。

【方药】

柴胡加龙骨牡蛎汤：柴胡四两，龙骨、黄芩、生姜（切）、铅丹、人参、桂枝（去皮）、茯苓各一两半，半夏二合半（洗），大黄二两，牡蛎一两半（熬），大枣六枚（擘）。

【用法】

上十二味，以水八升，煮取四升，内大黄，切如棋子，更煮一两沸，去滓。温服一升。本云：柴胡汤，今加龙骨等。

【方解】

本方以小柴胡汤为基础方加减而成。邪入少阳，故用小柴胡汤和解少阳，畅达枢机。加桂枝通阳和表，大黄清泄里热，龙骨、牡蛎、铅丹重镇安神，茯苓宁心安神并通利小便。因三焦邪热弥漫，故去小柴胡汤中甘草，以防其甘缓之性妨碍祛邪。因方中所用铅丹毒性较大，现代临床上常用灵磁石、生铁落等品替代之。

【选注】

钱天来：八九日，经尽当解之时也。下之，误下之也。胸满，误下里虚，邪气陷入也。烦者，热邪在膈而烦闷也。惊者，邪气犯肝，肝主惊骇也。小便不利，邪自少阳而入里，三焦不运，气化不行，津液不流也。谵语，邪气入里，胃热神昏也。一身尽重，《灵枢经》谓脾所生病也。不可转侧，足少阳胆病也。言伤寒八九日，经尽当解之时而不解，因误下之后，使太阳之经邪，传至少阳而入里也……然此条经络纠纷，变症杂出，未可以寻常治疗也，故以小柴胡为主，加龙骨牡蛎汤主之。（《伤寒溯源集·少阳坏病》）

陈修园：此一节言太阳之气因庸医误下，以致三阳合病，特立三阳并治之方，滋阳明之燥，助少阳之枢。而太阳不失其主开之职，其病仍从少阳之枢而外出矣。(《伤寒论浅注》)

吕楼村：此证全属表邪误下，阴阳扰乱，浊邪填膈，膻中之气，不能四布，而使道绝，使道绝，则君主孤危，因而神明内乱，治节不行，百骸无主，以致胸满烦惊，小便不利，谵语，一身尽重，不可转侧，种种皆表里虚实、正邪错杂之证。(《伤寒寻源》)

【方论】

吴谦：是证也，为阴阳错杂之邪；是方也，亦攻补错杂之药。柴、桂解未尽之表邪，大黄攻已陷之里热，人参、姜、枣补虚而和胃，茯苓、半夏利水而降逆，龙骨、牡蛎、铅丹之涩重，镇惊收心而安神明，斯为以错杂之药，而治错杂之病也。(《医宗金鉴·辨坏病脉证并治》)

陈恭溥：柴胡加龙骨牡蛎汤，启生阳以转枢之方也。凡病机内逆不出者，须藉此方以启之……夫烦者，三焦病也；小便不利者，亦三焦之气化病者；惊者，胆病也；谵语，惊所致也。三焦主枢，胆亦主枢，皆属少阳也。机枢窒，故胸不能开而满，身不能转而重，此误下内逆之坏病也，小柴胡汤不足以当之。方用龙骨，启少阴之生阳，以救三焦之枢；牡蛎启厥阴之生阳，以救少阳之枢；桂枝茯苓助心主之神；铅丹气味辛寒，本金水之精，经火化而变赤，能镇惊除热下气，同大黄用以降内逆之火；加于柴胡汤中，助其枢转，则逆者顺矣。(《伤寒论章句》)

吕楼村：病属表邪陷入，则阴阳出入之界，全藉少阳为枢纽，故以柴胡名汤。而阴邪之上僭者，复桂枝、生姜、半夏以开之；阳邪之下陷者，用黄芩、大黄以降之；使上下分解其邪，邪不内扰。而兼以人参、大枣扶中气之虚，龙骨、牡蛎、铅丹镇心气之逆。且柴胡、大黄之攻伐，得人参扶正以逐邪，而邪自解。龙骨、牡蛎之顽钝，得桂枝助阳以载神，而神自返。其处方之极错杂处，正其处方之极周到处。(《伤寒寻源》)

【医案举隅】

病案 1：围绝经期综合征

杨某，女，54 岁。有 6 年围绝经期综合征病史，经常服用中西药，但未能达到预期治疗目的，近由病友介绍前来诊治。刻诊：胸胁烦满，胆小易惊，心烦急躁，肢体困重，精神抑郁，面部烘热，头昏头沉，口苦，舌质红，苔黄厚腻，脉沉滑。辨为心胆气郁、痰热蕴结证，治当调理心胆、清热化痰。给予柴胡加龙骨牡蛎汤与小陷胸汤合方：柴胡 24g，龙骨 10g，黄芩 10g，生姜 10g，朱砂 3g（冲服），红参 10g，桂枝 10g，茯苓 10g，姜半夏 12g，大黄 6g，牡蛎 10g，黄连 10g，全瓜蒌 30g，大枣 12 枚。6 剂，水煎服，每日 1 剂，每日 3 服。二诊：心烦急躁有好转，以前方 6 剂续服。三诊：面部烘热消除、胸胁烦满减轻，以前方 6 剂续服。四诊：肢体困重、头昏头沉减轻，以前方 6 剂续服。五诊：精神好转、胆小易惊基本消除，以前方 6 剂续服。六诊：肢体困重、头昏头沉基本解除。以前方 6 剂续服。之后为了巩固治疗效果，以前方治疗 150 余剂。随访 1 年，一切尚好。

按：围绝经期综合征是妇科比较常见的疾病之一，也是比较难治的病症之一，因其病因复杂，病症表现特殊，所以从中医辨治则有良好的治疗作用。根据围绝经期综合征的病变证机是心胆气郁、郁热扰神，治以柴胡加龙骨牡蛎汤。又因病变证机夹痰热，故与小陷胸汤合方清热化痰。

病案 2：痫病

索某，男，13 岁，永兴庄人。1979 年元月来诊。一周内两次仆倒于地，一于睡醒之后，一于玩耍之时。皆呈突然仆倒，不省人事，口流涎沫，牙关紧闭，齿咬舌破，犹不知也。肢体强直，小便自遗。急掐人中、合谷穴，约三五分钟始醒。本院儿科赵主任疑为癫痫。余望其面色红润，二目炯炯，起居如故，饮食正常。外无六经之形症，内无脏腑之所苦。沉思良久，一筹莫展，难以书方。再询之，知痫后常有惊惧之状，仅此蛛丝马迹，诊为七情之惊，扰乱神明。遂拟仲圣柴胡加龙骨牡蛎汤试之：柴胡 12g，黄芩 10g，半夏 12g，党参 10g，甘草 6g，龙骨、牡蛎各 15g，桂枝 6g，川大黄 6g，茯苓 15g，3 剂。三个月后其母患病来诊，言子再未发病。以后每年相访，未见重犯。

病案 3：癫狂

崔某，女，16 岁，奇村人。素性争强好胜，读书刻苦，名列前茅。一月前，与同学发生矛盾，郁怒于心胸，病头闷失眠，记忆明显减退，精力难以集中，或怒或泣，日趋益甚，遂废学。近一周不饥不食，时欲张口叹息，彻夜不寐，二目呆滞，喃喃独语，呼问不应。一医让服牛黄清心丸，无起色。视其表情淡漠，状似木鸡，舌尖红，有芒刺。诊其脉，沉滑右弦。观其脉症，此癫病也。《景岳全书》云："癫病多由痰起，凡气有所逆，痰有所滞，皆能壅闭经络，格塞心窍。"是以神乱成癫也。今舌尖红赤，有芒刺，大有阳变成狂之势。宜速解郁开窍，清热化痰。拟柴胡加龙骨牡蛎汤加味治之：柴胡 12g，黄芩 10g，半夏 15g，甘草 6g，远志 10g，石菖蒲 15g，竹叶 3g，石膏 60g，龙牡各 30g，枣仁 15g，3 剂。并嘱家长好言劝慰，心药医心。二诊：神志明显改善，已可答问，思食欲寐。舌仍燥，边尖红，脉弦滑。志定神宁，痰火已轻，原法不变，并加滋阴养心之品。拟原方加生地黄15g，麦冬15g，5剂。三诊：神情几近正常，遂未书方。嘱其豁达大度，宽厚容人云云。

病案4：不寐

患者，女，28岁，2011年2月20日初诊：近5年来寐差，近几日加重。自觉全身乏力，头晕烦躁，心悸不寐，胃脘胀满，呃逆口苦，便干，两三日一行，脉弦，舌暗。中医诊断：不寐（肝胆失疏，心胆不宁）。治则：疏肝利胆，宁心安神。处方：醋柴胡12g，炒黄芩9g，半夏12g，党参20g，龙骨20g（打碎，先煎），牡蛎20g（打碎，先煎），茯苓20g，桂枝9g，大黄5g，大枣12枚，生姜3片，麻子仁9g，枳壳9g，白芍9g，炙甘草9g。4剂，日1剂，水煎服。2月25日二诊：药后诸症减轻，能入睡5小时左右，胃脘已不胀满，脉缓，继服7剂调理而愈。

按：柴胡加龙骨牡蛎汤见于《伤寒论》第107条。云："伤寒八九日，下之，胸满，烦惊，小便不利，谵语，不可转侧者，柴胡加龙骨牡蛎汤主之。"柴胡加龙骨牡蛎汤由柴胡、半夏、党参、龙骨、牡蛎、桂枝、大黄、铅丹、茯苓、黄芩、生姜、大枣12味药组成。学者普遍认为，本方由小柴胡汤加味而成，是表里同治、邪正同治的和解之方，其证属于少阳病范畴。也有学者认为，本方现代更多用于肝经病变。结合临床实践认为，张仲景本意是合方使用产生的本方，以肝胆为主，又兼涉少阴、太阳、太阴、阳明。合方可使药味精简，原有方剂功效协同，产生新功效，拓宽了相合方剂的使用范围。柴胡加龙骨牡蛎汤具有和解少阳、通阳泄热、重镇安神之功，据"胸满、烦惊、谵语"之旨，临床用于治疗精神情志类疾病。心烦、失眠、抑郁属邪在少阳，扰动少阴心神，致心胆不宁。以头晕头痛、胸满太息、烦躁易怒、心悸不寐或多梦纷纭为主要症状，或以易惊吓、易悲伤哭笑、语无伦次、便秘、尿黄为主要症状。以上两症，只要见舌红、苔白腻、脉象弦滑或弦数即可用此方，多能随手奏效。如心烦甚，可合栀子豉汤，痰热证候明显可合小陷胸汤。

病案5：早泄

李某，男，36岁，2013年4月7日初诊。近1年来行房易早泄，曾多方服补肾药无效，特来我处就诊。自觉腰困，浑身不适，口苦，咽干，两眼干涩，眠差，心烦易怒，脉涩，舌淡红，苔腻。中医诊断：早泄（肝郁胆热，阳不摄阴）。治则：疏肝郁，利胆火，宁神定志。处方：醋柴胡12g，炒黄芩9g，半夏24g，党参25g，生龙骨30g（打碎，先煎），生牡蛎30g（打碎，先煎），茯苓15g，茯神15g，桂枝12g，大黄3g，炒白芍18g，炙甘草12g，大枣12枚，生姜3片。5剂，日1剂，水煎服。4月13日二诊：药后乏力、口苦、眼干诸症大减，效不更方，续服15剂，性事正常。1年后随访，未见复发。

按：早泄是常见的男性性功能障碍。研究表明，早泄的发病率为14%~41%，常与遗精、阳痿相并而作。一般治疗早泄多从肾阳虚论治，如《曹仁伯医案》曰："肾者主蛰，封藏之本，精之处也，精之所以能安其处者，全在肾气之封藏不失其职，虚者反之。"多年临床发现，早泄患者除少数年老体弱外，很难见到肾阳虚症状。多数中青年患者发病初期往往表现为阳事易举等相火旺盛之象，兼有口燥咽干、头晕耳鸣或胸胁苦满、心烦易怒、口苦咽干等胆火内郁之症，常伴阴囊湿痒、小便热黄等热象。性事活动赖于心、肝、肾三脏及君相之火协调如常，三者尤其"前阴者，宗筋之所聚"，为肝所主。肝之疏泄正常，精神情志调畅；肝血充盈，血旺精足，宗筋得以濡养，性欲旺盛，阴茎坚挺有力，精窍启闭，方能施泄有度。当代著名男科学家徐福松教授亦强调："男科疾病勿忘肝郁。"该类患者性欲减退，阳物难举，或举而即泄，又可导致情志抑郁，烦闷不舒，纳差多寐。因此治疗上应疏肝郁，利胆火，宁神定志，采用经方柴胡加龙骨牡蛎汤为主方加减治疗。柴胡加龙骨牡蛎汤包含桂枝加龙骨牡蛎汤之意，桂枝加龙骨牡蛎汤在《金匮要略》中主治男子失精、女子梦交。柴胡加龙骨牡蛎汤既可调肝理脾，又可调和阴阳，用于生殖系统疾病效果良好。足厥阴肝经环阴器，抵小腹。病入厥阴，肝失条达，气机不利，往往阴阳失调，肝气不疏，胆火内郁，相火妄动，而发生早泄、遗精等。

病案6：惊厥性癔症

周某，女，47岁。患者时以心悸不安，头晕目眩，颜面阵发性潮红，月经过多，腰酸腹痛等症来医院就诊。一日患者家属忽遣急足来邀我出诊，至其家则见患者仰卧床上，双目微合，气息幽微，形如尸厥。其子女在旁啜泣，其丈夫述早起时还挺好，准备雇车去看门诊，早饭后突然气塞咽喉，无法说话，眼中流泪，扶持睡卧，呼之不应。检视患者两侧之瞳孔反应正常，胸腹动悸如"奔马"，心脏跳动较快，腹部脐旁按之筑筑动，似有气上动，微压季肋及胸部时，患者虽不能言，似有知觉，面现苦闷状。诊之脉弦滑数，乃以柴胡加龙骨牡蛎汤：柴胡6g，桂枝3g，黄芩9g，茯苓9g，龙骨12g，牡蛎12g，半夏9g，大黄6g（后下），人参6g，大枣3枚，生姜3片，铅丹不用。第2天复诊，患者称各种症状已大有好转，唯胸中似仍有气筑筑动，心慌胆怯。再以原方去大黄加浮小麦15g，续服14剂而愈。

病案 7：精神分裂症

孙某，男，22 岁。1972 年 2 月 27 日初诊。据称患者于本月 15 日开始发病，精神错乱，恐怖惊疑，不食不眠，时而情绪忧郁，时时叹息。在南京精神病院接受检查后被诊断为精神分裂症。视患者体格健壮，目直神呆，按其胸腹时有蹙眉苦满感，大便偏干，间日 1 次。分析患者之主证有胸胁苦满，恐怖惊疑，不食不眠，时而情绪忧郁，投予柴胡加龙骨牡蛎汤合温胆汤加减：柴胡 9g，半夏 6g，黄芩 6g，桂枝 6g，茯苓 9g，龙骨 9g，牡蛎 15g，远志 4g，甘草 6g，铅丹不用。服药 4 剂后又来复诊，称诸症有明显好转，再将原方略做加减，续服 4 剂而愈。

病案 8：百合病

王某，女，43 岁，教师。1999 年 2 月 22 日初诊。患者思绪烦乱，失眠难寐 2 年，加重 2 个月，多方诊治疗效欠佳而就诊。自述患"神经衰弱"已 10 年，2 年前因用脑过度而发病。刻诊：表情忧郁，神情不安，思绪烦乱，时时涕泪俱下，难以自控，整夜不能入眠，虽用极量安定、阿普唑仑、多虑平等，亦仅能短暂入睡，注意力分散，脑中时而紧闷，时而松散，身体时感轻飘，时感重滞，时感抽掣，时冷时热，热则易汗，健忘头晕，头闷头痛，纳呆，便干，尿少，色黄，口苦咽干，舌暗苔厚，脉沉弦。辨证属郁火伤阴，心肺失养，火扰心神之百合病；治宜疏解郁火，养心益肺，重镇安神；仿仲景柴胡加龙骨牡蛎汤与百合地黄汤意拟方交替服用。①柴胡 9g，黄芩 10g，半夏 9g，郁金 12g，菖蒲 12g（后入），陈皮 12g，枳壳 12g，白芍 12g，生龙骨、生牡蛎、珍珠母各 30g（先煎）。②百合 30g，生地黄 15g，知母 9g，龙眼肉、小麦各 30g，炒枣仁 30g（捣），柏子仁 12g（捣），合欢皮 20g，冰糖 15g（捣碎，冲）。各

3 剂，每日 1 剂，水煎交替服，晚上睡前服头煎，次晨服二煎，包煎后的百合、龙眼肉、小麦随意食之。1999 年 2 月 28 日二诊，药后神情稍安，他症如前，方加黄连 6g 以清心火，后方加山茱萸 12g 以补肾益阴。各 15 剂，每日 1 剂，煎服法同前。1999 年 3 月 28 日三诊，药后诸症减四分之三，表情自然，神情安定，思绪时有烦乱，但可自控，并可集中精力完成一项工作，睡眠好转，全身感觉正常，各继服 15 剂。1999 年 5 月 28 日随访，药后诸症悉除，又外出疗养 1 个月，现已正常执教。嘱其用脑适度，以防复发。

按：本例用脑过度，暗耗阴血，且思则气结，气结日久，化火伤阴，心肺失养，火扰心神，百脉俱受其累，故见症多端而成百合病。阴血不足，心神失养，故忧郁烦乱，感觉异常，失眠健忘；火炎于上则口苦、咽干，火移于下则便干、尿黄；神色脉虽一派气结之象，但病发于思虑过度。畅老师法仲景，既用前方疏解郁火，重镇安神，又以后方养心益肺，则气血和调，百脉得养，诸症自除。

【现代研究】

研究表明，柴胡皂苷 a、柴胡皂苷 d、人参皂苷 Rg1、人参皂苷 Rb1、人参皂苷 Re、黄芩苷、茯苓酸、去氢土莫酸、6- 姜酚、8- 姜酚、槲皮素、芦荟大黄素、β- 谷甾醇、山柰酚、桂皮酸、桂皮醛等可作为柴胡加龙骨牡蛎汤的质量标志物。柴胡加龙骨牡蛎汤具有抗抑郁、保护心血管、抗失眠、抗焦虑、抗抑郁、神经保护等药理作用，临床上常用于治疗情志疾病（失眠、抑郁症、焦虑症、精神分裂症等）、心血管疾病（心律失常、高血压等）、皮肤科疾病（老年瘙痒症、变应性接触性皮炎、难治性下肢溃疡等）、围绝经期综合征等。柴胡加龙骨牡蛎汤能够改善癫痫发作大鼠的神经行为异常并修复损伤神经元，可能通过激活 RhoA/ROCK 信号通路发挥抗癫痫作用。柴胡加龙骨牡蛎汤能够改善昼夜节律紊乱小鼠的睡眠障碍，其机制可能与上调食欲素 A 和 CaMKK2/AMPK 磷酸化水平，抑制 NF-κB 下游信号通路从而改善中枢及外周系统的炎症状态有关。

第四节　柴胡桂枝汤证

【原文】

伤寒六七日，发热，微恶寒，支节烦疼，微呕，心下支结，外证未去者，柴胡桂枝汤主之。（146）

【情志症状】

支节烦痛，心下支结。

【释义】

本条言太阳少阳并病之证治。伤寒六七日为由太阳向阳明、少阳传变之时，发热恶寒，支节烦疼为表证未解。心下支节，支同"枝"，即两侧之意，心下两侧即胸胁部，心下支节即"胸胁苦满"的另一种说法。微呕亦为少阳柴胡证，故治之以柴胡桂枝汤。本方为小柴胡汤与桂枝汤用量减半而合方，用治太阳少阳并病之轻证。

【辨证】

太阳少阳并病证。

【论治】

和解少阳，兼以解表。

【方药】

柴胡桂枝汤：桂枝一两半（去皮），黄芩一两半，人参一两半，甘草一两（炙），半夏二合半（洗），芍药一两半，大枣六枚（擘），生姜一两半（切），柴胡四两。

【用法】

上九味，以水七升，煮取三升，去滓，温服一升。

【方解】

本方取小柴胡汤、桂枝汤各用半量，合剂而成。以桂枝汤调和营卫，辛散解肌，治太阳之表；以小柴胡汤和解少阳，畅达枢机，治半表半里。此方为太少表里双解之轻剂。方后有"本云：人参汤，作如桂枝法，加半夏、柴胡、黄芩；复如柴胡法，今用人参，作半剂"等二十九字，与方意不合，故在此省略不解。

【选注】

柯韵伯：伤寒六七日，正寒热当退之时，反见发热恶寒证，此表证而兼心下支结之里证，表里未解也。然恶寒微，则发热亦微。但肢节烦疼，则一身骨节不烦疼可知。支，如木之支，即微结之谓也。表证微，故取桂枝之半，内证微，故取柴胡之半，此因内外俱虚，故以此轻剂和解之。(《伤寒来苏集·柴胡桂枝汤》)

【方论】

王晋三：桂枝汤重于解肌，柴胡汤重于和里，仲景用此二方最多，可谓表里之权衡，随机应用，无往不宜。即如支节烦疼，太阳之邪虽轻未尽；呕而支结……不必另用开结之方，佐以桂枝，即为解太阳未尽之邪；仍用人参、白芍、甘草，以安营气，即为轻剂开结之法。(《伤寒古方通·和剂》)

柯韵伯：桂、芍、甘草，得桂枝之半，柴、参、芩、夏，得柴胡之半，姜、枣得二方之半，是二方合半非各半也。与麻黄桂枝各半汤又不同。(《伤寒来苏集·柴胡桂枝汤》)

【医案举隅】

病案 1：郁病

患者，女，42 岁，2020 年 12 月 20 日初诊。主诉：心情低落、自觉小腹有冷气窜动1年。1年前因母亲去世后出现心情低落，沉默寡言，常悲伤欲哭，自觉小腹部有冷气窜动，手足冷，右侧为重，喜叹息、气短乏力、活动加重，多汗，纳差，失眠，每晚可睡眠3小时左右，伴多梦，入睡困难，大便干，三日一行。舌质淡红、苔白，舌下络脉迂曲、青紫，脉沉细。就诊于当地医院，行心理测评等检查后诊断为抑郁症，患者拒绝口服抗抑郁西药治疗。西医诊断：抑郁症；中医诊断：郁病（肝郁脾虚、枢机不利、营卫亏虚）。治以疏肝健脾、调畅枢机、补益营卫气血为法，方以柴胡桂枝汤加减。处方：北柴胡15g，炒黄芩10g，法半夏12g，桂枝15g，当归10g，白芍15g，陈皮10g，黄连10g，菟丝子10g，淫羊藿15g，炮附片6g（先煎），巴戟天10g，肉苁蓉30g，党参15g，黄芪20g，麦冬20g，炙甘草15g，牛膝10g，大枣15g，升麻6g。14剂，每日1剂，水煎分早晚2次口服。2021年1月4日二诊：患者情绪低落、沉默寡言症状明显改善，手足冷，气短乏力较前好转，多汗，小腹部冷气窜动减轻，大便不干，二日一行，每晚可睡眠3小时左右，伴多梦，以噩梦为主，舌质淡红，苔白，舌下络脉迂曲、青紫，脉沉细渐起，考虑合并心气亏虚，处方在初诊方基础上加生龙骨30g（先煎）、生牡蛎30g（先煎），14剂，煎服法同前。2021年1月30日三诊：服用14剂后情绪改善，小腹部冷气窜动消失，入睡困难改善，每晚可睡眠5~6小时，纳可，大便二日一行，舌淡红，苔薄白，脉弦细，效不更方，守二诊方继续服用14剂，煎服法同前。随访至2021年6月患者情志抑郁、小腹部冷气窜动未复发，嘱移情易性，适当运动锻炼，不适随诊。

按：患者因亲人骤逝，情志不疏导致心情低落，起病以气机郁滞在先，气机郁久则乱，少阳枢机不利，故喜叹息，体内出现异常感觉，自觉有冷气在小腹窜动；纳差，气短乏力，舌苔白，为肝郁克脾，脾气虚弱，运化功能下降所致；手足逆冷，体内冷气窜动，乃因素体肾阳不足，加之病后脾阳受损，不能温养先天之本令肾阳更虚，气化无力，四肢失去阳气温养故觉逆冷；大便不通，当是肾阳、肾气受损，下焦温煦推动作用减弱导致；舌下络脉迂曲、青紫，因气郁及血。结合舌脉，四诊合参，辨证为肝郁脾虚、营卫亏虚、枢机不利，给予柴胡桂枝汤加减。方中小柴胡汤宣畅气机，即治郁先治气，疏利肝胆，和解少阳，改善情绪低落及自觉小腹冷气窜动等症状；调畅中焦脾胃气机，改善纳差，乏力症状；宣畅三焦，使阳气宣发通畅。桂枝汤调和营卫，改善汗出症状，推动营卫气血运行；配伍菟丝子、淫羊藿、炮附片、巴戟天、肉苁蓉、牛膝补肾阳暖四肢，补肾气助气化增强固摄开阖之功；配伍党参、黄芪、升麻补中气，促进中气生发，同时当归、白芍、麦冬滋阴血补益营卫生发之源；黄连清郁热。二诊时因患者多梦改善不明显，为心气亏虚所致，加龙骨、牡蛎潜阳安神改善多梦。诸药合用，切中病机，症状逐渐改善。

病案2：顽固性焦虑症

常某，女，45岁。2010年10月20日初诊。主诉：焦虑4年。患者2006年因胃痛、乳房胀痛、下颌淋巴结痛，伴心烦、心率加快、口渴等症状，于当地医院就诊，予消炎对症治疗后症状减轻。此后出现失眠、多梦，且又伴见心烦、口渴等症状，经多处医治，未见明显疗效，故而来诊。症见：焦虑，惧热闹，怕异味，心烦急躁，焦虑时血压升高，服安定后血压下降，神疲乏力，嗜睡，头晕，气短，多梦易醒，记忆力减退，时有手指发麻，胸前区肋骨疼痛，肩胛骨疼痛，右臂内侧疼痛，右颏下淋巴结疼痛（1cm×1cm，移动度好），焦虑时疼痛加重，纳可，时便秘，小便调，月经正常，舌淡红，苔薄白，脉沉弱。诊断为郁证，证属肝气郁滞、气机失调。治以柴胡桂枝汤加减：柴胡、半夏各9g，黄芩、党参、桂枝、炙甘草、浙贝母、猫爪草各15g，白芍30g，生牡蛎（先煎）、炒酸枣仁各60g，生姜3片。14剂，每日1剂，水煎分早晚2次口服。2010年11月2日二诊：服上方后，焦虑缓解，气短、乏力、头晕、多梦等症状明显减轻，心烦急躁改善，异味较以前耐受，疼痛减轻，仍惧热闹，舌淡红、苔薄白，脉偏沉。守上方，黄芩、猫爪草、浙贝母改为30g，另加夏枯草45g，28剂，煎服法同前。后患者家属因他病来诊，述此患者在当地按原方抓药续服1月而诸症消失。

病案3：围绝经期失眠

患者，女，48岁。主因失眠多年，加重3个月。2017年3月5日于北京中医药大学国医堂门诊就诊。患者长期入睡困难，梦多易醒，盗汗。白天精神恍惚，自觉可隐约听到手机铃声。胸闷发紧，情绪紧张激动时加重，有时无故欲哭。胃隐痛，口苦，口臭耳鸣偶发，排便量少且不易排出。月经淋漓量多，末次月经持续20天，舌体小而薄，舌质苍老，舌色淡而暗，边尖红，苔白腻，脉弦滑，按之沉。B超示：子宫肌瘤。中医诊断：不寐，辨证为枢机不利、心神失养。治宜调畅枢机、补心安神，予柴胡桂枝汤合甘麦大枣汤加减：柴胡10g，黄芩10g，法半夏15g，桂枝10g，炒白芍10g，人参10g，炙甘草30g，浮小麦30g，大枣30g，牡蛎15g（先煎），龙骨15g（先煎），桑叶20g，麦冬20g，五味子8g，刺五加15g。14剂，每日1剂，水煎分早晚2次口服。2017年3月19日二诊，患者自诉服药后睡眠改善，其余症状均有减轻，舌淡，脉仍沉。处方在前方基础上，刺五加加至 30g，加柏子仁 30g，生黄芪 30g，远志 10g，仙鹤草 30g。煎服法同前。2017 年 4 月 16 日三诊，患者自述睡眠良好，白天精神转佳，但梦较多。偶有呃逆反酸，处方在前方基础上，加石菖蒲 10g，合欢花 20g。煎服法同前。

病案 4：神经官能症

某，女，65 岁，2014 年 9 月 20 日初诊，主诉：周身走窜疼痛 1 年余。患者自述 10 余年前因生气致腹胀、腹痛，左侧甚，进行性加重，逐渐出现周身走窜疼痛，未予系统治疗。现症见：患者周身走窜疼痛，自觉有气流在周身窜动，喜按揉，按后得矢气、嗳气则舒，疼痛影响行走，右下肢活动不利；平素因家庭琐事易生闷气，纳差，眠欠安，小便频，量多，夜尿 2~3 次，大便日行 5~6 次，便质细软，舌红苔滑腻，脉弦细涩。腹部 B 超示：肠胀气。西医诊断：神经官能症；中医诊断：肝气窜（肝郁气滞证）。处方以柴胡桂枝汤加减：柴胡 15g，黄芩 9g，人参 9g，半夏 9g，桂枝 9g，赤芍 9g，白芍 9g，茯苓 15g，郁金 12g，石菖蒲 12g，炙甘草 6g，生姜 5 片，大枣 5 枚。每日 1 剂，水煎，先熏患处后饮之，分早晚 2 次，药渣泡脚。二诊：服上方 21 剂后，周身走窜痛减轻，腹胀腹痛改善不明显，现症见：大腿两侧绵绵作痛，左脚第二趾疼痛，喜按揉，按后嗳气得舒；纳眠可，小便频，夜尿 4~5 次，大便日行 5~6 次，不成形，便质稀，舌红苔中后部白腻，脉弦细，左关稍大。处方：上方去人参 9g，加党参 9g，制延胡索 12g，百合 30g，乌药 6g，炒莱菔子 9g，焦山楂、焦神曲、焦麦芽各 6g。用法同前。3 个月后电话回访，患者自述服药 10 剂后，诸症消除，为巩固疗效，继服 4 剂后停药，未复发。

病案 5：阳痿

闫某，40 岁。前年病阳痿，讳疾忌医，自买男宝、龟龄集，久服无效，不得已来诊，余用桂枝加龙骨牡蛎汤获愈。今春旧病复萌，或不能举，或举而不久，复来求诊。余未予细察，便复蹈故辙，拟前方服之。服之八剂，毫不见效，执方来询，始知又犯守株待兔之错。诊其脉，沉弦有力。问胸胁苦满否？病前有不快之事否？答曰：然。由是观之，此乃气郁伤肝，肝失条达，疏泄无权，不能淫气于筋，致宗筋弛纵不收也。沈金鳌云："失志之人，抑郁伤肝，肝木不能疏达，亦致阳痿不起。"首次桂枝加龙骨牡蛎获愈者，为阴阳俱虚，不能阳固阴守也。今痿于肝郁，源本不一，背痒搔腹，故不效也。遵"木郁达之"之治，拟柴胡桂枝汤加减：柴胡 12g，黄芩 10g，苏子 15g，党参 10g，甘草 6g，桂枝 10g，白芍 10g，马钱子 1g（冲）。连服 3 剂，即见好转，续服 3 剂，复可卿卿我我矣。

【现代研究】

柴胡桂枝汤的主要化学成分包含没食子酸、原儿茶酸、绿原酸、苯甲酸、苯甲酰芍药苷、芍药内酯苷、甘草苷、芍药苷、肉桂酸、槲皮素、黄芩苷、黄芩素、汉黄芩素、甘草酸、柴胡皂苷 A、柴胡皂苷 D 等，具有抗病毒、抗炎退热、抗抑郁、免疫调节、抗肿瘤、抗纤维化等药理活性。现代临床上广泛应用于治疗感冒发热、循环系统疾病、消化系统疾病、内分泌系统疾病、植物神经功能紊乱及妇科疾病。研究发现，柴胡桂枝汤在治疗冠心病心绞痛合并焦虑症患者时，不仅能够改善患者的焦虑症状，而且减少了心绞痛的发作次数和持续时间。另有研究表明，加味柴胡桂枝汤联合文拉法辛治疗抑郁障碍伴失眠具有确切疗效，而且能够减轻因抗抑郁药物的副作用所引起的各种症状（口干、便秘、性功能障碍等）。此外，柴胡桂枝汤治疗焦虑性神经症性头痛的远期疗效优于黛力新（氟哌噻吨美利曲辛片）。柴胡桂枝汤联合戊酸雌二醇片治疗能够有效缓解更年期综合征患者的临床症状，改善性激素水平。

第五节　柴胡桂枝干姜汤证

【原文】

伤寒五六日，已发汗而复下之，胸胁满微结，小便不利，渴而不呕，但头汗出，往来寒热，心烦者，此为未解也，柴胡桂枝干姜汤主之。（147）

【情志症状】

胸胁满微结，心烦。

【释义】

伤寒五六日，经过汗、下等法治疗后，致表证已罢，邪入少阳，症见往来寒热，胸胁满，心烦，是少阳柴胡证。唯少阳证候一般是胸胁满，呕而不渴，小便自可。今胸胁满微结，小便不利，渴而不呕，当是少阳病兼水饮内结。因少阳主手足少阳两经及胆与三焦两腑。少阳枢机不利，胆火内郁，可导致三焦决渎功能失常，水饮留结于中则胸胁满微结。水道失于通调，阳气不得宣化，因而小便不利，为渴。胃气尚和，所以不呕。但头汗出，亦是少阳枢机不利，水道不畅，阳郁不能宣达于全身，而反蒸腾于上部所致。用柴胡桂枝干姜汤，和解少阳，兼化饮解结。

【辨证】

少阳病兼水饮内结证。

【论治】

和解少阳，化饮解结。

【方药】

柴胡桂枝干姜汤：柴胡半斤，桂枝三两（去皮），干姜二两，瓜蒌根四两，黄芩三两，牡蛎二两（熬），甘草二两（炙）。

【用法】

上七味，以水一斗二升，煮取六升，去滓，再煎取三升，温服一升，日三服。初服微烦，复服汗出便愈。

【方解】

本方即小柴胡汤去半夏、人参、生姜、大枣，加桂枝、干姜、天花粉、牡蛎而成。柴胡、黄芩作为主药，用于清解少阳之热；不呕，故去半夏；水饮内停，胸胁满，故去人参、大枣之壅补。方中天花粉、牡蛎逐饮开结，桂枝、干姜通阳散寒化饮，甘草调和诸药。组方寒温并用，攻补兼施，既有和解表里之功，又有温中散结之力。诸药合用，共奏和解表里，调和阴阳，宣痞散结，温化水饮之效。

【选注】

柯韵伯：伤寒五六日，发汗不解，尚在太阳界。反下之，胸胁满微结，是系在少阳矣……此微结对大结胸言，是指胸胁痞硬。小便不利者，因下后下焦津液不足也。头为三阳之会，阳气不得降，故但头汗出，半表半里之寒邪未解，上下二焦之邪热已甚。故往来寒热心烦耳。（《伤寒来苏集·少阳方总论》）

唐容川：已发汗，则阳气外泄矣，又复下之，则阳气下陷，水饮内动，逆于胸胁，故胸胁满微结，小便不利。水结则津不升，故渴，此与五苓散证见一意也。阳遏于内，不能四散，但能上冒，为头汗出。而通身阳气欲出不能，则往来寒热，此与小柴胡汤同一意也。此皆水寒之气，闭其胸膈腠理，而火不得外发，则反于心包，是以心烦。（《伤寒论浅注补正·辨太阳病脉证》）

【方论】

方有执：柴胡、黄芩，主除往来之寒热。桂枝、甘草，和解未罢之表邪，牡蛎、干姜，咸以软其结，辛以散其满。瓜蒌根者苦以滋其渴，凉以散其热。是汤也，亦三阳平解之一法也。（《伤寒论条辨·辨太阳病脉证中》）

唐容川：故用柴胡透达膜腠，用桂、姜以散撤寒水；又瓜蒌、黄芩以清内郁之火。夫散寒必先助其火，本证心烦，已是火郁于内，初服桂姜，反助其火，故仍见微烦，复服则桂、姜之性已得升达，而火外发矣，是以汗出而愈。（《伤寒论浅注补正·辨太阳病脉证》）

吴谦：少阳表里未解，故以柴胡桂枝合剂而主之，即小柴胡汤之变法也。去人参者，因其正气不虚。减半夏者，以其不呕，恐助燥也。加瓜蒌根，以其能止渴兼生津液也。倍柴胡加桂枝，以主少阳之表。加牡蛎，以软少阳之结。干姜佐桂枝，以散往来之寒。黄芩佐柴胡，以除往来之热，且可制干姜，不益心烦也。诸药寒温不一，必须甘草以和之。初服微烦，药力不及，复服汗出即愈者，可知此证非汗出不解也。（《医宗金鉴·辨少阳病脉证并治》）

【医案举隅】

病案1：闭经焦虑症

张某，女，2019年11月6日因焦虑不安10年余，闭经3年就诊。病史：经常腹胀、腹痛伴腹泻，同时夜寐做噩梦，梦境是"迷路出不来"，烦躁多虑，诊断重度焦虑症、中度抑郁症，服用神经内科药无效，乳房有肿块，有荨麻疹，时有小虫子爬咽喉感。诱因：情绪失调（焦虑情绪，受惊吓；父亲管教很严厉；曾走在路上问路时，对方眼睛凶狠而吓哭）。体征：面泛红，笑容僵硬，眼睛有神，脐跳，眼睑红，唇红，舌颤动，半夏线（舌边两侧见白线），舌胖。方用柴胡桂枝干姜汤／温胆汤合半夏厚朴汤加减：①柴胡 15g，桂枝 10g，干姜 5g，生甘草 10g，天花粉 15g，煅牡蛎 20g（先煎），黄芩 10g。②姜半夏 25g，茯苓 20g，陈皮 20g，生甘草 10g，枳壳 20g，竹茹 10g，干姜 5g，红枣 20g，厚朴 15g，苏叶 10g，各 10 剂，两方交替服用。二诊：2019 年 11 月 27 日。药后第 6 天行经，经期 3 天，噩梦消除，晨起精神、身体轻松，腹胀腹痛皆减轻，烦躁减轻，乳房肿块缩小，脐跳已无，半夏线已无。现诉下肢疙瘩发痒，易感冒，颈部疼痛，怕冷。处方：原方续服各 10 剂，效如桴鼓。

病案 2：抑郁症

李某，女，49 岁。自诉：近 2 个月来因情绪不佳而呈现精神抑郁，经心理咨询及药物治疗，情绪仍然低落不佳，整日苦闷不乐。刻诊：表情沉默，不欲言语，心烦，胸胁、脘闷、腹胀，嗳气叹息，不思饮食，手足不温，口苦咽干，咽中似有痰阻，头额汗出，小便不畅，舌质红，苔黄略腻，脉沉略弦。辨证为少阳胆热阳郁证，其治当清少阳胆热，理少阳阳郁，以柴胡桂枝干姜汤加味：柴胡 24g，桂枝 9g，干姜 6g，天花粉 12g，黄芩 9g，牡蛎 9g，炙甘草 6g，当归 12g，茯苓 15g，木香 6g，川芎 12g，6 剂，1 日 1 剂，水煎 2 次分 3 服。二诊：情绪有好转，饮食知味，又以前方 6 剂。三诊：病证表现基本消失，复以前方 6 剂，病告痊。

徐某，女，28 岁。有多年抑郁症病史，虽服用中西药，但未能有效控制病情，近因病情加重前来诊治。刻诊：情绪低落，不欲言语，心烦失眠，表情淡漠，头汗出，胸胁胀闷，小便急，手足不温，口苦，口干欲饮水，舌质淡红，苔薄黄，脉沉弦。辨为少阳胆热、气郁夹阴伤证，治当清热调气，温阳益阴，给予柴胡桂枝干姜汤与四逆散合方加味：柴胡 24g，桂枝 10g，干姜 6g，天花粉 12g，黄芩 10g，牡蛎 10g，白芍 12g，枳实 12g，酸枣仁 40g，知母 10g，炙甘草 6g。6 剂，水煎服，每日 1 剂，每日 3 服。二诊：心烦失眠好转，以前方 6 剂续服。三诊：手足转温，口苦减轻，以前方 6 剂续服。四诊：头汗出止，情绪转佳，以前方 6 剂续服。五诊：胸胁胀闷、心烦失眠基本解除，以前方 6 剂续服。六诊：诸症较前又有好转，以前方 6 剂续服。之后，为了巩固疗效，又以前方治疗 110 余剂。随访 1 年，一切尚好。

按：根据头汗出、口苦辨为郁热；再根据情绪低落、不欲言语辨为胆气内郁；因手足不温、舌质淡红辨为阳郁；又因口干欲饮水、小便急辨为阴伤。以此辨为少阳胆热、气郁夹阴伤证。方以柴胡桂枝干姜汤清胆热、通阳气，兼益阴；以四逆散疏肝理气、调理气机；加酸枣仁养心安神，知母清热益阴。方药相互为用，以奏其效。

病案 3：癫痫

胡某，男性，14 岁，1965 年 10 月 18 日初诊。四年前曾患黄疸型急性传染性肝炎，经西药治疗黄退，但食纳不佳，肝功时有波动，时头晕目眩，近一年来大约每半月有一次癫病发作，发作时先觉气上冲咽，旋即四肢抽搐，继则牙关紧闭，口吐白沫，不省人事，经常服用西药镇静药，但仍每半月发作一次，常感乏力，每发作过后尤为明显，因食欲不振而现身体瘦弱，舌净无苔，脉弦微数。证属邪郁少阳、寒饮上犯，治以疏解少阳、温化寒饮，与柴胡桂枝干姜汤合当归芍药散加减：柴胡 12g，黄芩 10g，天花粉 12g，桂枝 10g，赤芍、白芍各 10g，生龙牡各 15g，当归 10g，川芎 10g，生姜 10g，苍术 10g，茯苓 10g，泽泻 15g，炙甘草 9g。每日 1 剂，水煎服。结果：上药服六剂食纳好转，他症如前，继服 6 剂头晕好转，未发癫痛，又服一周力气增加。仍以原方稍增损，服一月未见癫病发作。又服一月停药观察也未见发作。

病案 4：肠易激综合征

曾某，男，58 岁，天津人，2015 年 7 月 18 日初诊。主诉：腹泻伴腹痛反复发作 6 月余。现病史：患者 6 个月前受寒后出现腹痛、腹泻，便后痛减，大便不成形，每日 2~3 次，伴不消化食物，偶有胃脘胀满反酸，每于情绪紧张时症状加重，纳少，寐尚可，小便调。舌淡红，体胖大边有齿痕，苔薄微黄，脉弦细。于多个医院行肠镜、便常规、便培养等相关检查，未见明显异常。西医考虑肠易激综合征。中医诊断：泄泻，其证属肝郁脾虚、阳虚湿盛。治以疏肝解郁、温阳化湿。方用柴胡桂枝干姜汤加减。药用：柴胡 15g，黄芩 10g，肉桂 10g，干姜 10g，煅牡蛎 30g（先煎），党参 10g，茯苓 30g，白术 10g，炒薏苡仁 30g，陈皮 15g，防风 15g，白芍 10g，黄连 6g，吴茱萸 6g，木香 10g。7 剂，水煎服，日 1 剂。嘱患者调畅情志，勿担心病情，坚持服药。药后复诊，腹痛减轻，大便每日 1~2 次，胃脘觉舒，纳食可。效不更方，继续与前方 14 剂巩固治疗后痊愈。

病案 5：乳癖伴心烦易怒

贺某，女，42 岁。1976 年 11 月 8 日初诊。患者右乳胀闷不适近一年。后触之有一肿物，如鸽卵大，且经前乳胀加剧，肿物明显增大，经后乳房胀痛减轻，且肿物亦小亦软。B 超示：乳腺囊性增生。伴胸胁苦满，心烦易怒，口苦咽干，脉弦，左关弦而有力，尺脉弱。此乃肝郁气滞、痰瘀互结而成乳癖。以柴胡桂枝干姜汤化裁。处方：柴胡 12g，黄芩 10g，桂枝 10g，干姜 10g，天花粉 15g，牡蛎 20g，夏枯草 10g，香附 12g，山慈菇 10g，浙贝母 10g，当归 10g，川芎 10g，炙甘草 10g。水煎服。服药 15 剂后，乳房肿物全消，诸症豁然。遂予逍遥丸续服以疏肝气、调冲任。

病案 6：神经衰弱

张某，女，45 岁，河拱村人。中年丧偶，失伴孤鸿，人生旅途之不幸，养老抚幼之艰辛，招致胸脘胀闷，纳化呆滞，遇事惊悸，夜间不寐等诸多病症附身。某医院诊断为神经衰弱、轻度胃下垂（钡餐），经治不效。患者胸胁苦满，咽中梗塞，如有炙脔，肩背发冷，口干苦，不思饮，不思冷，冷则肠鸣，腹内不适，大便二三日一次，便前腹痛，便后即止，舌淡红，苔薄白，脉弦细。腹诊：心下痞满，腹皮薄弱，无抵抗。观其脉症，知为肝气郁结、犯胃克土，加之体劳心瘁，心脾两虚。肝郁则胸胁苦满，脉象见弦；心虚则心悸少寐，体倦乏力；脾虚则运化维艰，纳谷呆滞。治宜先调肝胃，后补心脾。拟柴胡桂枝干姜汤：柴胡 12g，桂枝 6g，干姜 6g，黄芩 6g，牡蛎 30g，天花粉 15g，甘草 3g。二诊：脘胀减轻，纳谷增加，大便一日一次，睡眠较前好转，肩冷亦轻。效不更方，原方续服 3 剂。三诊：脘胀已止，诸症均轻，睡眠仍差，舌淡红，少苔，脉弦细弱。观其脉症，木土已化敌为友，肝脾亦各司其职，补益心脾，时机已熟。拟归脾丸，早晚各服 1 丸（10g），嘱其调节情绪，豁达宽容。

病案 7：肢体颤抖

段某，32 岁，石家庄人。绝育手术时，胆怯恐惧，如刃在颈，肢体颤抖不已，术后一年余，时仍颤抖。若耳闻巨响，目睹异物则抖动尤甚，强行按压可得暂止。素日心烦易怒，胸胁苦满，喜太息。生气则四末厥冷。纳便尚可，食冷则泄泻。口干口苦，舌淡红润，脉象沉弦。腹诊：心下冲逆悸动。沉主里，弦应肝，今从脉症分析，胸胁苦满者，郁也；心烦口苦者，火也；食冷泄泻者，寒也。结合病史，此乃惊气所伤。惊则气乱，郁则气结，一乱一结，故有上述佛郁逆乱、寒热错杂之证。治当疏肝解郁，镇惊安神。拟柴胡桂枝干姜汤：柴胡 12g，桂枝 6g，干姜 6g，黄芩 6g，牡蛎 30g，天花粉 15g，甘草 6g，3 剂。二诊：3 剂未尽，颤抖已止，胸膈松快。为巩固其效，嘱再服 3 剂。

按：惊恐、恼怒引起之诸症，临床上凡脉上鱼际，及胸满烦惊者，余多用柴胡加龙牡汤治疗。本案躯体荏弱，且有得冷即泻之寒证，故不宜大黄攻下。柴胡桂枝干姜汤疏肝镇惊，调理上热下寒，对柴胡加龙骨牡蛎汤证而体虚脉弱者，用之最宜。

【现代研究】

柴胡桂枝干姜汤的主要化学成分有槲皮素、碳酸钙、柴胡皂苷 a、过氧麦角甾醇、柴胡皂苷 d、6- 姜辣醇、山奈酚、汉黄芩素、7- 甲氧基 -2- 甲基异黄酮、芒柄花素等，临床上可用于治疗失眠、偏头痛、胃食管反流病、功能性消化不良、胆汁反流性胃炎、2 型糖尿病、围绝经期综合征以及腹泻型肠易激综合征等疾病。柴胡桂枝干姜汤加减治疗广泛性焦虑症和伴发焦虑的肝郁脾虚型偏头痛具有良好疗效，作用机制与其降低血管内皮生长因子水平，增加 5- 羟色胺含量有关。与经典安眠药治疗相比，以柴胡桂枝干姜汤为基础方治疗肝郁脾虚证、肝气虚证、肝郁痰凝证不寐病疗效确切可靠。此外，柴胡桂枝干姜汤治疗肝郁脾虚证肠易激综合征效果显著，不仅可以减轻疾病症状，而且能够改善肠易激综合征患者的焦虑、抑郁情绪。

第一节　黄连阿胶汤证

【原文】

少阴病，得之二三日以上，心中烦，不得卧，黄连阿胶汤主之。（303）

【情志症状】

心中烦，不得卧。

【释义】

此条为少阴病热化，阴虚阳亢的证治。从"少阴病，得之二三日以上"便见"心中烦，不得卧"可知，患者素体阴虚，邪从热化，肾阴不足，心火亢盛，心肾不交，心火上炎，扰动心神，故心烦失眠。

【辨证】

少阴病热化证。

【论治】

滋阴清火，交通心肾。

【方药】

黄连阿胶汤：黄连四两，黄芩二两，芍药二两，鸡子黄二枚，阿胶三两。

【用法】

上五味，以水六升，先煮三物，取二升，去滓，内胶烊尽，小冷，内鸡子黄，搅令相得。温服七合，日三服。

【方解】

方中用黄芩、黄连清心火，除烦热；阿胶、芍药、鸡子黄滋肾阴，安心神。芍药与黄芩、黄连配伍，酸苦涌泄以泻火，与阿胶、鸡子黄配伍，酸甘化阴以滋阴，共成泻心火、滋肾水、交通心肾之剂。

【选注】

尤在泾：少阴之热，有从阳经传入者，亦有自受寒邪，久而变热者，曰二三日以上，谓自二三日至四五日，或八九日，寒极而变热也。至于心中烦不得卧，则热气内动，尽入血中，而诸阴蒙其害矣。盖阳经之寒变，则热归于气，或入于血，阴经之寒变，则热入于血，而不归于气，此余历试之验也。（《伤寒贯珠集·少阴篇》）

陈修园：少阴病，得之二三日以上，由二日以及三日，各随三阳主气之期以助上焦君火之热化也。下焦水阴之气，不能上交于君火，故心中烦，上焦君火之气，不能下入于水阴，故不得卧，宜壮水之主以制阳光，以黄连阿胶汤主之。（《伤寒论浅注·辨少阴病脉证》）

陈亦人：原文第 303 条"少阴病得之二三日以上，心中烦，不得卧，黄连阿胶汤主之。"由于叙证太简，有些注家即据患病日数解释，提出"二三日以上是寒极变热之时"，未免牵强附会。患病日程只能作为辨证参考，怎么能作为辨证依据。即就《伤寒论》原文来看，如桃花汤证"少阴病，二三日至四五日"（307 条），真武汤证"少阴病二三日不已，至四五日"（316 条）等，都不是热证而是虚寒证，怎样解释？可见依据患病日程解释病机是站不住脚的。就病情的发展变化来说，当然能够由寒变热，太阳风寒表证，内传化燥成实为阳明病，就是明显的例证。不过，把少阴热化证，全责之由寒变热则失之局限。事实是既可由阳明之热灼伤真阴而成，如程扶生说："心烦不得寐者，是阳明之热内扰少阴，故不得寐也。"也可因感受温热之邪，内灼真阴而致，如吴仪洛说："此汤本治少阴温热之证，以其阳邪暴虐，伤犯真阴，故二三日以上便见心烦不得卧。"后世温病学家都把黄连阿胶汤作为治疗温病的主方，极有见地……至于该证的虚实问题，有的侧重于实，主张是"阳亢导致阴虚"，有的侧重于虚，主张是"阴虚导致阳亢"，两说都嫌片面，因为该证病机为"正虚邪实"两个方面，不可偏废，正如周禹载所说："是热邪入里劫阴"，吴鞠通说得尤其明确，"阴既虚而实邪正盛"，并在该方禁例中指出"邪注虚多者，不得用黄连阿胶汤"，确属可贵的经验总结。有些注家补出舌苔脉象，如"舌红绛少津，脉沉细数"，但仍然侧重于阴虚，忽略了邪实，因而使用黄连黄芩苦寒之品就失去了依据。(《〈伤寒论〉求是》)

【方论】

吴谦：柯琴曰：此少阴病之泻心汤也。凡泻心必借芩、连，而导引有阴阳之别。病在三阳，胃中不和，而心下痞硬者，虚则加参、甘补之，实则加大黄下之。病在少阴，而心中烦不得卧者，既不得用参甘以助阳，亦不得用大黄以伤胃矣。用芩、连以直折心火，用阿胶以补肾阴，鸡子黄佐芩、连于泻火中补心血，芍药佐阿胶于补阴中敛阴气，斯则心肾交合，水升火降。是以扶阴泻阳之方，变而为滋阴和阳之剂也。是则少阴之火，各归其部，心中之烦不得卧可除矣。《经》曰：阴平阳秘，精神乃治。斯方之谓欤。(《医宗金鉴·删补名医方论》)

吴鞠通：以黄芩从黄连，外泻壮火而内坚真阴；以芍药从阿胶，内护真阴而外捍亢阳；名黄连阿胶汤者，取一刚以御外侮，一柔以护内主之义也。(《温病条辨·下焦篇》)

刘渡舟：本方由黄连、黄芩、芍药、鸡子黄、阿胶五味药物组成。黄芩、黄连苦寒清上中焦之火热，泻心火以除烦；阿胶滋肾水，鸡子黄以养心血；芍药与芩、连相伍，酸苦涌泄以泻火；与鸡子黄、阿胶相伍，酸甘化液以滋阴，共成泻心火、滋肾水、交通心肾之剂。(《伤寒论讲解·辨少阴病脉证并治第十一》)

【医案举隅】

病案 1：失眠症

罗某，男性，59 岁，干部。1970 年 12 月 23 日初诊。患者自诉整天感到心烦意乱，无法定心坐下吃饭或写东西，总是不由自主地在屋里来回走动。每到晚上症状就会加重，最苦恼的是夜间根本无法入睡。有时一人偷偷跑到远处的农田里大喊大叫一阵后，觉得心里舒畅些，回到屋里才能睡上 1~2 小时。虽然时值冬季，但常觉口干，频繁饮用缸里的凉水。诊患者体格中等，面色黝黑略赤，说话时常呈兴奋状态，在诊疗时曾多次打断我的提问。诊脉时感到其手掌心比一般人要发烫。观其舌质红赤，除了舌根有少许薄黄苔以外，整个舌头几乎无苔，且干燥乏津，脉细略弦。证属阴虚有火，治以养阴泻火，方选黄连阿胶汤：黄连 9g，黄芩 15g，白芍 12g，阿胶 15g，鸡蛋黄 2 枚（冲服）。患者服药至 5 剂后，即能坦然入睡，心神不定等症状亦有一定缓解。再服 7 剂，每晚能睡 4~5 小时。嘱其隔日 1 剂，续服 14 剂，药后诸症均有明显改善。数年后在南京某次会议上又遇到患者，据称从那以后身体状况逐渐改善，现已完全恢复健康。

病案 2：更年期综合征

乔某，女，49 岁，2014 年 9 月 5 日初诊。自诉间断失眠两年余，夜间心烦不易入睡，或入睡后多梦，已停经半年。伴潮热汗出、耳鸣，心烦急躁易怒，口干喜饮，饮食可，便秘，舌红少苔，脉细弦。中医诊断：不寐（肾阴亏虚，心火上炎）。西医诊断：更年期综合征。治则：滋阴泻火，清心安神。处方：黄连6g，黄芩6g，白芍12g，阿胶15g（烊化），鸡子黄1枚（冲服），炒枣仁15g，生地黄15g，川芎10g。3剂，水煎服，日1剂。二诊：服第1剂后，当晚睡眠即有明显改善。嘱予原方续服，9剂后诸症消失，现每晚能连续睡眠7~9小时，至今未复发。

病案3：酒精依赖性精神障碍

李某，男，58岁。有嗜酒史30年余，10年前出现酒精依赖性精神障碍，曾多次服用中西药，治疗效果不明显，近半年来病情逐渐加重。刻诊：记忆障碍，腰酸腿软，手指震颤，心悸怔忡，盗汗，遗精频繁，口干咽燥，舌红少苔，脉细弱。辨为心肾虚热、阳亢生风证，治当清心益肾，潜阳安神。给予黄连阿胶汤与桂枝甘草龙骨牡蛎汤合方加味：黄连12g，黄芩6g，白芍6g，鸡子黄2枚（待药液稍凉时兑入），阿胶10g（烊化、冲服），桂枝6g，炙甘草12g，牡蛎12g，龙骨12g，栀子15g，淡豆豉10g，枸杞子24g，女贞子24g。6剂，水煎服，每日1剂，每日三服。二诊：心悸怔忡好转，口干咽燥消除，以前方6剂续服。三诊：手指震颤略有减轻，盗汗止，以前方6剂续服。四诊：遗精止，腰酸腿软好转，以前方6剂续服。五诊：手指震颤止，以前方6剂续服。之后，以前方治疗50余剂，诸症悉除。为了巩固疗效，以前方变汤剂为丸剂，每次6g，每日三服，治疗1年。随访1年，一切尚好。

按：根据腰酸腿软、盗汗辨为肾虚，再根据记忆力障碍、心悸怔忡、舌红少苔辨为虚热扰心，因手指震颤辨为阳亢生风，以此辨为心肾虚热、阳亢生风证。方以黄连阿胶汤清热育阴、养心安神；以桂枝甘草龙骨牡蛎汤温通心阳、重镇安神；加栀子、淡豆豉清透郁热，枸杞子、女贞子滋补阴津。方药相互为用，以奏其效。

病案 4：梦遗

洪某，男，34 岁，已婚。患者梦遗反复发作十年多，少年时曾有手淫史。婚后，其仍常有发梦遗精，早泄，阳事不坚，甚或有时不能勃起。其睡眠欠佳，有时烦而不寐，有时梦而遗精，每周 3~4 次不等。腰痛，精神不振，尿后阴茎常有少许白浊液渗出，于 1986 年 8 月初来诊。症见：形容稍憔悴，舌红稍瘦，苔薄白，脉细弦，拟封髓丹、水陆二仙丹、金锁固精丸合方化裁：砂仁 5g，芡实 20g，金樱子 10g，黄柏 3g，炙甘草 6g，莲须 15g，酸枣仁 10g，牡蛎 30g，龙骨 30g。患者服药后 10 余剂，遗精减少，遂再拟六味地黄丸加减调理月余，各症有所缓解而停诊。

1987 年 3 月，患者因工作劳乏过度，情绪不稳，上症又作，再拟前法治疗而效不佳。梦遗较频，夜寐烦燥，每周 3~4 次，腰痛，舌红瘦苔白，脉细稍数。属肾阴精不固，心火上炎所致，用黄连阿胶汤加味治疗。黄连 3g，白芍 15g，阿胶 10g（烊），黄芩 8g，补骨脂 20g。汤成去滓加入鸡蛋黄一个煮沸、温服。患者服药 3 剂，3 天来未见梦遗、腰痛、心中饥如悬感。前方再加糯稻根 15g，柏子仁 10g，连服 15 剂，梦遗仅一次，有时刚梦交也能及时醒来，避免遗精。患者唯感困乏，视物稍模糊，改拟四君子汤合黄连阿胶汤加味善后以巩固疗效。服药后，患者梦遗全止。

按：人之精虽藏之于肾而主宰则在心，遗浊诸病，总由心神动摇，不先自安在先，致精不能自固藏。以个人体会而言，黄连阿胶汤清心安神补阴，不但可用于少阴心烦不寐，妇人经病，也是男科梦遗之良方。《本草经》说阿胶能"主心腹内崩劳极",而男子心劳肾损,其理亦然。本方再加补骨脂以入督脉,补精髓劳伤,增强肾精固藏作用,加糯稻根、柏子仁养心胃之阴,上下兼顾,故有此显著效果。

病案5：神经衰弱

刘某,女性,32岁,失眠、心烦、心悸已有多年,近半年来加重,有时彻夜不眠,曾服天王补心丹,柏子养心丹,朱砂安神丸,刺五加等药治疗数日无效,于1981年5月15日来诊。患者形瘦多火,易于情绪激动,月经衍期,五心烦热,口舌干燥,有时干咳,但无肺结核之病史。脉象细数,舌红尖赤,一派"阴虚阳旺,虚火扰心"之候,法宜滋阴降火,遂投黄连阿胶汤加味：黄连9g,阿胶9g(烊化),黄芩6g,白芍9g,鸡子黄1枚(另冲),炒枣仁20g,川芎6g,知母10g,首乌藤30g,合欢花10g,茯苓10g,甘草9g。服药3剂,失眠大有好转,每夜已能安睡3~4小时,但仍饥而不欲食,脘腹闷胀不适,仍用前方减阿胶为6g,加陈皮9g,生山楂30g,又进3剂,夜能安睡5~6小时,自觉精神,食欲大增,诸症减轻,舌质由红转淡。此热象已轻,改补心丹、六味地黄丸调服,约用40丸而告痊愈。

【现代研究】

研究表明,黄连阿胶汤多用于失眠、焦虑症、抑郁症、卵巢早衰、更年期综合征、糖尿病等疾病的治疗。一项关于黄连阿胶汤治疗失眠临床疗效的Meta分析结果表明,黄连阿胶汤能够提高治疗失眠的有效率,缓解失眠相关症状。黄连阿胶汤可通过调节5-羟色胺系统的活性和肠道菌群的组成,改善睡眠剥夺诱导的大鼠失眠和抑郁样行为。黄连阿胶汤临床有效率高,疗效显著,但是目前对于其具体的药效成分定量、成分配伍及药理机制研究尚不足。基于近年经方研究的"方剂组学"概念，黄连阿胶汤的研究可进一步结合网络药理学、分析生物学、生物信息学、化学生物学等多学科，并利用组学数据，对药物及其药物组合展开系统研究，阐明古代经方的组方规律，为其现代化精准应用提供证据支持。

第二节　吴茱萸汤证

【原文】

少阴病，吐利，手足逆冷，烦躁欲死者，吴茱萸汤主之。（309）

【情志症状】

烦躁欲死。

【释义】

此条为阳虚阴盛，正邪交争激烈的证治。本条冠以少阴病，且吐利、手足逆冷酷似四逆汤证，而治疗却用吴茱萸汤，其关键在于"烦躁欲死"一证。烦躁欲死表明烦躁程度之重，也是正邪交争激烈的表现。其病机为胃寒肝逆，浊阴上犯，致使中焦气机升降逆乱，故见上吐下泻；阳虚阴盛，阳气无力达于四末，所以手足逆冷。参考第243条"食谷欲呕，属阳明也，吴茱萸汤主之。得汤反剧者，属上焦也"，以及第378条"干呕，吐涎沫，头痛者，吴茱萸汤主之"。可知，吴茱萸汤证可见干呕、呕吐、头痛等症。

【辨证】

肝寒犯胃，浊阴上逆证。

【论治】

温降肝胃，泄浊通阳。

【方药】

吴茱萸汤方：吴茱萸一升（洗），人参三两，生姜六两（切），大枣十二枚（擘）。

【用法】

上四味，以水七升，煮取二升，去滓，温服七合，日三服。

【方解】

方中吴茱萸味辛苦，性燥热，既有温胃散寒、开郁化滞之功，又可下气降浊，故为君药。人参大补元气，补中焦脾胃之虚，为臣药。重用生姜温胃散寒，降逆止呕，大枣健脾益气，襄助君、臣药温胃补虚，且生姜、大枣合用，还能调和营卫，作为佐药使用。全方共奏温中补虚、降逆止呕之功。

【选注】

成无己：吐利，手足厥冷，则阴寒气甚；烦躁欲死者，阳气内争。与吴茱萸汤，助阳散寒。（《注解伤寒论·辨少阴病脉证并治》）

尤在泾：此寒中少阴，而复上攻阳明之证，吐利厥冷，烦躁欲死者，阴邪盛极，而阳气不胜也，故以吴茱萸温里散寒为主，而既吐且利，中气必伤，故以人参、大枣益虚安中为辅也。然后条（指第296条，编者注）云：少阴病吐利躁烦，四逆者死，此复以吴茱萸汤主之者，彼为阴极而阳欲绝，此为阴盛而阳来争也，病证则同，而辨之于争与绝之间，盖亦微矣。（《伤寒贯珠集·少阴篇》）

柯韵伯：少阴病吐利，烦躁四逆者死。四逆者，四肢厥冷，兼臂胫而言，此云手足，是指手足掌而言，四肢之

阳犹在。(《伤寒来苏集·少阴脉证》)

吴谦：名曰少阴病，主厥阴药者，以少阴、厥阴多合病，证同情异而治别也。少阴有吐利，厥阴亦有吐利，少阴有厥逆，厥阴亦有厥逆，少阴有烦躁，厥阴亦有烦躁，此合病而证同者也。少阴之厥有微甚，厥阴之厥有寒热，少阴之烦躁则多躁，厥阴之烦躁则多烦，盖少阴之病多阴盛格阳，故主以四逆之姜附，逐阴以回阳也。厥阴之病多阴盛郁阳，故主以吴茱萸汤之辛热，迅散以通阳也，此情异而治别者也。今吐而不吐蛔，手足厥冷，主以少阴病名之也。盖厥冷不过肘膝，多烦而躁欲死，故属厥阴病主治也，所以不用四逆汤而用吴茱萸汤也。(《医宗金鉴·辨少阴病脉证并治》)

陈亦人：吴茱萸汤证以呕吐为主证，下利、厥冷不是必备的症状。证属中虚肝逆，而浊阴上犯，与四逆汤证的阴盛阳虚不同，是以虽有下利，但并不太严重。其烦躁欲死，因阴阳剧争所致，所以用吴茱萸汤温降肝胃，泄浊通阳。四逆汤证是脾肾虚寒证，此是胃虚肝逆证。(《伤寒论译释·辨少阴病脉证并治》)

【方论】

汪苓友：按吴茱萸汤之义，其略已见于阳明病食谷欲呕，及少阴病吐利，手足厥冷二条之中矣。然二条之证系借用，不若此条厥阴病，干呕，吐涎沫，头痛，为正治之方也。吴茱萸色绿，得震坤之气，性辛烈而味苦厚，入足厥阴风木之脏，善治痰涎上攻头痛，兼能温中，下逆冷气，止呕吐，故用之为君，以散泄阴寒之气。人参甘温，能补五脏诸虚不足者也，故用之为臣，以补中气，敛涎沫。生姜辛温，为呕家圣药，故用之为佐使。以大枣大能和茱萸之毒，合人参之甘，配生姜之辛，而能发散寒邪，补益中州，奠安胃气。盖头痛虽由厥阴经阴寒之气上攻，实系胃中虚寒之极所致，得温得补，则寒气散而呕吐止，头痛亦除矣。即吴茱萸汤一方，而用之得宜，神效如此。（《伤寒论辨证广注·中寒脉证》）

王晋三：吴茱萸汤，厥阴阳明药也。厥阴为两阴交尽，而一阳生气实寓于中，故仲景治厥阴以护生气为重，生气一亏，则浊阴上干阳明，吐涎沫，食谷欲呕，烦躁欲死，少阴之阳并露矣。故以吴茱萸直入厥阴，拾其垂绝之阳，与人参震坤合德，以保生气。仍用姜枣调其营卫，则参萸用之以承宣中下二焦，不治心肺而涎沫得摄，呕止烦宁。（《绛雪园古方选注·温剂》）

【医案举隅】

病案1：失眠

杨某，女，47岁。1984年7月20日诊。患者素体虚弱。一个月前始发失眠，有时彻夜难寐，每靠安定、利眠宁等维特1~3小时睡眠，近日加剧，即使服3~5片安眠药亦无济于事，反增头沉无力，不能劳作。伴有头痛、干呕、吐涎沫，头顶有冷风感，手足寒，纳少。舌质淡，苔白滑，脉沉弦。证为中焦虚寒，厥阴肝经之阳气不能上达，寒饮泛滥，扰于清阳之府所致。拟温中散寒，暖肝和胃降逆法。用吴茱萸汤加味：吴茱萸、人参（先煎）各9g，桂枝、陈皮各10g，生姜18g，大枣12枚。日1剂，忌生冷，停西药。服3剂后，能入睡3~4小时，信心倍增。守方再服6剂，睡眠转正常，余症悉除，嘱其服补中益气丸缓补中阳。

按：吴茱萸汤在《伤寒论》中原为阴寒内盛，浊阴上逆，胃气不升所出现的阳明食谷欲呕，或少阴吐利，手足逆冷，烦躁欲死，或厥阴干呕，吐涎沫，头痛等症而设。虽未言及不寐，然本例病机与之同也。故取吴茱萸暖肝温胃散寒、降逆，配生姜散寒止呕，人参、大枣补虚和中，佐加陈皮理气祛痰饮，补中有通，桂枝助阳化气增强吴茱萸之功，共奏温中焦、助肝阳、祛痰饮之效，使阳气上达清阳之府，寒饮得散则安静而卧，不治眠而自眠也。

病案 2：顽固性头痛

王某，女，46 岁。2006 年 3 月 17 日初诊。头痛 10 余年，反复发作，时轻时重，严重时伴有头晕，颠顶胀痛，呕吐涎沫。平时怕冷，四肢发凉，喜热饮，食欲不振，睡眠欠佳。病初服用止痛药有效，近些年疗效不显。本次发作 10 余日，头痛不减，尤颠顶痛甚，呕吐涎沫，甚或胆汁，痛苦不堪。查体：面色苍白，表情痛苦，神情萎靡，二便正常，舌淡，苔白多津，脉沉弦。辨证：肝寒胃虚，浊阴上犯清窍。治宜温肝散寒，降逆止痛，用吴茱萸汤加味；吴茱萸 15g，党参 25g，生姜 15g，大枣 6 个，当归 15g，白芍 15g，3 剂。服药后头痛大减，守方再服 3 剂，症状全部消失，随访一年未发作。

按：根据"干呕，吐涎沫，头痛，吴茱萸汤主之"条文，结合本案头痛、肢冷、吐清水主证和病程反复迁延 10 余年的病史，辨为肝寒胃虚，浊阴上犯清窍的厥阴头痛，属吴茱萸汤方证，故用吴茱萸汤加味，暖肝散寒，调养肝血，厥阴寒浊不上干于颠，头痛自愈，虽沉年痼疾，亦可数剂而瘥。

病案 3：梅尼埃病

王某，女，45 岁，干部。2006 年 6 月 10 日初诊，头晕目眩，伴有恶心欲吐 5 年余，反复发作，每随郁怒劳累寒凉等诱因复发，曾被某院确诊为"梅尼埃病"，给予西药治疗。本次发作仍用西药无效而求助中医，现症：头晕目眩，耳鸣如蝉，颠顶胀闷如冰、恶心欲吐，时泛涎沫，舌淡苔白多津,脉沉弦。辨证:肝寒犯胃,浊阴上犯轻窍,治以暖肝温胃,升清降浊,用吴茱萸汤加味;吴茱萸15g,党参25g,生姜30g,大枣7枚,半夏10g,当归10g,白芍10g。3剂后眩晕立止,诸症减轻,继服3剂,上述症状消失停药,嘱服香砂六君子丸半月余,随访一年眩晕未见复发。

按:本案仍根据"干呕,吐涎沫,头痛,吴茱萸汤主之"条文,结合患者脉证,辨为肝寒犯胃,浊阴上逆所致,属吴茱萸汤方证,给予吴茱萸汤治疗,药和病机,痼疾痊愈。

病案4:嗜睡

患者董某,男,50岁。就诊时间:2013年6月2日。主诉:嗜睡,头昏胀痛不适十余日。现病史:十日来不明原因嗜睡,醒后头昏,头胀,时心慌,平素易口渴,渴欲饮水,饮不解渴,易感冒,急躁易怒,厌油腻,恶闻油烟,闻油烟味恶心,大便泄泻,泻必腹痛,泻后痛缓。舌淡红苔薄白,脉弦滑。中医诊断:肝脾不和证。处方:吴茱萸6g,党参12g,姜半夏10g,茯苓15g,陈皮10g,炒白芍10g,香附10g,炒枳壳6g,防风10g,炒白术10g,生姜3片,大枣3枚为引,水煎服,7剂愈。

按:患者为中年男性,因情志不遂,郁怒伤肝,肝失疏泄,致脾失健运,肝气横逆侵犯脾胃中焦,即所谓木横侮土。肝气郁滞,气郁化火,肝失柔顺之性,则急躁易怒,郁火伤津,故口渴欲引;肝胆相表里,脏病及腑,故厌油腻,恶闻油烟;肝气横逆犯脾,脾失健运故清阳不升,浊阴不降,出现嗜睡,头昏;气机郁滞,运化失常故痛泻;便后气机得以条畅,则泻后腹痛得以缓解。脾虚生湿,故苔白脉弦滑,为肝郁脾虚之征。

病案 5：癫病

欣某，女，37 岁，农民。两个月前与人发生口角后，突然昏仆，不省人事，经针刺人中等穴苏醒，醒后大哭，全身颤抖，手足抽搐，日发数次，某医院按癫病治疗 7 天收效甚微。在家属陪同下于 2001 年 7 月 5 日来我院门诊治疗，服甘麦大枣汤、百合地黄汤等均无效，后以脏躁收住院治疗。症见：时哭时笑，手足拘急，呕吐痰涎，反应迟钝，面色淡白，舌淡红，边有齿痕，脉沉弦。据证分析，此属痰饮内阻，清阳不升，浊阴不降，肝失疏泄所致。治宜健脾涤饮，调和肝胃。投吴茱萸汤加桂枝 6g，紫苏叶 6g，玫瑰花 6g。水煎服，日 1 剂。服药 3 天，呕吐痰涎明显减轻。效不更方，继服 3 剂后诸症尽除。

【现代研究】

研究发现，吴茱萸汤中以吴茱萸次碱、吴茱萸碱、人参皂苷 Re、人参皂苷 Rb1 等为指标性成分。吴茱萸汤具有镇痛、止呕、止泻、降压、抗胃溃疡、抗抑郁及增强免疫功能等多种药理作用，临床应用于消化系统、心脑血管系统、泌尿生殖系统、神经系统等疾病的治疗。吴茱萸汤现代临床应用范围广泛，主要治疗头痛、眩晕、呕吐、泄泻、痛经、恶阻等病症，症状以"虚、寒、逆"为主，主要表现为恶心呕吐、头痛、神疲乏力、手足厥冷、纳差、面色晦暗、眩晕、恶风寒、腹痛、大便溏泄、腹胀、寐差及舌淡苔白、脉沉弦细等；发病主要集中在女性及中年人群；用药大多随症加减，原方药物剂量以吴茱萸 6~15g，生姜 10~15g，党参 10~15g 或人参 9~12g，大枣 4~6 枚为常见，加味按频次高低依次为半夏、白术、茯苓、甘草、川芎等。以治疗头痛为例，将盐酸氟桂利嗪胶囊和布洛芬联合用药作为对照组，观察吴茱萸汤治疗寒凝血瘀型无先兆性偏头痛的临床疗效。结果表明，治疗组的有效率高达 82.5%，高于对照组的 62.5%。目前对吴茱萸汤的药理研究多集中在疗效方面，缺乏对该方机制的深入研究。通过网络药理学与分子对接技术构建吴茱萸汤化学成分、靶点与疾病间相互作用网络，通过网络分析成分、靶点与疾病间的相互关系，发现生物网络上的药物靶标，明确活性成分治疗疾病的机制，将为阐明吴茱萸汤的复杂体系和开发提供研究方向。

第三节　猪肤汤证

【原文】

少阴病，下利，咽痛，胸满，心烦，猪肤汤主之。（310）

【情志症状】

胸满心烦。

【释义】

此条为少阴病阴虚火旺导致的心烦、咽痛的证治。少阴病，邪从热化，邪热下注则下利，下利加剧阴伤，阴虚火旺，虚火上炎，扰动胸膈，则胸满心烦，上熏咽嗌则咽痛。

【辨证】

少阴阴虚证。

【论治】

滋肾、润肺、补脾。

【方药】

猪肤汤方：猪肤一斤。

【用法】

上一味，以水一斗，煮取五升，去滓，加白蜜一升，白粉五合，熬香，和令相得。温分六服。

【方解】

猪肤汤由猪肤加白蜜、白粉熬制而成，为甘润平补之剂。猪肤为去掉内层肥肉的猪皮，咸寒入肾，滋肾阴而清热润燥；白蜜甘寒润肺，清虚火而润咽嗌；白粉即米粉，具有甘缓养中、健脾止利的功效。三药合用，共奏滋肾、润肺、补脾之功，为治疗阴虚火旺咽痛之良方。

【选注】

成无己：邪自阳经传入少阴，阴虚客热，下利咽痛，胸满心烦也，与猪肤汤调阴散热。(《注解伤寒论·辨少阴病脉证并治》)

周禹载：仲景于少阴下利心烦，主用猪苓汤，于咽痛者，用甘草桔梗汤，一以导热滋阴，一以散火开邪，上下分治之法，亦云尽矣。今于下利咽痛胸满心烦四证兼见，则另主猪肤汤一法者，其义安在？彼肾司开阖，热耗阴液，则胃土受伤，而中满不为利减，龙火上结，则君火亦炽，而心主为之不宁，故以诸物之润，莫猪肤若。(《伤寒论三注·少阴中篇》)

尤在泾：少阴之脉，从肾上贯肝膈，入肺中，循喉咙。其支别者，从肺出络心，注胸中。阳邪传入少阴，下为泄利，上为咽痛，胸满心烦，热气充斥脉中，不特泻伤本脏之气，亦且消烁心肺之阴矣。猪水畜而肤甘寒，其气味先入少阴，益阴除客热，止咽痛，故以为君，加白蜜之甘以缓急，润以除燥而烦满愈，白粉之甘能补中，温能养脏而泄利止矣。(《伤寒贯珠集·少阴篇》)

陈亦人：本证主寒主热均不确当，既非传经之热，所

以不用苦寒清热，亦非阳虚，所以不用姜附温药。乃阴伤而虚火上炎，所以用猪肤汤。（《伤寒论泽释·辨少阴病脉证并治》）

【方论】

方有执：猪属亥，宜入少阴，肤乃外薄，宜能解外，其凉则凉，固能退热，邪散而热退，烦满可除也。白蜜润燥以和咽，咽利而不燥，痛可愈也。白粉益土以胜水，土王水制，利可止也。（《伤寒论条辨·辨少阴病脉证并治》）

陈亦人：柯韵伯注："少阴下利，下焦虚矣……咽痛胸满心烦者，肾火不藏，循经上走于阳分也。猪为水畜，其津液在肤，君其肤以除上浮之虚火，佐白蜜白粉之甘，泻心润肺而和脾，滋化源，培母气，水升火降，上热自除而下利自止矣。"柯氏对该证咽痛病机提出了"虚火"的概念，显然较喻说确切，从肺脾肾的关系分析方义，也比较合理。因为该证的咽痛胸满心烦，不仅肾阴虚而虚火上炎，心肺之阴亦虚，故治以猪肤、白蜜滋肾清心润肺；该证的下利，不但肾阴虚，而脾阴亦虚，故不用温阳益气，只用白粉益脾。该证既属阴虚，何不用其他滋阴药物？因为滋阴药大多润滑，不宜于下利，恐滋阴之品，反有泻阴之弊。考《伤寒论》注家（包括喻氏、柯氏在内）对猪肤汤证治虽然有许多阐发，但对该证治的特点究竟怎样？仍是依稀仿佛。叶天士，通过他丰富的实践经验，才真正抓住了猪肤汤证治的要领。例如，张某案："阴损三年不复，入夏咽痛拒纳，寒凉清咽，反加泄泻，则知龙相上腾，若电光火灼，虽倾盆暴雨，不能扑灭，必身中阴阳协和方息，此草木无情难效耳。从仲景少阴咽痛，猪肤汤主之。"由此可见猪肤汤证的咽痛，不同于一般的实火，也不同于一般的虚火，而是龙相之火上腾，所以用寒凉清咽不效，反加泄泻。

设譬形象生动，尤有助于理解。从"阴损三年不复"病史，还可看出猪肤汤证不是外感新病。(《〈伤寒论〉求是》)

【医案举隅】

病案1：喉喑伴虚烦少寐

李某，男，36岁，干部，1973年10月21日初诊。声音低沉，甚或嘶哑，已历三载。初因感冒未愈，劳伤过度，音变嘶哑。虽经治好转，但嗣后屡发。近一年来，音哑不愈，咽部微痛，灼热喉痒，呒喀少痰。伴虚烦少寐，手足心热，体倦腰酸，耳鸣遗精，舌红干少苔，脉细数。此属肺肾亏虚，喉失濡养，虚火上炎，声门开合不利之证。法宜滋补肺肾，方取猪肤汤加味：猪肤30g，粳米、明党参各15g，麦冬9g，杏仁6g，煎汤去渣加白蜜一羹匙调服。服药10剂，声音较亮，咽干喉痒已去，夜寐多梦，耳鸣腰酸如故。肾精亏损已极，仿叶氏味咸入肾法：知母、黄柏各6g，熟地黄15g，龟甲20g，莲肉、芡实、山药各9g，猪骨髓30g，水煎服。服5剂，诸证大减。原方去知母、黄柏继服，每周5剂，停2日，又进20剂，诸证悉除。

病案2：原发性血小板减少性紫癜伴惊悸失眠

华某，女性，34岁。两年来自觉疲乏无力，牙龈出血，双下肢反复出现紫斑。近二个月来加重，月经增多，四肢紫斑增多，头痛头晕，惊悸失眠，少食，全身无力，不能参加体力劳动。既往健康。检查：全身有散在瘀点，双下肢有弥散性瘀斑。心尖区可闻及Ⅲ级收缩期吹风样杂音。脾在左乳线肋弓下1.5cm。出血时间7分钟，凝血时间6分钟；血红蛋白7g/L，红细胞3.2×10^{12}/L，血小板42×10^9/L；毛细血管脆性试验阳性。诊断：原发性血小板减少性紫癜。服猪皮胶（猪皮胶30g，烊化或做成胶冻，白开水送服，每天2次，28天为1疗程）2疗程后，临床症状全部消失，能参加劳动。心尖区可闻及Ⅱ级收缩期杂音，脾未扪及，血液检查基本正常。随访一年无复发。

【现代研究】

文献报道，猪肤汤可用于治疗慢性咽炎、声音嘶哑、失喑、虚火牙痛、口腔溃疡、牙龈出血、牙周炎、原发性血小板减少性紫癜、肺结核、细菌性痢疾、再生障碍性贫血、营养不良性贫血、糖尿病、尿崩症、干咳、手足皲裂、老年性皮肤瘙痒症等疾病。根据相关统计结果，猪肤汤证的证治规律为：以春秋两季发病为主，有一定的季节性；主要病因为感受温热之邪，久泻、久痢，房劳过度等；主要诊断指标为：咽痛，声哑，干咳少痰，口燥咽干，心烦，舌质红，少苔，脉细数，主要用于肾阴虚所致的咽喉疾病。此外，有研究用猪肤制备的猪肤汤软膏在治疗老年性皮肤瘙痒症方面显示出良好疗效。

第四节　白通加猪胆汁汤证

【原文】

少阴病，下利，脉微者，与白通汤。利不止，厥逆无脉，干呕烦者，白通加猪胆汁汤主之。服汤，脉暴出者，死，微续者，生。（315）

【情志症状】

烦。

【释义】

此条论述了阴盛格阳之戴阳证服用热药后发生格拒的证治及预后。此条内容分三个部分，第一部分承接上文讨论白通汤的证治；第二部分讨论服用白通汤后病情反而加剧的证治；第三部分论述了发生药病格拒的预后。干呕烦者，为服药后药病格拒，正邪交争的病理反应。

【辨证】

阴盛格阳之戴阳证。

【论治】

咸寒苦降，破阴回阳。

【方药】

白通加猪胆汁汤方：葱白四茎，干姜一两，附子一枚（生用，去皮，破八片），人尿五合，猪胆汁一合。

【用法】

上五味，以水三升，煮取一升，去滓，内胆汁、人尿，和令相得，分温再服。若无胆，亦可用。

【方解】

白通加猪胆汁汤中用白通汤破阴回阳，通达上下；反佐以咸寒之猪胆汁、人尿，引阳药入阴，使热药不致于被阴寒之邪格拒，从而达到破阴回阳之目的。

【选注】

成无己：少阴病，下利，脉微，为寒极阴盛，与白通汤复阳散寒。服汤利不止，厥逆无脉，干呕烦者，寒气太甚，内为格拒，阳气逆乱也，与白通加猪胆汁汤以和之。《内经》曰：逆而从之，从而逆之。又曰：逆者正治，从者反治，此之谓也。服汤脉暴出者，正气因发泄而脱也，故死；脉微续者，阳气渐复也，故生。（《注解伤寒论·辨少阴病脉证并治》）

尤在泾：脉暴出者，无根之阳，发露不遗，故死；脉微续者，被抑之阳，来复有渐，故生。（《伤寒贯珠集·少阴篇》）

254

吴谦：此承上条详申其脉，以明病进之义也。少阴病下利脉微者，与白通汤，下利当止。今利不止，而转见厥逆无脉，更增干呕而烦者，此阴寒盛极，格阳欲脱之候也。若专以热药治寒，寒既甚，必反格拒而不入，故于前方中加人尿、猪胆之阴，以引阳药入阴。《经》曰：逆者从之，此之谓也。无脉者，言诊之而欲绝也。服汤后，更诊其脉，若暴出者，如烛尽焰高，故主死；若其脉徐徐微续而出，则是真阳渐回，故可生也。故上条所以才见下利，即用白通以治于未形，诚善法也。（《医宗金鉴·辨少阴病脉证并治》）

【方论】

章虚谷：阴阳二气，互相为根，故可互相为用，此方即《内经》反佐之法也。以下利脉微，先以白通汤辛热助阳，以辟寒邪，而利不止，反厥逆无脉，干呕而烦者，其本身阳微欲绝，寒邪格拒，故辛热之药不能入，而反佐咸苦阴寒为引导。然而热药得入，以回垂绝之阳……盖寒热之药同煎，则气味相和，化为温平。此方热药煎好，然后和入寒药，则各行其性，导阳药入阴，使阴阳交通而无格拒之患，此阴阳互相为用，由其互相为根故也。可知仲景之法，皆阴阳气味，裁制权宜，而配合者，义理精微，有难言喻。（《伤寒论本旨·少阴篇方》）

吴谦：是方即前白通汤加人尿、猪胆汁也。加尿胆者，从其类也，下咽之后，冷体既消，热性便发，情且不违而致大益，则二气之格拒可调，上下之阴阳可通矣。（《医宗金鉴·辨少阴病脉证并治》）

陈亦人：本方用人尿、猪胆汁，大多认为是取其从治，使无格拒之患。但成氏解释通脉加猪胆汁汤的方义，有"胆苦入心而通脉，胆寒补肝而和阴"的说法，可见还有补益作用，应相互参考。关于人尿的医疗作用，载之医册典籍者，彰彰可考，病当危急之际，苟有益于治疗，不应以秽物而去之，惟应用时，当取无病之人新鲜尿液，得童子小便尤佳。(《伤寒论译释·辨少阴病脉证并治》)

【医案举隅】

病案 1：下利烦躁

倪某，女，34 岁。1983 年冬不慎煤气中毒住院抢救，又食生冷而致腹泻，输液 3 天而下利不止，邀顾氏诊治：日下利十数次，便中带血，干呕烦躁不安，食不下，饮水即吐，面赤肢冷，舌苔淡白，脉微欲绝。治以白通加猪胆汁汤，扶阳育阴：附子 100g，干姜 24g，葱头 3 茎，鲜猪胆 1 个。嘱其每服药 1 次，针刺猪胆取汁 10 余滴兑服。服药 1 剂，面赤已退，干呕渐平，心烦大减。2 剂尽，脉缓有神而诸症渐愈，继以四逆汤、附桂理中汤调理而愈。

按：少阴病下利，阴寒在下，脾肾之阳衰疲，故见厥逆、脉微欲绝。虚阳无依，被逼上逆，则干呕心烦，急用白通汤回阳救逆。里寒太盛，恐阳药格拒不纳，加猪胆汁之苦寒反佐，引阴入阳，阴阳和阳气复矣。

病案 2：心悸

张某，62 岁。因左胸疼痛，心悸气短，经某医院确诊为冠心病，时好时发已两年。1982 年冬，因感冒发热数日，中西药物未效，半夜病情加重，邀余往诊。症见发热燥扰不宁，弃衣掀被，欲卧冷地及坐井中之状，喃喃自语，口渴思饮，食则呕吐，腹痛泻泄，四肢厥逆而颜面有赤色，目陷不睁，舌质光红，脉微细欲绝。诊为少阴病阴盛格阳证，有阳脱阴液枯涸之象。亟宜白通加猪胆汁汤：川附片 30g（开水先煎 1 小时），干姜 12g，葱白 4 茎（后下），童便 50mL，猪胆汁 10mL（炖温兑服）。翌日复诊，发热减退，烦躁歇止，饮水不吐，四肢转温，背反恶寒，面已不红，大便溏薄，精神疲惫，舌光红少津，脉沉细无力。乃阳回阴复，属少阴阳虚里寒。治当温阳益气，固本培元，以附子汤加味：川附片30g（先煎），白人参10g（另炖兑服），白术15g，茯苓20g，杭芍10g，丹参15g，檀香10g，砂仁6g（后下）。服2剂后，泄泻止，能进食，唯神疲自汗、心悸，舌光红，脉沉细。系病后正虚，心气不足，守上方加减。如自汗加黄芪、浮小麦；失眠加枣仁、远志；胃痛加百合、台乌，调理十余剂而愈。

按：白通加猪胆汁汤为少阴病阴盛格阳证之救逆要方，举凡阳气衰微，伤阴脱液，皆有奇效。20世纪40年代，昆明发生真性霍乱，余用本方大剂急救，治愈者数十人，无一死亡。又如用于治疗中风卒倒，小儿慢惊以及其他一切暴卒（休克）垂危之病，均获满意效果。这说明白通加猪胆汁汤实有斩关夺将、起死回生之功。中医以治病必求于本为原则，当邪盛正衰时，力求抓住症结所在，单刀直入，刻不容缓。白通加猪胆汁汤以附子、干姜大辛大热而顾其阳；葱白辛通阳气，令阴得阳而利；若专以热药治寒，寒甚必格拒而不入，故加童便、猪胆汁滋阴降逆，以引阳药入阴，《内经》所谓"甚者从之"也。

病案3：失眠

马某，女，41岁。有多年睡眠障碍（失眠）病史，近由病友介绍前来诊治。刻诊：失眠（每晚睡眠不足3小时），梦多险恶，手足不温，怕冷，颧部潮红，情绪低落，不欲言语，舌红少苔，脉沉细弱。辨为阳虚伤阴，阴血虚夹郁证，治当温阳通阳、补虚安神、益阴解郁。给予白通加猪胆汁汤、酸枣仁汤与四逆散合方：生附子5g，葱白20g，干姜3g，猪胆汁6mL，人尿30mL，酸枣仁45g，茯苓6g，知母6g，川芎6g，柴胡12g，枳实12g，白芍12g，炙甘草

12g。6剂，第1次煎35分钟，第2次煎20分钟，合并药液，每日1剂，每次服150mL左右，每日分早、中、晚服。二诊：失眠略有减轻，仍手足不温，以前方变干姜为10g，6剂。三诊：失眠较前又有减轻，仍颧部潮红，以前方变猪胆汁为10mL，6剂。四诊：失眠较前又有明显减轻，颧红基本消除，以前方加龙骨、牡蛎各30g，6剂。五诊：睡眠约4小时，手足不温、怕冷明显好转，以前方6剂续服。六诊：睡眠约5小时，手足不温基本消除，以前方6剂续服。七诊：睡眠约5小时，诸症基本消除，又以前方治疗60余剂，睡眠约6.5小时。随访1年，一切尚好。

　　按：根据手足不温、怕冷辨为阳虚阳郁，再根据颧部潮红辨为阴伤，因失眠、梦多险恶辨为心肝阴血虚，又因情绪低落辨为气郁，以此辨为阳虚阳郁、阴血虚夹郁证。方以白通加猪胆汁汤温阳通阳益阴；以酸枣仁汤滋补阴血，清热益气，行血安神；以四逆散疏理气机。方药相互为用，以奏其效。

【现代研究】

　　文献检索发现，有关白通加猪胆汁汤的化学成分和药理作用的研究较少。此方中的用药特色在于猪胆汁和人尿的运用。中医典籍中有关胆汁类药物的记载十分丰富，种类繁多，既有来源于哺乳纲的牛黄、猪胆汁、熊胆汁，也有来源于爬行纲、鱼纲、鸟纲等的鱼胆汁、蛇胆汁等，涉及动物有45种之多。猪胆汁，味极苦，性寒，具有补液、润燥通便、清热解毒、利胆退黄、息风定惊安神、明目退翳等功效。研究表明，用猪胆汁治疗急慢性肝炎、急性细菌性痢疾、慢性非特异性溃疡性结肠炎、灰指甲均取得良好疗效。胆汁的主要成分甘氨鹅去氧胆酸可抑制肝癌细胞的增殖，熊胆粉能明显抑制炎症细胞因子的产生发挥抗过敏作用等。现代临床上，多以人中白代替人尿使用。人中白性寒味咸，无毒，入肝、脾、肾、膀胱，具有清热解毒、降火、消瘀之功效，可治疗鼻衄、齿衄、牙疳、喉痹、肺痿、血淋、疳积等。人中白中主含磷酸钙、尿酸钙、草酸钙、碳酸钙、氧化钙及微量激素，亦含 Ca、Mg、Na、K 等无机元素及 Fe、Cr、Mn、Ni、Se、Cu、Co 等人体必需的微量元素。临床上可用于治疗口腔疾病（口舌生疮、喉痹、牙疳、口腔溃疡）、小儿疳热、皮肤溃疡等。葱白为百合科植物葱的鳞茎，辛，温。归肺、胃经，具有发汗解表，散寒通阳，解毒散结之功效。研究表明，葱白灸在治疗产后（术后）尿潴留方面具有良好疗效。目前，葱白提取物在治疗非酒精性脂肪肝、急性心肌缺血以及心肌缺血／再灌注损伤等方面得到了深入研究。

第五节　四逆散证

【原文】

少阴病，四逆，其人或咳，或悸，或小便不利，或腹中痛，或泄利下重者，四逆散主之。（318）

【情志症状】

悸。

【释义】

本条虽冠以少阴病，但不同于阳虚阴盛证，其病机为气机不畅，阳气内郁不能外达四肢所致。肝胃气滞阳郁，故手足轻微厥冷；气机升降失常，影响心气则悸，影响水道的通调，则小便不利。腹痛，泄利下重，更是肝胃气滞常见的证候特点，故用四逆散主治。

【辨证】

阳郁厥逆证。

【论治】

疏肝和胃，透达郁阳。

【方药】

四逆散方：甘草（炙）、枳实（破，水渍，炙干）、柴胡、芍药各等分。

【用法】

上四味，各十分，捣筛。白饮和服方寸匕，日三服。咳者，加五味子、干姜各五分，并主下利；悸者，加桂枝五分；小便不利者，加茯苓五分；腹中痛者，加附子一枚，炮令坼；泄利下重者，先以水五升，煮薤白三升，煮取三升，去滓，以散三方寸匕内汤中，煮取一升半，分温再服。

【方解】

四逆散方中柴胡主升，疏肝解郁而透达阳气；枳实主降，行气散结而宣通胃络；芍药、甘草，制肝和脾，益阴缓急。李中梓说："此本肝胆之剂，而少阴用之者，为水木同源也。"

【选注】

吴谦：凡少阴四逆，虽属阴盛不能外温，然亦有阳为阴郁，不得宣达，而令四肢逆冷者……今但四逆而无诸寒热证，是既无可温之寒，又无可下之热，惟宜疏畅其阳，故用四逆散主之。（《医宗金鉴·辨少阴病脉证并治》）

舒驰远：腹痛作泻，四肢厥冷，少阴虚寒证也。虚寒夹饮上逆则咳，凌心则悸，中气下陷则泄利下重，此又太阳证也，小便不利者，里阳虚，不足以化其气，法当用黄芪、白术、茯苓、干姜、半夏、砂仁、附子、肉桂，以补

中逐饮，驱阴止泄，而病自愈，何用四逆散，不通之至。（《新增伤寒论集注·少阴后篇》）

刘渡舟：少阴心肾，为水火之脏，内寄真阴真阳，水火交通，阴阳既济，是人体生命活动的必要条件。人体正常水火，阴阳的交通既济，有赖于少阴的枢机作用，少阴不仅为三阴之枢，而且也是调节阴阳、水火平衡的重要枢纽。本条所述少阴病，即指少阴枢机不利，而致阳气郁遏，不能达于四末，因而见四肢逆冷……诸多或见证，皆因少阴枢机不利，阳气被抑而变生，兼肺寒气逆则喘，兼水气凌心则悸，兼气化不行则小便不利，兼寒凝气滞则腹中疼痛，泄利下重。（《伤寒论讲解·辨少阴病脉证并治第十一》）

【方论】

王晋三：热邪伤阴，以芍药甘草和其阴，热邪结阴，以枳实泄其阴，阳邪伤阴，阴不接阳，以柴胡和其枢纽之阳。（《绛雪园古方选注·和剂》）

张令韶：枳实形圆臭香，胃家之宣品也，所以宣通胃络；芍药疏泄经络之血脉，甘草调中，柴胡启发阳气而外达，阳气通，而四肢温矣。（《伤寒论直解·辨少阴病脉证篇》）

陈亦人：方以柴胡疏肝解郁，枳实行气散结，芍药柔肝活血，甘草益脾缓急。肝郁得舒，气血宣通，则四肢厥冷自愈。（《伤寒论译释·少阴病篇》）

【医案举隅】

病案 1：阳痿

患者，男，45 岁，已婚。主因临房不举或虽举痿软 2 年余，于 2020 年 10 月 15 日就诊。患者反复求医效果欠佳，刻下症：勃起不佳，伴急躁焦虑，胸不适，腰酸，性欲减低，夜寐欠佳。舌暗红，苔薄白，脉弦细。查甲状腺功能及性激素水平均正常。中医诊断：阳痿，辨为肝郁肾虚证。西医诊断：勃起功能障碍。治法：疏肝解郁，补肾振痿。方用四逆散合肾气丸（《金匮要略》）加减，处方如下：柴胡15g，橘核12g，赤芍15g，枳实12g，甘草10g，制附片10g，肉桂10g，茯苓18g，泽泻12g，当归15g，淫羊藿20g，巴戟天15g，蜈蚣1条，桃仁15g，煅磁石20g。10剂，水煎服，200mL/次，2次/天，早晚温服。2020年10月26日二诊。服药后勃起硬度明显增强，焦虑、胸胁不适、夜寐欠佳诸症有所改善，舌暗苔薄，脉弦细。效不更方，守上方10剂，服法同前。2020年11月5日三诊。晨勃次数增加，同房可成功插入，精神舒畅，夜寐可，舌淡，脉偏细，上方去煅磁石、橘核，加菟丝子15g、仙茅12g，10剂，水煎服，200mL/次，2次/天，早晚温服。2020年11月16日四诊。性欲明显，能随意勃起，同房正常，夫妻双方满意，续服10剂巩固。随访半年未复发。

按：金元以前医家多认为阳痿与肾虚有关。《诸病源候论》云："肾开窍于阴，若劳伤于肾，肾虚不能荣于阴器，故痿弱也。"明代起医家从多角度认识阳痿，《辨证录》曰："肝气旺而宗筋伸"。《杂病源流犀烛》言："又有失志之人，抑郁伤肝，肝木不能疏达，亦阴痿不起。"认为阳痿与肝木之间有一定关系。李曰庆亦认为阳痿与肝郁气滞关系密切。临证发现阳痿患者多为青壮年，虽有频繁手淫、过度性生活而致肾虚不足，更见情绪压力及病后求医未果导致肝气郁结症状，因此，肝郁肾虚为临床常见证候。《医林绳墨大全》云："阴茎之病，亦从乎肝治。"临证当疏肝为主，兼以补肾，邹教授常用四逆散合肾气丸加减治疗，取得显著效果。阳痿患者主要病因系精神心理因素，约30%存在器质性病变。随着社会快速发展，精神心理性阳痿患者逐渐增加。本案患者因工作、生活压力及久病阳痿，长期处于抑郁焦虑状态，致肝气郁结，阳气被遏，不能透达，故见精神抑郁、胸胁不适，性欲减低；久病及肾则见腰酸；肝气郁滞，血行不畅，宗筋不荣，故痿软不举；肝藏血，疏泄失常致心血失养，故神情焦虑、夜眠不佳。治以疏肝解郁、补肾振痿，予四逆散合肾气丸加减。方中柴胡、橘核、枳实疏肝解郁、调达气机；制附片、肉桂、淫羊藿、巴戟天、茯苓、泽泻补肾壮阳，煅磁石安神定志，赤芍、当归、桃仁、蜈蚣活血化瘀通络，诸药共奏疏肝理气、透达郁阳、化瘀通络、补肾振痿之功。

病案 2：心悸

吕某，男，35 岁，2019 年 5 月 22 日初诊。主诉：心悸心慌 1 年后再发作。现病史：患者自诉 1 年前诊断为心律失常，室性早搏，经治疗后好转，近期情绪激动后心悸心慌又再发作，伴眩晕。刻下症见：心慌心悸，伴眩晕，平时进食可，大便正常，夜眠差，胆怯感，多梦。舌淡红，苔薄，脉细，未及结代。诊断：心悸，肝郁气滞、心肾不交证。治疗：四逆散合交泰丸、桂枝甘草龙骨牡蛎汤、生脉饮加减。柴胡 10g，枳壳 10g，白芍 10g，炙甘草 10g，黄连 6g，肉桂 3g，桂枝 10g，煅龙骨 15g，煅牡蛎 15g，麦冬 12g，醋五味子 12g，百合 15g，丹参 20g，炒栀子 10g，炒酸枣仁 20g。7 剂，水煎服，日 1 剂，早晚分服。二诊诉症状明显好转，仍有胆怯感，舌淡红，苔薄，脉细。治疗：上方加珍珠母 30g，党参 20g，炙黄芪 15g。继续服用 7 剂。

按：少阳三焦塞遏，气机升降失常，影响心气可为悸；阳为阴郁，胸阳不振，影响心阳亦可为悸。患者因情志不遂后心悸复发，治宜选用四逆散疏肝理气、调和肝脾，加用丹栀二药清热凉血。又有眩晕、夜眠差、胆怯感等症状，合用桂枝甘草龙骨牡蛎汤，温补心阳，安神定悸；生脉饮去人参，麦冬、五味子养阴生津；交泰丸交济水火，取黄连苦寒，入少阴心经，降心火，不使其炎上；取肉桂辛热，入少阴肾经，暖水脏，不使其润下。全方阴阳通调，寒热并用，水火既济，以达到平律定志之目的。二诊心悸症状明显好转，加党参、黄芪加强益气补中之功，珍珠母滋肝阴，清肝火，平肝潜阳，安神魂。

病案3：经前紧张综合征

某，女，28岁，农民，1978年10月初诊。半年来每次月经前十天即感两乳胀痛，甚时乳头不敢触衣，不敢大步行走，经来则胀痛自消。月经衍期，量少不畅，带下色白而量多。婚后两年未孕，苔白，脉沉弦。肝气郁结则两乳胀痛。气不能运血以畅行，血不能随气而流通，故月经衍期量少。木犯中州，脾失健运，水湿停留，故带下量多。脉象沉弦亦是气滞所致。证属肝郁气滞，治宜疏肝理气。处方：柴胡9g，白芍9g，青皮6g，香附12g，当归9g，茯苓12g，甘草6g。水煎服，每次经前半月服5剂，连服三个月。二诊：服上方15剂，两乳胀痛大减，白带消失，经期正常，遂改服逍遥丸，以善其后。翌年春怀孕，足月顺产一男婴。

病案4：抑郁症

汪某，男，52岁，2014年3月27日初诊：患者平素情志抑郁，长期服抗抑郁药物治疗。症见情志抑郁，然急躁易怒，自述上热下寒，身热而足凉，凉不过膝，不能进食羊肉、狗肉等，食则上身热重，得汗后热减，活动稍多则汗出加重，口腔溃疡易发，二便常，疲乏，无口干口苦，舌淡红，体大边有齿痕，苔薄黄稍腻，脉滑。诊断抑郁症，此为少阴枢机不利、上热下寒之证，治宜复少阴之枢，并清上而温下。处方：柴胡20g，白芍30g，枳实15g，生甘

草 25g, 乌梅 10g, 黄连 10g, 肉桂 8g, 蜀椒 5g, 干姜 8g,
制附片 10g, 当归 10g, 炙麻黄 8g, 升麻 10g, 浮小麦 30g。
7 剂水煎服, 每日 1 剂分服。二诊: 服前方后症减, 自觉
舒畅而停用抗抑郁药, 然仍觉上热下寒, 入睡难, 二便常,
舌淡红, 体大边有齿痕, 苔薄黄稍腻, 脉滑。此少阴枢机
已复、余邪未净之象, 治以固护已复之枢机并清余邪, 兼
以安神。处方: 柴胡 25g, 白芍 30g, 枳实 30g, 生甘草
30g, 乌梅 20g, 当归 30g, 蜀椒 10g, 干姜 10g, 制附片
10g, 炒栀子 10g, 炒枣仁 15g, 浮小麦 30g, 大枣 30g, 煅
龙骨 30g, 14 剂水煎服, 每日 1 剂分服。后访自言舒畅而
无述抑郁之症。

病案 5: 肠易激综合征

王某, 女, 41 岁。自述左腹隐痛不适, 肠鸣, 每日大
便 4~5 次, 量少而不成型, 纳食尚可, 眠差。曾中西医诊治
多次, 疗效不显。2009 年 5 月求医于彭师, 刻下患者形体
消瘦, 语音低细, 情绪欠佳, 舌暗淡少华, 有齿痕, 苔白
滑, 脉濡。纤维结肠镜检查未见明显异常。经详询问, 患
者一直不满其现处工作岗位, 自觉屈才。此病患者情志不
畅, 肝气乘脾, 脾气虚弱, 湿邪困着, 治宜疏肝健脾。方
药: 柴胡 12g, 党参 30g, 白芍 20g, 茯苓 12g, 丹参 30g,
白术 20g, 锁阳 20g, 法半夏 12g, 陈皮 12g, 乌梅 12g, 鸡
矢藤 30g, 枳壳 12g, 桔梗 12g, 甘草 6g。每日 1 剂, 水煎
服。嘱其放平心态, 平和应对世事, 服药期间忌生冷油腻
辛辣之品。服药 4 剂后, 精神转佳, 腹痛减轻, 便次减少,
日 2~3 次, 去乌梅、鸡矢藤, 加山药 30g, 续服 20 余剂后
诸症消失。随访 1 年, 未见复发。

病案 6: 小儿抽动症

患者, 男, 4 岁, 2017 年 11 月 22 日初诊。自诉诊断为

小儿抽动症近半年。诊见面黄消瘦，口唇干红，头发发黄，颌下淋巴结，手心潮热潮湿，眼干痒，喜眨眼，睡眠翻转，大便不干，晨起尿黄，脉弦滑，舌胖暗，红苔薄白。询问其父母，平素急躁易怒。中医辨证为肝郁化火，上扰心神。治以四逆散合越鞠丸加减佐以平肝息风之药；处方：柴胡6g，枳壳6g，白芍6g，甘草3g，木瓜6g，香附5g，炒栀子5g，生白术8g，黄芩6g，焦山楂5g，焦神曲5g，川芎4g，钩藤6g，薄荷4g。另嘱父母加强心理疏导。一周后复诊，自述眼干眼痒消失，眨眼减轻，睡眠好转。治法同前，半月后，病情稳定。

按：小儿多发性抽动症属于中医"慢惊风""抽搐""肝风证"等病范畴。社会大环境下，长辈对于孩子的过分宠爱或者压制，多导致孩子心理负担增重而致情志不畅，临床"气郁质"的患儿并不乏见。小儿有"纯阳之体""肝常有余"的生理特性，肝为风木之脏，主升主动，肝气郁滞，不能条达，日久化火，扰动清窍，临床表现为眨眼、烦躁、易怒、睡眠不实等诸多火旺征象，此为肝用太过伤及肝阴，肝阴不足不能制约肝用，故该方以四逆散配木瓜重在柔肝养血。另予越鞠丸加减行气解郁，钩藤平肝息风。方证相符，7剂后症状明显缓解。

病案7：胃神经官能症

孙某，女，38岁，理发员。胃脘胀痛一年余，常因情绪波动发作，在上级医院经B超、胃镜等检查无异常，诊断为胃神经官能症，经常用调节神经功能药物及对症治疗等，效果欠佳。2004年4月2日，因情绪因素又出现胃脘疼痛，干呕频作，胸胁胀满不适，不思饮食，遂来院就诊。除上述症状外，舌淡红，苔薄白，脉弦滑。拟四逆散合平胃散加减：柴胡12g，白芍20g，枳实15g，苍术15g，厚朴 15g，陈皮 15g，香附 20g，茯苓 15g，郁金 15g，延胡索 20g，焦栀子 15g，甘草 10g。3 剂，水煎服。药后症状明显减轻，续服 6 剂，诸症消失。

按：情志不舒，肝气郁结，疏泄受阻横逆犯胃而引起胀满疼痛。方中柴胡升阳透邪，疏肝解郁，为和解少阳之要药，枳实下气破结，与柴胡一升一降，使气机得以条达舒畅，白芍、甘草酸甘合用，缓急止痛，因舌淡苔白脉弦滑，是有停饮之征，故合平胃散，苍术燥湿健脾，茯苓淡渗，厚朴消胀而利痰饮，陈皮顺气宽膈，香附、延胡索、郁金、焦栀子理气解郁止痛。诸药合用共达疏肝解郁、理气止痛、健脾和胃之功。

病案 8：呃逆

曹某，女，59 岁。首诊：2007 年 11 月 29 日。主诉：呃逆 20 余天。3 周前因婆媳关系不和争吵，情绪抑郁不舒，继发呃逆频作，日夜不休，伴胃脘隐痛，食后明显，吐酸，纳食欠佳。舌淡暗，苔薄白，脉沉涩弱。辨证为肝郁脾弱，肝逆犯胃，肝胃血滞；治拟疏肝畅脾、活血行滞、和胃降逆法。方用：柴胡 9g，赤芍 9g，炒枳壳 9g，台乌药 9g，百合 12g，紫丹参 10g，香砂仁 5g，神曲 9g，清半夏 12g，潞党参 10g，炙甘草 5g，煅海螵蛸 6g，7 剂，水煎服，日 1 剂，分上下午服。复诊，呃逆吐酸痊愈。

按：本例犯病于争吵之后，有明显情绪诱因，其呃逆频频，胃痛吐酸，当属肝气犯胃，胃失和降；纳差、舌淡、脉弱，又为脾虚气弱；舌暗脉涩，为气郁血滞之象。故辨为肝郁脾虚，胃逆血滞证，治从疏肝健脾、活血降胃为治。方中主用四逆散（白芍易赤芍）加党参以疏肝活血、健脾行滞，合用丹参饮活血行气止痛，百合乌药汤调气益肺安中，加半夏、神曲以降胃助运，稍佐煅海螵蛸以散瘀制酸。

因其方证相合，故收效迅捷。本案以抓主证兼参舌脉和肝脾（胃）气血并调，疏养兼施为特点。

【现代研究】

四逆散具有抗抑郁、镇静催眠、保肝、降血脂、改善微循环及抗溃疡等药理作用，现代临床上常用于治疗抑郁、失眠、心脏神经官能症、肠易激综合征、慢性胃炎、前列腺炎、痛经等疾病。研究表明，四逆散抗抑郁作用机制可能与其调节神经递质、增加脑源性神经营养因子表达、降低炎症因子水平相关以及调节相关信号通路有关。四逆散复方或单味药可作用于大鼠、小鼠的前额皮层、丘脑、海马区等，修复细胞损伤，增加多种脑脊液内源性成分，加快睡眠速度，改善睡眠障碍。有研究采用整合网络药理学与非靶向血清代谢组学方法探讨四逆散治疗抑郁症的作用机制，结果在四逆散中共鉴定出 61 个化学成分；结合网络药理学分析，得到 535 个成分靶点、1479 个疾病靶点和 205 个交集靶点，其中包括 AKT1、TP53、TNF、IL6 等 21 个核心靶点，主要涉及丝裂原活化蛋白激酶（mitogen-activated protein kinases，MAPK）、Ras、PI3K-Akt 等信号通路。有临床研究采用四逆散联合百合地黄汤加减方治疗焦虑性失眠，结果表明：经过治疗后观察组有效率明显高于对照组（$P < 0.05$），观察组的睡眠障碍评定量表（sleep dysfunction rating scale，SDRS）、匹兹堡睡眠质量指数评分量表（pittsburgh sleep quality index，PSQI）评分显著低于对照组（$P < 0.05$）；2 组的焦虑症状自评量表（self-rating anxiety scale，SAS）、汉密尔顿焦虑量表（hamilton anxiety scale，HAMA）评分较之前均显著降低（$P < 0.05$），而且观察组的评分比对照组的评分显著降低（$P < 0.05$）。四逆散与痛泻要方组成合方治疗肠易激综合征，能够明显改善

患者的腹痛、腹胀、腹泻、大便次数增多、体倦乏力等临床症状。

第六节　猪苓汤证

【原文】

若脉浮发热，渴欲饮水，小便不利者，猪苓汤主之。（223）

少阴病，下利六七日，咳而呕渴，心烦不得眠者，猪苓汤主之。（319）

【情志症状】

心烦不得眠。

【释义】

本条少阴病下利六七日，伴咳而呕渴，心烦不得眠者，此为少阴热化之证，结合第223条："若脉浮发热，渴欲饮水，小便不利者，猪苓汤主之。"可知，当兼有"小便不利"之症。水气不利，偏渗大肠，则下利；水气上逆，犯肺则咳，犯胃则呕；阴虚加之水热互结，津不上承，故口渴；阴虚则内热，虚热上扰心神，故心烦不得眠。

【辨证】

少阴病阴虚兼水气不利证。

【论治】

清热，滋阴，利水。

【方药】

猪苓汤：猪苓（去皮）、茯苓、泽泻、阿胶、滑石（碎）各一两。

【用法】

上五味，以水四升，先煮四味，取二升，去滓，内阿胶烊消。温服七合，日三服。

【方解】

方中猪苓、茯苓淡渗利小便，泽泻、滑石性寒利水而兼有清热通淋的作用，阿胶甘咸，滋阴润燥。五药成方，渗利、清热、养阴并进，利水不伤阴，滋阴不恋邪。

【选注】

成无己：下利不渴者，里寒也。经曰：自利不渴者，属太阴，以其脏有寒故也。此下利呕渴，知非里寒，心烦不得眠，知协热也。与猪苓汤渗泄小便，分别水谷。(《注解伤寒论·辨少阴病脉证并治》)

吴谦：下利则邪并于下矣，其呕而且咳何也？盖以六七日，渴而心烦不眠，则传邪之上客者又盛，渴则必恣饮，多饮必停水，是邪热既不能解，而水蓄之证复作也。热邪传陷之下利，非阴寒吐利并作之可比。呕而渴者，盖先呕后渴为邪欲解，先渴后呕多为水停，又有水寒射肺为咳之可兼察乎！以是知必有夹饮于内耳。(《医宗金鉴·辨少阴病脉证并治》)

刘渡舟：猪苓汤证与真武汤证，皆有下利，咳，呕，小便不利等证。然猪苓汤证属阴虚生热，水热互结，而真武汤证则属阳衰不能制水，为水邪泛滥之证，当注意鉴别。猪苓汤证、黄连阿胶汤证、栀子豉汤证虽都有心烦不眠一证，但猪苓汤证属少阴阴虚生热，水热互结，故其证伴有咳而呕渴，小便不利，舌红苔滑，脉细数而弦。黄连阿胶汤属肾水不足，不能上济于心，心火上炎，阴虚火旺之证，故其证伴有口燥咽干，小便短赤，舌质红绛，苔净而光，脉细数；栀子豉汤证则属郁热留扰于胸膈，可见反复颠倒，

心中懊恼等证。(《伤寒论讲解·辨少阴病脉证并治第十一》)

【方论】

《医宗金鉴》引赵羽皇云：盖伤寒表虚，最忌亡阳，而里虚又患亡阴。亡阴者，亡肾中之阴与胃家之津液也。故阴虚之人，不但大便不可轻动，即小水亦忌下通，倘阴虚过于渗利，则津液反致耗竭。方中阿胶质膏，养阴而润燥；滑石性滑，去热而利水。佐以二苓之渗泄，既疏浊热而不留其壅瘀，亦润真阴而不苦其枯燥，是利水而不伤阴之善剂也。故利水之法于太阳而用五苓者，以太阳职司寒水，故加桂以温之，是暖肾以行水也。于阳明、少阴而用猪苓者，以二经两关津液，特用阿胶滑石以滋之，是滋养无形以行有形也。利水虽同，寒温迥别，惟明者知之。(《医宗金鉴·辨阳明病脉证并治》)

柯韵伯：二苓不根不苗，成于太空元气，用以交合心肾，通虚无氤氲之气也。阿胶味厚，乃气血之属，是精不足者，补之以味也。泽泻气味轻清，能引水气上升，滑石体质重坠，能引火气下降，水升火降，得既济之理矣。且猪苓阿胶，黑色通肾，理少阴之本。茯苓滑石白色通肺，滋少阴之源。泽泻、阿胶咸先入肾，培少阴之体。二苓、滑石淡渗膀胱，利少阴之用，皆滋阴益气之品，是君火之下，阴精承之也。以此滋阴利水而升津，诸证自平矣。(《伤寒来苏集·猪苓汤》)

【医案举隅】

病案 1：不寐

患者，女，59 岁，2021 年 7 月 29 日初诊。主诉：不寐 3 个月。患者无明显诱因，于 3 个月前出现不寐，无心烦，无胸闷心悸，无恶寒发热，无口干口苦，无恶心呕吐，无嗳腐吞酸，无腹痛，自觉胃胀，频频肠鸣，多汗，无明显季节性，汗出后不欲饮水，偶恶风，饮食可，小便不利，舌有裂纹，质干，偶舌痛，苔薄，脉沉滑。西医诊断：睡眠障碍；中医诊断：不寐；辨证：阴虚火旺，水热扰神。给予猪苓汤加味，处方：猪苓 10g，茯苓 12g，泽泻 15g，阿胶 8g，滑石 15g，龙骨 20g，牡蛎 20g。15 剂，三九免煎颗粒，日 1 剂，分两次冲服。二诊（2021 年 8 月 12 日）：服药后不寐较前好转，基本未见明显入睡难，肠鸣减少，出汗减少，小便不利好转，舌质较前红润，近期口角流涎。考虑水热暂除而脾胃虚，予以猪苓汤合半夏秫米汤，处方：猪苓 12g，茯苓 15g，泽泻 20g，阿胶珠 10g，滑石 15g，半夏 10g，小米 20g。

按：此女性患者乃阴血亏虚，日久而见水湿内生，而化生热象，从而水热互结，扰动心神。水停于肠间，"沥沥有声"，故见肠鸣。水饮内停，使津不上承，则多汗而不欲饮。给予猪苓汤加龙骨牡蛎二味，其中猪苓、茯苓、泽泻利水饮以安心神；滑石与猪苓、茯苓、泽泻共奏利水之功，还可清热以安心神；龙骨、牡蛎镇水热以安神；阿胶养血以滋阴，使热不伤阴。水热已除大半，但患者多涎，五脏化液中涎为脾液，脾胃虚象显露，则加用半夏秫米汤和胃化饮。

病案 2：失眠

赵某，男，53 岁，干部。失眠，心烦 10 余年，屡治不效，平素工作繁忙，喜饮茶水，舌质红，舌苔薄腻，脉象细数。治宜滋阴利水、清热除烦之法，方用猪苓汤：猪苓 10g，茯苓 10g，泽泻 10g，滑石 18g，阿胶 10g（烊化）。每日 1 剂，水煎服。3 剂取效，以其方加减治疗月余而获痊愈。

按：猪苓汤乃滋阴利水之剂，其治疗浊水内停且阴液耗伤之证临床多有报导，但以失眠为主证者则较为少见。本例患者行政事物繁忙，工作至深夜，渐致耗伤阴液，且素喜饮茶致浊水停骤，故见失眠，心烦之症。参《伤寒论》第319条"少阴病，下利六、七日，咳而呕渴，心烦不得眠者，以猪苓汤主之"，故以猪苓汤滋阴利水、清热除烦而取效。

病案 3：经前紧张症伴不孕症

刘某，27岁。初诊于1983年9月15日。患者消瘦，婚后4年未孕，月经量中，色暗红，无血块，每于经前10天左右出现烦躁、头疼、头晕、乳房胀痛、腹泻、下肢浮肿等症，每值月经来潮后自行减弱。来诊时，适值经前诸症蜂起，且伴有口干、微咳、尿黄不利、脉弦细数、舌红，苔薄黄。腹诊：全少腹胀满、脐下动悸。证属水热阻胞，阴津不足。投以猪苓汤：猪苓、茯苓、泽泻各15g，阿胶10g（烊），滑石粉12g（包），7剂。嘱其用清艾条自灸气海、关元穴，每日2次，每次10分钟。经此灸、药兼施后，诸症递减。嗣后，嘱其每月经前10天，服猪苓汤7剂，并自灸关元、中极二穴。经此治疗3个月，诸症基本消失，遂停治观察。到1984年5月，娠妊试验为阳性，翌年1月分娩，产一男婴。

病案 4：经行泄泻

马某，女，42岁。1993年8月11日初诊。患经行泄泻数年，多方调治不愈。患者平日大便正常，每次行经，便作泄泻，质稀如水。口干而渴，小溲窘迫，夜不得寐，寐则梦多，两腿自感沉重如铅。本次月经来潮量多夹有血块。视其舌红苔白，脉来弦细。辨为阴虚生热，热与水结，代谢失序，水液下趋大肠作泻，治当育阴、清热、利水，为疏猪苓汤。猪苓20g，茯苓30g，阿胶10g（烊化），泽泻

20g，滑石 16g。服 3 剂，泄泻即止，小便自利，诸症随之而愈。

病案 5：心悸

赵某，男，68 岁。初诊：2013 年 7 月 5 日。主诉：心悸 1 年，加重 1 周。现病史：1 年前，患者无明显诱因出现心悸，动则尤甚，休息后可缓解，伴有尿后尿道疼痛，无尿频、尿急，无胸痛、晕倒，无恶寒发热。经当地医院查心电图提示：下壁心肌缺血；心脏彩超未见异常；血、尿常规未见异常；腹部彩超提示前列腺 5.3cm×3.8cm×2.3cm，前列腺增大；尿路造影见结石梗阻及尿道占位。患者多处求医，未明确诊断，自诉"治疗心脏药物，消炎药物"服用无数，未见确切疗效。近一周患者上述症状加重，心悸动则尤甚，夜间能平卧，无咳嗽胸痛，尿痛，无尿频、尿急、尿血。经补液抗感染治疗，症状不缓解。刻诊：心悸，动则尤甚，休息可缓解，双下肢轻度水肿，神疲，食纳可，排尿后尿道涩痛，无尿频尿血，心烦不寐，大便正常。查心电图提示：下壁心肌缺血。舌体胖大，有齿痕，舌质淡红，苔薄白，脉沉弦。诊断：心悸。辨证：脾肾阳虚，水热互结。治法：清热利水养阴。方药：猪苓汤加味：滑石 30g，泽泻 20g，茯苓 20g，阿胶 15g（烊化），猪苓 18g，陈皮 15g，炙甘草 10g。煎服方法：上方加水 1000mL，煎取药液共 600mL，分三次空腹温服，1 日 1 剂，共 5 剂。辨证调护：低盐饮食、勿油腻，慎起居，宜保暖，勿感冒，畅情志，忌劳作。二诊：2013 年 7 月 11 日。患者自述服用上方五剂后，心悸症状明显缓解，无双下肢水肿。但仍感排尿不畅，尿痛减轻，舌脉同前，治疗效果显著，继续原来理法不变，方药如下：滑石 30g，泽泻 20g，茯苓 20g，阿胶 15g（烊化），桂枝 15g，车前子 15g，猪苓 18g，陈皮 15g，甘草 10g。上方再服 5 剂。煎服方法同前。

后随访，患者服用上方 5 剂后，诸症消除，病情痊愈。

【现代研究】

猪苓汤具有利尿排石、改善肾功能、抑菌、抗肿瘤等药理作用，临床广泛应用于急性和慢性泌尿系感染、慢性肾炎、肾病综合征、尿路结石等疾病的治疗。此外，在治疗乙型肝炎肝硬化腹水、慢性心力衰竭、癌性腹水等疾病方面也有相关文献报道。猪苓的化学成分主要包括多糖类、甾体类、蛋白质、氨基酸类、维生素类及微量无机元素类等，其药理作用包括利尿、抗肿瘤、抗炎、抗氧化、免疫调节、保肝、抑菌、促进头发生长等。茯苓的化学成分主要有多糖类（β - 茯苓聚糖最高）、三萜类（块苓酸、茯苓酸、齿孔酸等）、甾醇类、磷酸酯，腺嘌呤、蛋白质等，具有促进水液代谢、调节胃肠功能、镇静、抗肿瘤、护肝等药理作用。泽泻的化学成分主要为萜类化合物，其中包括三萜、倍半萜、二萜，同时还包含糖类、含氮化合物、苯丙素等，具有利尿、抗草酸钙结石及抗肾炎作用、抗炎作用、降血脂、保肝、降血糖、抗肿瘤等药理作用。滑石为硅酸盐类矿物滑石族滑石，主含含水硅酸镁，另外还含有氧化铝、氧化镍等成分，具有保护皮肤黏膜、抗菌作用。阿胶中的主要化学成分有氨基酸、多肽及蛋白质、多糖（主要是糖胺聚糖）、挥发性物质（包括吡嗪类、醛类、酯类、酮类等），具有抗贫血、止血、抗炎、抗氧化、抗疲劳和免疫调节等现代药理作用。有文献报道，猪苓汤在治疗阴虚水热互结型失眠方面具有良好疗效。

第五章
辨厥阴病脉证并治篇

第一节　乌梅丸证

【原文】

伤寒，脉微而厥，至七八日肤冷，其人躁无暂安时者，此为脏厥，非蛔厥也。蛔厥者，其人当吐蛔。今病者静而复时烦者，此为脏寒。蛔上入其膈，故烦，须臾复止，得食而呕，又烦者，蛔闻食臭出，其人常自吐蛔。蛔厥者，乌梅丸主之。又主久利。（338）

【情志症状】

其人躁无暂安时，烦。

【释义】

本条论述了蛔厥与脏厥的鉴别及其证治。蛔厥与脏厥，都有脉微、肢厥、烦躁等症状，然脏厥的厥冷程度严重，不仅四肢厥冷，而且全身肌肤俱冷，患者烦躁不宁，"无暂安时"，其病机为真阳虚脱，脏气衰败，心神涣散，预后不良。蛔厥的脉微、肢厥、烦躁等为阵发性发作，程度较轻，其病机是上热下寒，蛔虫内扰。由于患者上焦有热，下焦有寒，蛔虫避寒就温，不安其位而上窜，扰乱机体的气血运行。若蛔虫内伏暂安，则烦躁、腹痛等症状随之消失，故曰"须臾复止"。若进食诱发蛔虫窜动，则心烦、呕吐、腹痛又发作，故称"又烦"。

【辨证】

上热下寒证。

【论治】

清上温下，温脏安蛔。

【方药】

乌梅丸：乌梅三百枚，细辛六两，干姜十两，黄连十六两，附子六两（炮，去皮），当归四两，黄柏六两，桂枝六两（去皮），人参六两，蜀椒四两（出汗）。

【用法】

上十味，异捣筛，合治之，以苦酒渍乌梅一宿，去核，蒸之五斗米下，饭熟捣成泥，和药令相得，内臼中，与蜜，杵二千下，丸如梧桐子大。先食饮服十丸，日三服，稍加至二十丸。禁生冷、滑物、臭食等。

【方解】

本方重用乌梅为君，取其味酸能制蛔，先安其扰动；蜀椒、细辛、干姜味辛能驱蛔，性温可温脏散寒；黄连、黄柏味苦能下蛔，寒能清热；附子、桂枝、干姜温脏祛寒；人参、当归补气养血，与温中药配伍，具有温补下焦虚寒，养血通脉，调和阴阳之功。本方又治久利，其证以寒热错杂、正气虚弱者为适宜。

【选注】

柯韵伯：《内经》曰：必伏其所主，而先其所因，或收或散，或逆或从，随所利而行之。调其中气，使之和平，是厥阴之治法也。仲景之方，多以辛甘苦药为君，而此方用酸收之品者，以厥阴主肝而属木。《洪范》云：木曰曲直，曲直作酸。《内经》曰：木生酸，酸入肝，以酸泻之，以酸收之，君乌梅之大酸，是伏其所主也。佐黄连泻心而除痞，黄柏滋肾以除渴，先其所因也。肾者，肝之母，椒附以温肾，则火有所归，而肝得所养，是固其本也。肝欲散，细辛、干姜以散之。肝藏血，桂枝、当归引血归经也。寒热并用，五味兼收，则气味不和，故佐以人参调其中气，以苦酒渍乌梅，同气相求，蒸之米下，资其谷气，加蜜为丸，少与而渐加之，缓以治其本也。仲景此方，本为厥阴诸症之法，叔和编于吐蛔条下，令人不知有厥阴之主方，观其用药与诸症符合，岂止吐蛔一症耶！蛔为生冷之物，与湿热之气相成，故寒热互用以治之。且胸中烦而吐蛔，则连柏是寒因热用，蛔得酸则静，得辛则伏，得苦则下，杀虫之方，无更出其右者。久利则虚，调其寒热，扶其正气，酸以收之，其利自止。（《伤寒来苏集·厥阴方总论》）

陈修园：《周易》震卦，一阳居二阴之下，为厥阴本象，病则阳逆于上，阴陷于下，饥不欲食，下之利不止，是下寒之确证也。消渴，气上撞心，心中疼热，是上热之确证也。方用乌梅，渍以苦酒，顺曲直作酸之本性，逆者顺之，还其所固有，去其所本无，治之所以臻于上理也。桂椒辛附辛温之品，导逆上之火，以还震卦下一画之奇。黄连、黄柏苦寒之品，泻心胸之热，以还震上四画之偶。又佐以人参之甘寒，当归之苦温，干姜之辛温，三物合用，能令中焦受气而取汁，而乌梅蒸于米下，服丸送以米饮，无非补养中焦之法，所谓厥阴不治，取之阳明者此也。此为厥阴证之总方，注家第谓蛔得酸则静，得辛则伏，得苦则下，犹浅之乎测乌梅丸也。（《长沙方歌括·厥阴方》）

章虚谷：乌梅丸为厥阴正治之主方也，木邪肆横，中土必困，故以辛热甘温，助脾胃之阳，而重用酸以平肝，佐苦寒泻火，因肝木中有相火故也，所以厥阴篇中用姜附四逆汤各条，是少阴病，非厥阴也。（《伤寒论本旨·厥阴篇方》）

【方论】

柯韵伯：《内经》曰：必伏其所主，而先其所因，或

278

收或散，或逆或从，随所利而行之。调其中气，使之和平，是厥阴之治法也。仲景之方，多以辛甘苦药为君，而此方用酸收之品者，以厥阴主肝而属木。《洪范》云：木曰曲直，曲直作酸。《内经》曰：木生酸，酸入肝，以酸泻之，以酸收之，君乌梅之大酸，是伏其所主也。佐黄连泻心而除痞，黄柏滋肾以除渴，先其所因也。肾者，肝之母，椒附以温肾，则火有所归，而肝得所养，是固其本也。肝欲散，细辛，干姜以散之。肝藏血，桂枝、当归引血归经也。寒热并用，五味兼收，则气味不和，故佐以人参调其中气，以苦酒渍乌梅，同气相求，蒸之米下，资其谷气，加蜜为丸，少与而渐加之，缓以治其本也。仲景此方，本为厥阴诸症之法，叔和编于吐蛔条下，令人不知有厥阴之主方，观其用药与诸症符合，岂止吐蛔一症耶！蛔为生冷之物，与湿热之气相成，故寒热互用以治之。且胸中烦而吐蛔，则连柏是寒因热用，蛔得酸则静，得辛则伏，得苦则下，杀虫之方，无更出其右者。久利则虚，调其寒热，扶其正气，酸以收之，其利自止。（《伤寒来苏集·厥阴方总论》）

高学山：君乌梅，酸以入肝也，余药少于乌梅，则从其性而俱为入肝可知。本为脏寒，故以姜附温之；本以脏虚，故以人参补之。夫厥为阴阳气不相顺接之故，用细辛者，所以通其阳气也：用桂归者，所以和其阴气也。蜀椒辛热而善闭，盖温补其阳，而更为封固之耳。至于以连柏为佐者，又因脏寒而遽投辛热之品，阴阳相格，水火不相入者，常也，故用苦寒以为反佐，如白通汤之加人尿、胆汁一也。且少厥二阴为子母，厥阴阳微，其来路原从少阴，加黄连于乌梅之次，而尊于众药，且以黄柏副之，是温厥阴，而并分引其热以温手足之少阴二也。至其酸苦辛辣之味，为蛔所畏而使之俯首，则又其余义矣。借之以主久利，其方义如壶天，又是一番世界，绝非主蛔厥之用意也。盖利起本寒，成于化热，始于伤气，久则脱血，故辛热以治本寒，苦寒以治化热，蜀椒固气，而以细辛提之，当归养血，而以桂枝行之，加人参合补气血，而总交于乌梅之酸温，所以敛止其下滑之机致而已。（《伤寒尚论辨似·厥阴经》）

章虚谷：乌梅丸为厥阴正治之主方也，木邪肆横，中土必困，故以辛热甘温，助脾胃之阳，而重用酸以平肝，佐苦寒泻火，因肝木中有相火故也，所以厥阴篇中用姜附四逆汤各条，是少阴病，非厥阴也。（《伤寒论本旨·厥阴篇方》）

【医案举隅】

病案 1：肠易激综合征

庄某，男，54 岁，2002 年 10 月 11 日初诊。患者体弱，胃病 10 余年。近 2 年左少腹经常疼痛。发时自觉有块拱起，气逆上冲，呕吐食物。大便经常溏泻，但亦有短期大便坚如羊屎。在外院经乙状结肠镜检查发现有结肠激惹现象，几经治疗无效。数天来，因情绪波动，一日数发而就诊。患者胃痛隐隐，左少腹痞块疼痛，聚散无常，泛恶呕逆，每遇恼怒辄发，面色㿠白，形神疲惫，纳呆便溏，舌质胖，舌色暗，苔薄黄，脉沉细弦。中医诊断为痞瘕。厥阴经气失敛，胃土素有不足。治宜安胃泻肝。处方：乌梅 10g，川楝子 10g，川花椒 3g，细辛 2g，桂枝 10g，当归 10g，炮姜6g，白芍 10g，黄连 3g，附子 5g，延胡索 10g，小茴香 3g。服药 3 剂，少腹冲气渐平，疼痛减轻，胃痛明显好转，但便溏未除，四肢较冷。原方去细辛、延胡索，加党参 15g。又服 5 剂后，少腹痞块未发，胃痛隐隐，时有便溏。按此方作丸一料，每服 10g，每日 2 次。一料丸药服了近 1 个月，左少腹痞痛未再复发，胃痛亦除。

按：肠易激综合征是胃肠道最常见的功能性疾病，临床以腹痛、腹胀、大便习惯性改变为主要表现，目前对其病因尚不十分清楚，但与精神因素密切相关。《中国医学大辞典》谓："脾受肝邪，又传于肾，脾失运化之常，入遇寒水之脏，则留而成形，状如黄瓜，称为疝瘕。"此例左少腹痞块疼痛聚散无常，发则呕逆，疝瘕为病无疑脾胃素有不足，肝气又相乘之，治宜泻木安土，疝瘕得消。

病案2：抑郁症

张某，女，23 岁，农民，1996 年 8 月 19 日初诊。患者因婚姻问题，与家人发生分歧，以致情志抑郁。近 30 天来，患者神情呆滞，反应迟钝，少言寡语，消极厌世，昼夜不寐，四肢欠温，舌质暗，苔薄黄，脉弦滑。经我院精神病科诊为"抑郁症"。证属肝失条达，气血不和，厥气上冲，扰其神明。治宜泻肝宁神，调和气血。拟乌梅丸治之。处方：乌梅、党参各 12g，花椒、干姜、制附子各 5g，黄连、黄柏各 9g，细辛、肉桂各 3g，当归 6g，百合 8g。水煎服，日 1 剂。服 6 剂后，神志恢复正常。半年后病又复发，诸症较轻，再服原方 3 剂而愈，观察 1 年，未再复发。

按：本病由于精神刺激，损伤厥阴肝与心包，而见虚实寒热错杂、气血阴阳失调之证。故用乌梅丸扶正泻肝，和血宁神，使此难证 6 剂而愈。

病案3：奔豚

李某，男，55 岁，1998 年 5 月 8 日诊。该患者于 1 个月前因情志不遂而发，即从阴器少腹开始，有一股气上冲腹部至喉，少腹及胃脘部牵拉样疼痛，病发痛不可忍，时有昏愦，苦不堪言，得热稍减，近日发作频繁，伴有嗳气，大便不爽，腹部喜温喜按，曾服疏肝理气、散寒之品，疗效无显。查体：脉沉弦，舌质暗，舌苔腻略带黄。证属厥阴病，寒热错杂，肝脾失调，气血不和。治宜调肝和脾。用乌梅丸和奔豚汤加减：乌梅15g，川花椒10g，干姜10g，细辛5g，黄柏10g，制附片5g，当归9g，党参15g，吴茱萸15g，桂枝10g，白芍15g。服2剂，小腹牵拉样疼痛减轻。服6剂后，疼痛发作停止，时有嗳气，腹胀，大便正常，上方加旋覆花15g，柴胡10g，续服2剂，病未再发，告愈，随访3年，无复发。

按：少腹痛，凡牵拉阴器疼痛者，其病与厥阴最为密切。因"足厥阴肝经之脉，循股阴，入毛中，过阴器，抵小腹。"该患者情志不遂，肝失疏泄，寒滞肝脉，病久寒热错杂，气血失和，气机逆乱，升降失调，选用乌梅丸寒热并调，配用奔豚汤祛寒降逆，另加柴胡、旋覆花增强疏肝理气的作用，使病告愈。

病案4：梅核气

朱某，女，28岁。1996年10月25日初诊。主诉：近3个月来，经常头晕，睡眠差，多恶梦，食纳不佳，大便稀溏，小便偶有黄短，月经先后不定期，经前小腹胀痛，经量逐渐减少。自觉咽喉不利，如物所阻。每遇情志不舒时纳差、咽喉不利等症加剧，常有压抑感。因失恋更加少言，不理会人，常自言自语，独自悲伤。前几天在家突然昏倒，面色苍白，四肢厥冷，轻微抽搐，虽神志清楚，但呼之不应。后经某医院诊断为神经官能症。刻诊：精神不振，体质瘦弱，苔白稍腻，脉弦细。证属厥阴寒热，风痰上扰。药用：乌梅15g，钩藤12g，党参、附片、半夏、石菖蒲、茯苓、川厚朴各10g，干姜、川花椒各6g，川楝子、黄连各4.5g，每日1剂，水煎服，连服5剂。二诊：纳差、头晕、呕恶渐愈，大便较前黏稠，咽喉较前通畅，精神好转，继用上方5剂。三诊：诸症基本消除，上方去川楝子，加远志、酸枣仁各 10g，续服 5 剂，以巩固疗效。追访半年未复发。

按：本病多由七情内伤所致，若伤及厥阴心包与肝，呈现虚实寒热错杂、气血阴阳失调者，可用乌梅丸扶正泻肝、和血宁神。柯韵伯曰："仲景此方，本为厥阴立法"，"厥利发热诸证，诸条不立方治，当知治法不出此方矣。"

病案 5：阳痿

患者，男，45 岁，已婚，2020 年 10 月 8 日初诊。主诉：勃起功能障碍 1 年余。现病史：勃起不坚，性功能评分量表评分 10 分，尿频，夜尿 2~3 次 / 晚，上半身自觉发热，头部及后背易汗出，小腿怕冷，晨起易口苦，眠差梦多。舌淡暗，脉弦细。中医诊断：阳痿，寒热错杂证。西医诊断：勃起功能障碍。处方：乌梅 15g、细辛 10g、桂枝 12g、黄连 6g、黄柏 10g、当归 15g、人参 15g、附子 15g、花椒 15g、干姜 15g、麦冬 15g、生龙骨 30g、生牡蛎 30g。配方颗粒 7 剂，日 1 剂，分 3 次服。二诊：患者诉服药后出汗较前缓解，已无口苦，自觉晨勃硬度可，仍有腿冷眠差，眼部干涩，舌淡黯，脉浮细涩。一诊方乌梅用量加至25g，桂枝用量至 15g，加白芍 15g、丹参 10g、苍术 24g。三诊：患者自诉同房勃起功能好转，小腿怕冷、尿频症状等缓解，夜间头汗仍较多，舌淡黯，右脉浮弦，左脉沉细涩。继续加大桂枝用量至 18g，麦冬至 20g，加用生地 10g，化瘀清热滋阴，巩固治疗半月余。后随访 2 月，症状基本消失，夫妻性生活和谐。

按：患者以阳痿为主证，长期劳累、生活调摄失宜导致肝阳受到戕伐，形成肝阳虚证，加之情志不舒，郁结日久化热逐渐表现为寒热错杂。肝阳亏虚无力柔固津液，导致津不上承之上部虚热证。如上半身自觉发热、头部及后背易汗出均为上热外迫之象，口苦梦多为郁热逆上。郁热外不得透发，内无从疏解，遂走于上部诸窍。阳痿、夜尿频多，小腿冷为肝阳虚、虚寒偏下。乌梅丸酸苦辛甘并用，一方面温养肝脏之虚寒，另一方面清上部之浮热，再加上滋养阴液作用，诸药合用则肝阳通畅、阳痿可起。二诊患者诉出汗症状减轻，表明厥阴之症逐渐缓解，口苦消失，疾病向愈，加大乌梅用量以滋养肝脉；考虑患者脉浮，加大桂枝用量，并加用活血化瘀药物。三诊患者各症状均有所好转，左脉主阴，其脉沉细涩表明肝阳仍有不足，故继续提高桂枝用量；考虑瘀血所致虚热不易速去，故加入生地继续化瘀清热养阴，症状得以缓解，可见乌梅丸治疗肝阳虚所致阳痿疗效确切。

【现代研究】

现代药理学表明，乌梅丸具有抗氧化应激、调控炎性因子、调控信号通路相关因子和蛋白表达、调节肠道菌群、抗肿瘤、调节免疫以及促进肠黏膜修复等多种药理作用，在治疗溃疡性结肠炎、肠易激综合征、失眠、抑郁症、焦虑症、更年期综合征、阳痿、戒断综合征相关的情志异常等疾病方面具有独特作用。网络药理学分析发现，乌梅丸包含 129 个活性成分，对应 622 个靶点，其中 52 个活性成分对应的 73 个靶点与溃疡性结肠炎相关。乌梅丸对葡聚糖硫酸钠诱导的小鼠溃疡性结肠炎具有治疗作用，其作用机制与下调 NLRP3/Caspase-1/GSDMD 通路、抑制结肠上皮细胞焦亡有关。临床研究发现，在常规治疗的基础上（包括抗炎、护胃等），加用乌梅丸合甘草泻心汤治疗寒热错杂型活动期溃疡性结肠炎患者可有效提高疗效，促进肠黏膜愈合，改善临床症状，提高患者生活质量，其疗效显著优于单纯西医常规治疗，其作用机制可能与改善调节患者免疫功能及氧化应激水平有关。一项以乌梅丸为基本方治疗肠易激综合征的 Meta 分析结果显示，与常规西药组比较，以乌梅丸为基本方的中药单用或联合常规西药能够提高肠易激综合征患者临床疗效，降低血浆 P 物质水平。

第二节　瓜蒂散证

【原文】

病人手足厥冷，脉乍紧者，邪结在胸中，心下满而烦，饥不能食者，病在胸中，当须吐之，宜瓜蒂散。（355）

【情志症状】

心下满而烦。

【释义】

此条论述了胸中痰涎、宿食等致厥的证治。邪实停滞于胸膈，胸阳被阻，不能外达于四肢，故手足厥冷；脉乍然而紧，不仅为寒邪收引之象，而且主痰涎、宿食等实邪阻滞于里，《金匮要略·腹满寒疝宿食病脉证治第十》云："脉乍紧如转索无常者，有宿食也。"实邪郁遏气机，脾胃升降失常，运化无权，故见心下满而烦，饥而不欲食。此证邪实胸中，病位偏高，根据"其高者，因而越之"的治疗原则，用瓜蒂散因势利导，涌吐胸中之实邪。实邪得去，胸阳畅达，气机通利，则肢厥烦满诸症自解。

【辨证】

痰食致厥证。

【论治】

涌吐痰涎宿食。

【方药】

瓜蒂散方：瓜蒂一分（熬黄），赤小豆一分。

【用法】

上二味，各等分，异捣筛，为散已，合内臼中，更治之，别以香豉一合，用热汤七合，煮作稀糜，去滓取汁，和散一钱匕，温顿服之。不吐者，少少加，得快吐乃止。诸亡血虚家，不可与瓜蒂散。

【方解】

方中瓜蒂味苦，善吐痰涎宿食；赤小豆味酸，能祛湿除烦满，二药配伍，具有酸苦涌泄之功。以香豉煎汤调服，宣解胸中邪气，使壅塞胸脘中的痰涎宿食一并吐出。瓜蒂苦寒有毒，易伤气败胃，非形气俱实者慎用。

【选注】

汪苓友：此条证，乃厥阴病用吐之法也。病人者，厥阴病之人也。言病则气上撞，心痛之义已该其中，厥冷而但云手足，乃厥之微者也。厥则阳气内陷，脉不当紧，今则脉乍紧者，知邪气仅结于胸，未入于胃，邪结故脉紧也。邪在胸中，故心下满而烦，胃无邪故饥，不能食者，胸邪窒塞，于食有碍，故虽饥而不能食也。仲景法，邪在胸中者，宜吐之，故与瓜蒂散以吐胸中之邪。（《伤寒论辨证广注·辨厥阴病脉证并治法》）

尤在泾：脉紧为实，乍紧者，胸中之邪能结而不能实也。夫胸中阳也，阳实气于四肢，邪结胸中，其阳不布，则手足无气而厥冷也。而胃居心下，心处胸间，为烦满，为饥而不能食，皆邪结胸中，逼处不安之故。《经》云：其高者，引而越之，胸邪最高，故当吐之，瓜蒂苦而上涌，能吐胸中结伏之邪也。此证不必定属阴经，即阳病亦有之也。（《伤寒贯珠集·厥阴病》）

何志雄：本条的病机在肺胃。痰食之气滞于肺胃，胃气不宣，阳气不能通达四肢故见厥。胸阳失运、肺气不能正常通于脉，故见脉象时紧时缓。脉紧为气机欲透不得透之象。胸膈烦满因痰食互滞所致。胸中有郁热，故嘈杂似饥。胃滞不化，故不能食。因胃气不断上逆，故因势利导以瓜蒂散吐之。（《伤寒论选释和题答·厥阴病辨证论治篇》）

【方论】

成无己：瓜蒂味苦寒，《内经》曰："湿气在上，以苦吐之，寒湿之气，留于胸中，以苦为主"，是以瓜蒂为君。赤小豆味酸温。《内经》曰："酸苦涌泄，为阴分涌膈实"，必以酸为助，是以赤小豆为臣，香豉味苦寒，苦以涌泄，寒以胜热，去上隔之热，必以苦寒为辅，是以香豉为使，酸苦相合，则胸中痰热涌吐而出矣。（《伤寒明理论·诸药方论》）

强健：其高者越之，越以瓜蒂、豆豉之苦；在上者涌之，涌以赤小豆之酸。《内经》曰：酸苦涌泄为阴。（《伤寒直指》）

【医案举隅】

病案 1：痴呆

陈某，女，19 岁，学生。1972 年 4 月就诊。其父代诉：平素健康，三个月前因和同学发生口角，从此夜间失眠，头痛多梦，郁郁寡欢，沉默少言。曾服镇静药无效。近日来病情逐渐加重，饮食减少，啼哭不休，甚则狂笑失约，语无伦次等。余诊视之，精神痴呆，发育正常，营养尚可，舌质红，苔白腻，脉象弦滑。证属痰气郁结所致，治宜瓜蒂散吐之。处方瓜蒂散 3g，空腹服。服药 1.5 小时后，呕吐加剧，吐出顽痰约一大碗，同时腹泄多次排出黏液若干。自诉胸中爽快，纳谷较香，能正确回答问题，脉已平缓。据此，应以解郁散结，涤痰清热着眼，选温胆汤加黄连、

上篇　情志病证辨证论治

郁金同用，共服6剂，速告痊愈。1980年随访，健康如常。

病案2：神经官能症

于某，28岁，家妇，1969年4月就诊。该患素有神经衰弱史。1968年仲秋与邻舍发生纠纷后，心烦少眠，恶梦纷纭，胸闷不舒，烦躁易怒，善太息，并咽中如有物梗塞，咯之不出，吞之不下，饮食减少。诊为神经官能症，但投药无效。证见：表情淡漠，郁郁寡欢，饮食不佳，胸闷欲呕，舌边尖红，舌苔白腻，脉见弦滑。证属：痰气郁结，肝气不疏。治宜瓜蒂散3g涌吐之。服药后吐顽痰约300mL，夜间大便排出达500g。自觉咽中异物顿时消失，胸闷大减。遂改半夏厚朴汤加菖蒲、柴胡、白芍平肝开郁，化痰理气，继进4剂而愈。

病案3：癫狂

于某，32岁。产后两个月，为七情所伤而病癫狂。症见咬牙切齿，称鬼詈骂；或闭目不应，呆若木鸡；哭泣不休，如丧考妣；或高歌号叫，若庆圣诞；情志多变，涎涕满襟。亦有清醒之时，谓称胆怯善惊，心胸胀满，气上冲逆，欲吐不得。视其舌，边尖红，苔白腻。切其脉，缓而滑，并触知双手厥冷如冰。观其脉症，此为癫狂。初由肝气之郁，继而受惊气乱。气郁、气乱，痰饮遂生。侵踞神舍，蒙蔽心窍，故见上述种种怪状。《伤寒论》第116条："胸中痞硬，气上冲咽喉，不得息者，此为胸有寒也，当吐之"。拟：瓜蒂3g，赤小豆3g，共研细末；豆豉15g，煎汤送下。服后片刻，倾吐不已，吐出痰涎如胶如涕，并泄泻数次，当日便狂定神清。翌日，虽无物可吐，仍干哕不止，或稍饮亦旋即吐出。急煎半夏10g，冷服，呕吐始止。后拟舒肝安神剂予以善后。

按：吐法，八法之一。余读《儒门事亲》后，知其用之得当，收效甚捷，但必须方证相合。如本案胸脘胀满，欲吐不得，涎涕多如泉涌，苔腻，脉滑皆属可吐之症。大胆用之，果然取效。

病案4：狂证

陈某，男，25岁，未婚，东冯城人。狂言妄道已逾两载。长则十余日一作，短则每日如斯，每作约三五分钟，作毕，清醒如常，一忘所言也。今日来诊，叙称头脑憋闷，有震动感，寐少梦多，纳呆喜睡，恶心欲吐，痰涎甚多，二便正常，口苦。舌尖红，苔黄黑而腻，脉沉伏。在某医院作脑电图检查，未见异常。由脉症观之，证为痰饮停伏，蒙蔽心窍使然。盖所求不得，所欲不遂，肝气抑郁，郁则生痰，扰心则神乱，犯胃则呕吐。观邪呈上逆之势，治当顺其势以越之。豆豉15g，煎汤送服瓜蒂散6g。二诊：药后一时许开始呕吐，吐出黄色黏痰约一杯，继而泄泻水样便三次，头重脑闷顿觉减轻。至此，本应健脾化痰予以善后，然从舌苔黄黑而腻、脉象沉滑有力看，知痰饮留伏深固，非旦夕能以驱除。斩草要除根，除恶务求尽，姑息养奸，终为祸端。且其体质健壮，宜一鼓作气，继以除痰。拟：礞石滚痰丸6g，一日两次，连服三天。三诊：泄泻黑便甚多，感觉头脑轻快，痰涎已无，恶心不再，黄黑腻苔渐退，仍纳呆，脉沉滑。此邪已衰大半，战术宜易，变剿为抚。拟：陈皮15g，半夏10g，茯苓15g，甘草6g，枳实10g，竹茹10g，黄连4.5g，3剂。四诊：自用药后，狂言妄语再未发作，胃纳增，睡眠佳，舌尖红，苔白腻，脉沉滑。邪虽臣服，须防反复，嘱守方续服5~10剂。

病案5：痫病

王某，女，13岁，住利民中街食品厂宿舍。素体健无恙，活泼上进。1985年10月10日晚9时许，正做作业，自觉身体不适，便倒卧床上，不省人事，手足抽搐，角弓反张，掉下床来，口吐白沫，小便失禁，约十分钟始得清醒。翌晨又如是发病一次。地区医院经脑电图检查诊为癫痫。住院旬余未发病，出院两个月又发作一次，遂来求诊。

面色暗黄，为痰饮之貌；舌润脉滑，系水湿之象。痰饮水湿，其源本一。脾不健运，肾不鼓舞，从阳化痰，从阴化饮。占据中州则饮食无味，恶心漾漾；痞阻升降则头闷眩晕，痰鸣辘辘；上扰清宫则神舍失守而为痫病。《丹溪心法·痫》云"痰涎壅塞，迷闷孔窍"，是以为痫。《医宗金鉴·幼科心法要决》亦云："痰痫平素自多痰，发时痰壅在喉间，气促昏倒吐痰沫，一捻金与滚痰丸。"今痰饮呈向上之势，一捻金、滚痰丸显然不当，宜因势利导，一涌吐之。豆豉 15g，煎汤送服瓜蒂散 3g。药后呕吐痰涎甚多，头昏脑胀大减，胃纳亦可。遵衰其半而止之旨，嘱服脾肾两助丸。若脾为胃行其津液，肾为胃司其开阖，则痰饮定能消于无形。二诊：痰饮桀骜不驯，并未归川入海，反而再起东山，兴风鼓浪。近日又犯病一次，且体倦嗜睡，头昏脑胀，咳嗽多痰，恶心呕吐，大便数日一行。除恶务尽，继祛痰为治。豆豉 15g，煎汤送服瓜蒂散 4g。三诊：药后呕吐痰涎较上次更多，并有团状痰块数枚，吐后精神疲惫不堪，蜷卧少动。虑其窠臼复存，将息三日，又一鼓作气，乘胜而进，投礞石滚痰丸 6g，下泻黏秽之物甚多。谅邪已净，舍补何为？嘱服脾肾两助丸月余。随访多年，知病未犯。

病案 6：不寐

曹某，女，38 岁。农民。1980 年 3 月 12 日诊。其爱人代述：患者平素性情急躁，10 天前因与人吵架后突然精神失常，时哭时笑，喃喃自语，喉中痰鸣，彻夜不眠，在家曾服镇静剂不效。舌红绛，苔黄而腻。证属痰实郁结。

治宜涌吐痰实。方选瓜蒂散：瓜蒂 3g，赤小豆 3g（研末），香豉 10g，煎汤送服。服 1 剂后吐痰大半碗，患者神志即清，夜寐稍安，守方配合服用礞石滚痰丸泻火逐痰，2 剂后神清如常，睡眠恢复正常。

按：患者素来火旺，此次肝郁化火痰火相结，阻于胸中，扰乱心神，故用瓜蒂散涌吐痰涎。方中瓜蒂味苦性寒，其性升而引吐，为涌吐痰食之专药，赤小豆味甘酸，功能清热渗湿、利尿、消肿，二药相伍有酸苦涌泄之功，香豉轻清宣泄有助涌吐之力而收效。

【现代研究】

研究表明，瓜蒂散中瓜蒂的主要成分为甜瓜素，其能够刺激胃黏膜的感觉神经，反射性兴奋呕吐中枢，引起呕吐反应。此外，瓜蒂散具有良好的戒酒疗效，其效用与西药阿扑吗啡相当。一项针对嗜酒犬的动物模型研究发现，瓜蒂醇提物能够剂量依赖性减少酒精依赖犬的含酒食物摄食量，表明该方具有治疗戒酒的作用。有临床试验用瓜蒂散吹鼻给药治疗顽固性黄疸、慢性乙型肝炎也取得了一定疗效。

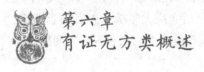

第六章
有证无方类概述

第一节　太阳病是否发生传变

【原文】

伤寒一日，太阳受之，脉若静者，为不传；颇欲吐，若躁烦，脉数急者，为传也。（4）

【情志症状】

躁烦。

【释义】

此条脉证合参，判断太阳病是否发生传变，躁烦是疾病发生传变的证候特点之一。"颇欲吐"是太阳病内传少阳病的表现，少阳病有"心烦喜呕"的临床表现，"颇"强调"欲吐"的程度较重。"若躁烦"是太阳病内传阳明病的表现，阳明病阶段以实证、热证为主要病理表现，邪热充斥于里或"胃家实"均能导致患者出现"躁烦"。结合原文第5条"伤寒二三日，阳明、少阳证不见者，为不传也"可知，太阳病是否发生传变，要以脉证为主要辨证依据而不能拘泥于患病时日。

【选注】

尤在泾：寒气外入，先中皮肤，太阳之经，居三阳之表，故受邪为最先。而邪有微甚，证有缓急，体有强弱，病有传与不传之异，邪微者不能挠乎正，其脉多静，邪甚者得与正相争，其脉数急，其人则躁烦而颇欲吐。盖寒邪稍深，即变而成热，胃气恶邪，则逆而欲吐也。（《伤寒贯珠沈金鳌：一日，约辞，非定指一日也。脉静者，太阳伤寒脉浮紧，仍是浮紧之脉，未尝他变也，故病仍在太阳，而亦未他传，此据脉知之，而太阳诸证自在可见。若更验之于证，胸中之阳，为在表之寒所郁，因而欲吐躁烦，脉又不静，而浮紧变为数急，太阳之邪势必入里而传阳明，盖欲吐躁烦，皆阳明胃证也。此又兼审脉证而知之。（《沈氏尊生书·总论》）

方有执：上条举太阳而以脉言，此复举阳明少阳而以证言，次第反复，互相发明也。然不传有二，一则不传而遂自愈；一则不传而犹或不解。若阳明少阳虽不见，太阳亦不解，则始终太阳者有之。余经同推，要皆以脉证所见为准。若只朦胧，拘拘数日以论经，则去道远矣。（《伤寒论条辨·辨太阳病脉证并治中》）

第二节　温病辨证要点以及误治引起的变证

【原文】

太阳病，发热而渴，不恶寒者，为温病。若发汗已，身灼热者，名风温。风温为病，脉阴阳俱浮，自汗出，身重，多眠睡，鼻息必鼾，语言难出。若被下者，小便不利，直视失溲；若被火者，微发黄色，剧则如惊痫，时瘛疭；若火熏之，一逆尚引日，再逆促命期。（6）

【情志症状】

多眠睡；语言难出；直视失溲；剧则如惊痫，时瘛疭。

【释义】

本条指出了温病的辨证要点以及误治引起的变证。温病禁用汗法、下法以及火攻之法。如果误用下法，则会导致小便不利，两目直视，大便失禁；如果误用火攻之法，则会导致惊痫发作、肢体抽搐。结合原文第2条、第3条，可知太阳病有中风、伤寒和温病三大类型，中风、伤寒为感受风寒之邪，最易耗伤机体阳气，而温病为感受温热之邪，最易耗伤阴液。治疗温病切忌采用耗伤津液之法，否则如抱薪救火，变证蜂起。此条所述的诸多情志异常症状，皆因热邪炽盛，耗伤气阴，加之误用汗法、下法以及火攻之法，导致气阴耗竭，水不涵木，热极生风，扰乱神明所致。此条对后世温病学家颇有启发。

【选注】

程郊倩：冬时伤肾，则寒水被亏，是温病源头。误治温病，而辛温发散，是风温源头。风温，即温病之坏病，非温病外又有风温也。一逆者，若汗若下若火也。再逆者，汗而或下，下而或火也。温乃阳盛阴虚之病，一逆已令阴竭，况再逆乎，甚矣，温热病不同于风寒治也。（《伤寒论后条辨·辨太阳病脉证篇》）

吴谦：发热不渴，恶寒者，太阳证也。发热而渴，不恶寒者，阳明证也。今太阳病始得之，不俟寒邪变热，转属阳明，而即热渴不恶寒者，知非太阳伤寒，乃太阳温病也……口渴引饮者，里热也。表热无寒，故不宜汗；里热无实，故不宜下。表里俱热，尤不宜火。曰一逆者，若汗、若下、若火也；再逆者，汗而复下，下而复火也，一逆已令阴竭，尚可延引时日；再逆则阴立亡，故曰促命期也。（《医宗金鉴·辨温病脉证并治》）

章虚谷：太阳外感之邪，若发汗已，必热退身凉矣。

今热邪从少阴而发，既经外发，当清其热，乃误发其汗，反伤津气，助其邪势，故身更灼热，因而勾起其肝风，鼓荡其温邪，故名曰风温。(《伤寒论本旨·温热病证治》)

第三节　证象阳旦

【原文】

问曰：证象阳旦，按法治之而增剧，厥逆，咽中干，两胫拘急而谵语。师曰：言夜半手足当温，两脚当伸。后如师言。何以知此？答曰：寸口脉浮而大，浮为风，大为虚，风则生微热，虚则两胫挛，病形象桂枝，因加附子参其间，增桂令汗出，附子温经，亡阳故也。厥逆，咽中干，烦躁，阳明内结，谵语烦乱，更饮甘草干姜汤。夜半阳气还，两足当热，胫尚微拘急，重与芍药甘草汤，尔乃胫伸。以承气汤微溏，则止其谵语，故知病可愈。(30)

【情志症状】

谵语，烦躁，谵语烦乱。

【释义】

此条文论述了"证象阳旦""病形象桂枝"的桂枝汤证用桂枝汤治疗后疾病不但没有痊愈，而且增剧，出现"厥逆，咽中干，两胫拘急而谵语"之变证。究其原因，结合脉象可知，此证本为桂枝加附子汤证。然而治疗却用桂枝汤并增加桂枝用量，辛温发散太过，导致汗出过多，不仅耗伤津液，而且损伤阳气，从而出现谵语、烦躁。太阳病误治，耗伤津液，化热入里，转属阳明病，情志症状加剧，出现谵语烦乱的临床表现。对于上述变证的治疗，先用甘草干姜汤以复其阳，再用芍药甘草汤以复其阴；阳明内结者以承气汤泄热和胃，则谵语烦乱可止。本条实际上是对第29条的注解，以问答形式具体阐释了阴阳两虚患者误用桂枝汤后出现变证的辨证论治。

【选注】

成无己：阳旦，桂枝汤别名也。（《注解伤寒论·辨太阳病脉证并治上》）

程郊倩：此条即上条注脚，借问答以申明其义也。证象阳旦句，应前条伤寒脉浮，自汗出，小便数，心烦，微恶寒，脚挛急一段。按法治之句，应前条反与桂枝汤欲攻其表一段。而增剧致拘急而谵语句，应前条此误也，得之便厥，咽中干，烦躁吐逆者一段。师言夜半手足当温，两脚当伸，后如师言，何以知此句，应前条已用甘草干姜汤并调胃承气汤一段。答曰：寸口脉浮而大，浮则为风，大则为虚，风则生微热，虚则两胫挛，证象桂枝，因加附子参其间，增桂令汗出。附子温经回阳故也数句，发明以补出前证病源，及用桂枝之误。见证象桂枝，而实非桂枝证，将成亡阳也。虽附子可加于本汤，奈何于本汤加黄芩乎？厥逆咽中干，烦躁，阳明内结，谵语，烦乱，申叙前证，以著亡阳之实。更饮甘草干姜汤，夜半阳气回，两足当温，重应前条甘草干姜汤一段……以承气汤微溏，则止其谵语，重应前条调胃承气汤一段。故知其病可愈，亦非泛结，见其愈也。（《伤寒论后条辨·辨太阳病脉证篇》）

第四节 二阳并病

【原文】

二阳并病，太阳初得病时，发其汗，汗先出不彻，因转属阳明，续自微汗出，不恶寒。若太阳病证不罢者，不可下，下之为逆，如此可小发汗。设面色缘缘正赤者，阳气怫郁在表，当解之熏之。若发汗不彻，不足言，阳气怫郁不得越，当汗不汗，其人躁烦，不知痛处，乍在腹中，乍在四肢，按之不可得，其人短气，但坐，以汗出不彻故也，更发汗则愈。何以知汗出不彻？以脉涩故知也。（48）

【情志症状】

躁烦，不知痛处，乍在腹中，乍在四肢，按之不可得。

【释义】

本条论述了太阳病当汗不汗、发汗不彻的几种转归及其证治。《伤寒论》中的"并病"指的是一经病证未罢又传至另一经，此处"二阳并病"指太阳病未解，外邪入里，继而出现阳明病，即太阳阳明并病。此处出现"躁烦"之病因在于太阳病发汗不彻，导致阳气怫郁不得发越，阳郁上扰心神，心神不安，故令躁烦。"不知痛处，乍在腹中，乍在四肢，按之不可得"为躁烦的具体表现，患者周身不适，痛苦不堪，难以表述，说明躁烦的程度较重。二阳并病，治宜先解表后清里，若先用下法，则属误治。

【选注】

成无己：太阳病未解，转并入阳明，而太阳证未罢者，名曰并病。续自微汗出，不恶寒者，为太阳证罢，阳明证具也，法当下之。若太阳证未罢者，为表未解，则不可下，当小发其汗，先解表也。阳明之经循面，色缘缘正赤者，阳气怫郁在表也，当解之熏之以取汗。若发汗不彻者，不足言阳气怫郁，只是当汗不汗，阳气不得越散，邪无从出，壅甚于经，故躁烦也。邪循经行，则痛无常处，或在腹中，或在四肢，按之不可得而短气，但责以汗出不彻，更发汗则愈。（《注解伤寒论·辨太阳病脉证并治法中》）

吴谦：一经未罢，又传一经，同病而后归并一经自病者，名曰并病。二阳者，太阳、阳明也。太阳初得病时发汗，汗出不彻，未尽之邪转属阳明，若续自微汗出，不恶寒反恶热，始为阳明可下之证。若不微微汗出，而恶寒者，则是太阳之表犹未罢，不可下也，下之为逆矣。如已经发汗，尚有未尽之表，宜与桂麻各半汤，或桂枝二越婢一汤，小小发汗，以和其表，自可解也。缘缘，接连不已也。正赤，不染他色也，渭满面接连赤色不已也。此由于汗出不彻，故阳气怫郁不得宣越，所以其人烦躁短气、脉涩，不知痛处，乍在腹中，乍在四肢，求之而不可得也。是皆邪壅甚于经，漫无出路，但坐以汗出不彻之故耳。当更用大青龙汤或葛根汤，发其汗则愈矣。（《医宗金鉴·辨合病并病脉证并治》）

第五节　肝乘脾证

【原文】

伤寒，腹满谵语，寸口脉浮而紧，此肝乘脾也，名曰纵，刺期门。（108）

【情志症状】

谵语。

【释义】

此条文根据五行生克原理，论述了肝邪横逆克脾的证治。《伤寒论·平脉法》曰："水行乘火，金行乘木，名曰纵。"即五行顺次相克谓之"纵"。参考第273条："太阴之为病，腹满而吐，食不下，自利益甚，时腹自痛。"可知，腹满乃脾土受肝木克伐，失其所主所致；谵语乃肝木太过，木邪化火，上扰心神所致。此处之"腹满谵语"要与阳明腑实证之"腹满谵语"相鉴别。

【辨证】

肝乘脾证。

【论治】

疏泄肝邪。

【方药】

针刺期门。期门为肝之募穴，在胸部，当乳头直下，第6肋间隙，前正中线旁开4寸。针刺此穴，具有健脾疏肝、理气活血之功效。

【选注】

成无己：腹满谵语者，脾胃疾也；浮而紧者，肝脉也。脾病见肝脉，木行乘土也。经曰：水行乘火，木行乘土，名曰纵。此其类矣。期门者，肝之募，刺之以泻肝经盛气。（《注解伤寒论》）

吴谦：伤寒脉浮紧，太阳表寒证也。腹满谵语，太阴、阳明里热也。欲从太阳而发汗，则有太阴、阳明之里；欲从太阴、阳明而下之，又有太阳之表，主治诚为两难，故不药而用刺法也。虽然太阴论中，太阳表不解，太阴腹满痛，而用桂枝加大黄汤，亦可法也。此肝乘脾，名曰纵，

刺期门，与上文义不属，似有遗误。(《医宗金鉴·辨太阳病脉证并治下》)

陆渊雷：以下两条，论纵横，皆用刺法。"平脉篇"云：水行乘火，金行乘木，名曰纵；火行乘水，木行乘金，名曰横；水行乘金，火行乘水，名曰逆；金行乘水，木行乘火，名曰顺也。然则纵横云者，依五行为说耳，仲景不言五行，不言五脏，亦未有但刺而不药者，钱氏柯氏周氏张氏诸家，并删此二条，是也。姑录旧注二则，学者观其左支右绌，益见此二条非仲景之言矣。成氏云：腹满谵语者，脾胃疾也，浮而紧者，肝脉也，脾病见肝脉，木行乘土也。《经》曰："水行乘火，水行乘土也，名曰纵。此其类矣，期门者肝之募，刺之以泻肝经接气。《金鉴》云：伤寒脉浮紧，太阳表寒证也，腹满谵语，太阳阳明里热也。欲从太阳而发汗，则有太阴阳明之里，欲从太阴阳明而下之，又有太阳之表，主治诚为两难，故不药而用刺法也。虽然，太阴论中，太阳表不解，太阴腹满痛，而用桂枝加大黄汤，亦可法也。此肝乘脾名曰纵刺期门，与上文义不属，似有遗误。渊雷案：期门两穴，正当两乳下，肋骨尽处，即第九肋肋软骨之尖端。《甲乙经》云：在第二肋端（案此不计二浮肋而从下向上数也），不容旁各一寸五分，上直两乳。(《伤寒论今释》)

柯琴：腹满谵语，得太阴阳明内证：脉浮而紧，得太阳阳明表脉。阴阳表里疑似难明，则证当详辨，脉宜类推。脉法曰：脉浮而紧者，名曰弦也。弦为肝脉。《内经》曰：诸腹胀大，皆属于热。又曰：肝气甚则多言。是腹满由肝火，而谵语乃肝旺所发也。肝旺则侮其所胜直犯脾土，故曰纵。刺期门以泻之，庶不犯厥阴汗下禁。(《伤寒论注·厥阴脉证》)

第六节 太阳病火逆变证

【原文】

太阳病二日，反躁，凡熨其背而大汗出，大热入胃，胃中水竭，躁烦必发谵语；十余日，振栗自下利者，此为欲解也。故其汗从腰以下不得汗，欲小便不得，反呕，欲失溲，足下恶风，大便硬，小便当数，而反不数及不多；大便已，头卓然而痛，其人足心必热，谷气下流故也。(110)

太阳病中风，以火劫发汗，邪风被火热，血气流溢，失其常度。两阳相熏灼，其身发黄，阳盛则欲衄，阴虚小便难，阴阳俱虚竭，身体则枯燥。但头汗出，剂颈而还，腹满微喘，口干咽烂，或不大便。久则谵语，甚者至哕，手足躁扰，捻衣摸床，小便利者，其人可治。(111)

形作伤寒，其脉不弦紧而弱，弱者必渴，被火必谵语，弱者发热脉浮，解之当汗出愈。(113)

太阳病，以火熏之，不得汗，其人必躁。到经不解，必清血，名为火邪。(114)

微数之脉，慎不可灸。因火为邪，则为烦逆，追虚逐实，血散脉中，火气虽微，内攻有力，焦骨伤筋，血难复也。脉浮，宜以汗解，用火灸之，邪无从出，因火而盛，病从腰以下，必重而痹，名火逆也。欲自解者，必当先烦，烦乃有汗而解，何以知之？脉浮，故知汗出解。(116)

太阳伤寒者，加温针，必惊也。(119)

【情志症状】

躁；躁烦必发谵语；手足躁扰，捻衣摸床；谵语；烦逆；烦；惊。

【释义】

上述诸条论述了太阳病误用火法导致各种变证的病因病机、临床表现和预后转归。火疗之法，具有发散风寒、温阳止痛之功效。然而运用不当，每致后患无穷。若患者素体阴虚阳盛，或感受风温之邪，则火法必属禁忌。设若误用，则有化火伤阴、络伤血溢、扰动心神等诸多变证。第110条论述了太阳表证误用火法的两种机转，"躁烦必发谵语"乃用熨法取汗，汗出太过，耗伤胃中津液，阴虚则燥热，热扰神明所致。第111条论述了太阳中风证，法当用桂枝汤解肌发汗，若误用火劫迫汗（如烧针、瓦熨之类），导致气血津液耗伤，变证丛生。风火皆为阳邪，风火相煽，则"两阳相熏灼"导致"其身发黄，阳盛则欲衄，阴虚小便难，阴阳俱虚竭，身体则枯燥"等变证。热扰心神，则见谵语；手足躁扰不宁、捻衣摸床、神志昏聩是热极津枯，阴不敛阳，虚阳浮越，阴阳离决之危候。第113条论述了温病初起误火之变，温邪犯表，本就损伤机体津液，治当辛凉透表、甘寒养阴，然误用火法，导致津液更虚，阴虚火炽，火性炎上，扰动心神，心主神明，神明失主，则发谵语。第114条论述了太阳表证误用火法导致的血热证，误用火法以致邪气化热入里，邪热化火，灼伤肠络，可见大便下血，血色鲜红。第116条论述了阴虚内热和表证误用火法的两种变证及其预后转归。阴虚内热，治当滋阴清热，误用火灸，追虚逐实，犯了虚虚实实之戒，导致阴愈虚而火愈旺，出现"焦骨伤筋，血难复也"的严重后果。至于"欲自解者，必当先烦，烦乃有汗而解"，说明机体正气尚盛，病邪仍有外解之机，正邪交争，故见烦躁，烦后汗出，邪随汗解，自然无烦。第119条所述之"惊"，乃温针所致。

温针之法，为针刺入穴位后，将艾绒裹于针柄后点燃加热并留置一段时间，具有温经通络之功效。温针致惊，其病因仍为表证误用火法，加之患者对针刺有一定的畏惧心理，导致心神难安，轻则惊悸，重则躁狂。

【选注】

尤在泾：脉浮者，病在表，不以汗解，而以火攻，肌腠未开，则邪无从出，反因火气而热乃盛也。夫阳邪被迫而不去者，则必入而之阴，痛从腰以下重而痹者，邪因火迫而在阴也。故曰火逆……脉微数者，虚而有热也。是不可以火攻，而反灸之，热得火气，相合为邪，则为烦逆。烦逆者，内烦而火逆也。血被火迫，谓之追虚；热因火动，谓之逐实。由是血脉散乱而难复，筋骨焦枯而不泽，火之为害，何如耶！脉浮热甚，此为表实。古法泻多用针，补多用灸。医不知而反灸之，是实以虚治也。两实相合，迫血妄行，必咽燥而唾血……太阳表病，用火熏之，而不得汗，则邪无从出，热气内攻，必发躁也。六日传经尽，至七日则病当解。若不解，火邪迫血，下走肠间，则必圊血。圊血，便血也……寒邪在表，不以汗解，而以温针，心虚热入，必作惊也。成氏曰：温针损营血而动心气。风为阳邪，火为阳气，风火交煽，是为两阳。阳盛而热胜为发黄，阳盛则血亡而阴竭，为欲衄，为小便难也。阴阳俱虚竭，非阳既盛而复虚也，盛者，阳邪自盛；虚者，阳气自虚也。身体枯燥以下，并阴阳虚竭、火气熏灼之征。于法不治，乃小便本难而反利，知其阴气未绝，犹可调之使复也，故曰其人可治。（《伤寒贯珠集·太阳救逆法第四》）

吴谦：太阳伤寒，加温针必惊也，谓病伤寒之人，卒然加以温针，其心畏而必惊也，非温针之后，必生惊病也。烧针即温针也，烧针取汗，亦是汗法，但针处宜当避寒，若不谨慎，外被寒袭，火郁脉中，血不流行，必结肿核赤起矣。且温针之火，发为赤核，又被寒侵，故不但不解，反召阴邪。盖加针之时，心既被惊，所以肾阴乘心之虚，上凌心阳而发奔豚也。奔豚者，肾阴邪也，其状气从少腹上冲心也。先灸其核上各一壮者，外去寒邪，继与桂枝加桂汤。更加桂者，内伐肾邪也……火逆者，谓凡火劫取汗致逆者也。此火逆因火针也，烧针劫汗，而复下之，火逆之邪，虽因下减，而烦躁一证独不除者，盖因汗下，大伤津液而然也。(《医宗金鉴·辨坏病脉证并治》)

第七节　太阳病吐后变证

【原文】

太阳病吐之，但太阳病当恶寒，今反不恶寒，不欲近衣，此为吐之内烦也。（121）

【情志症状】

内烦。

【释义】

此条论述了太阳病误吐导致的变证。吐法，作为一种有力的祛邪手段，适用于痰涎、宿食、毒物等有形实邪壅塞停留于上焦、中焦而且病邪有上逆欲出之势者，用之得当，能够顿挫病邪。然而，若用之不当，则有伤津耗气之弊。尤在泾谓："内烦者，热从内动而生烦也。"太阳病误吐之后，恶寒已除而不欲近衣，患者烦躁不安，此为吐后伤津化热之候。将此条与第11条"身大寒，反不欲近衣者，寒在皮肤，热在骨髓也"互参可知，第11条所述病机为真热假寒，此条不欲近衣之病机为内热之烦。

【选注】

成无己：太阳表病，医反吐之，伤于胃气，邪热乘虚入胃，胃为邪热内烦，故不恶寒，不欲近衣也……阳受气于胸中，发汗外虚阳气，是令阳气微，膈气虚也。数为热本，热则合消谷，客热则不能消谷，因发汗外损阳气，致胃中虚冷，故吐也……心下温温欲吐，郁郁微烦，胸中痛，当责邪热客于胸中。大便反溏，腹微满，则邪热已下于胃也。日数虽多，若不经吐下，止是传邪，亦未可下，当与柴胡汤，以除上中二焦之邪。若曾吐下，伤损胃气，胃虚则邪乘虚入胃为实，非柴胡汤所能去，调胃承气汤下胃热。以呕，知胃气先曾伤动也。（《注解伤寒论》）

尤在泾：病在表而医吐之，邪气虽去，胃气则伤，故自汗出，无寒热而脉细数也。一二日，胃气本和，吐之则胃空思食，故腹中饥，而胃气因吐而上逆，则又口不能食也。三四日，胃气生热，吐之则其热上动，故不喜糜粥，欲食冷食，而胃气自虚，不能消谷，则又朝食而暮吐也。此非病邪应尔，以医吐之所致，曰小逆者，谓邪已去而胃未和，但和其胃，则病必自愈……病在表而吐之，邪气虽去，胃气生热，为内烦。内烦者，热从内动而生烦也。（《伤寒贯珠集·太阳救逆法第四》）

第八节　太阳与少阳并病

【原文】

太阳与少阳并病，头项强痛，或眩冒，时如结胸，心

下痞硬者，当刺大椎第一间、肺俞、肝俞，慎不可发汗；发汗则谵语、脉弦，五日谵语不止，当刺期门。（142）

太阳少阳并病，而反下之，成结胸，心下硬，下利不止，水浆不下，其人心烦。（150）

【情志症状】

谵语，心烦。

【释义】

太阳与少阳并病，刺法可用，汗法禁用。太阳与少阳并病，即先病太阳，后病少阳，最终太阳少阳俱病而有先后次第之分。参照太阳病提纲证"太阳之为病，脉浮，头项强痛而恶寒"以及少阳病提纲证"少阳之为病，口苦、咽干、目眩也"可知，此证为太阳与少阳并病。少阳病不可发汗、吐、下，若误用汗法，耗伤津液，胃燥不和则生谵语。

【辨证】

太阳与少阳并病证。

【论治】

针刺治疗。

【穴位】

针刺大椎穴、肺俞穴、肝俞穴以及期门穴。

【选注】

成无己：太阳之脉，络头下项，头项强痛者，太阳表病也。少阳之脉，循胸络胁，如结胸心下痞硬者，少阳里病也。太阳少阳相并为病，不纯在表，故头项不但强痛而或眩晕，亦未全入里，故时如结胸，心下痞硬，此邪在半表半里之间也，刺大椎第一间、肺俞，以泻太阳之邪；刺肝俞，以泻少阳之邪。邪在表，则可发汗；邪在半表半里，则不可发汗。发汗则亡津液，损动胃气。少阳之邪，因干于胃，土为木刑，必发谵语、脉弦，至五六日传经尽，邪热去而谵语当止；若复不止，为少阳邪热甚也，刺期门，以泻肝胆之气。（《注解伤寒论·辨太阳病脉证并治下》）

喻嘉言：误下之变，乃至结胸下利，上下交征，而阳明之居中者，水浆不入，心烦待毙，伤寒顾可易言哉。并病，即不用汗下，已如结胸，心下痞硬矣，况加误下乎。此比太阳一经误下之结胸，殆有甚焉。其人心烦，似不了之语，然仲景太阳经，谓结胸证悉具，烦躁者亦死，意者，此谓其人心烦者死乎。（《尚论篇·并病》）

【医案举隅】

病案1：抑郁症

梁某，女，17岁，学生。因惧期末考试成绩不佳而被退学，以致闷闷不乐，沉默少语二月有余。近与同学交谈无故流泪、悲伤不已，产生厌世情绪，胸闷胀痛，失眠，头痛，食欲不振，苔薄，脉弦细。取肝俞、期门、太冲、三阴交、印堂、百会。针刺平补平泻得气后，加电针，电流量以穴位局部可见肌肉轻微抽动及患者感到舒适能耐受为度，每日1次，每次50分钟，治疗1个月痊愈。为巩固疗效，续治二周。随防一年，未复发。

按：患者系花季少女，因学习压力过重而致肝气郁结，思虑伤脾。取肝俞、期门、俞募，相配疏肝理气，太冲属土，为肝经原穴，"五脏六腑之有病者，皆取其原"（《难经·六十六难》），故有疏肝和胃、健脾化痰之用。三阴交是足三阴经交会穴，调血柔肝健脾。印堂、百会镇静宁神。诸穴配合，则疏肝解郁，健脾宁神。治疗抑郁症，加电针且留针50分钟以上为佳，连续治疗2个疗程60天判断疗效。精神症状全部消失，为巩固和提高疗效，酌情续治15~60天。治疗期间，好言劝慰患者，并嘱其调节情志，争取患

上篇 情志病证辨证论治

者亲人配合，以发挥针刺治疗和情志转化的双重效应。

病案2：产后腹痛

林某，女，30岁，农民。因产一女遭夫家嫌弃而心情抑郁，时暗自垂泪，一周后感小腹剧痛难忍，恶露紫暗有块，量少，胸胁胀痛，舌质紫暗，脉弦涩。治宜疏肝理气，活血化瘀，取太冲、三阴交、肝俞、期门、血海得气后中等刺激，留针30分钟，每隔5分钟行针1次。针刺1次后疼痛减轻，3次痊愈。

按：妇人以血为本，产后多虚多瘀，情志刺激，则气血易于郁滞，故小腹疼痛难忍，恶露不行。太冲为足厥阴经五输穴中的输穴，又是肝经的原穴，肝俞、期门俞募相配均可疏肝解郁。三阴交为肝、脾、肾三经交会穴，针一穴而调三经，配血海可奏活血化瘀之功。治疗本病，三阴交、血海、太冲针尖向躯体方向倾斜为佳。并劝解患者家属，解除其思想顾虑，以提高疗效。

病案3：抑郁症

某，女，50岁，公务员，主因"失眠半年加重月余"于2014年9月10日首诊。患者诉因家庭琐事，思虑纷纭，以致难以入睡，睡后易醒伴多梦，每日只能睡5小时左右。伴见全头隐痛，情绪低落，做事无兴趣，纳差，胸胁连心下闷胀不适，二便尚调，舌淡红，苔薄白，脉弦细。曾服中药治疗，疗效不佳，现未服任何药物。西医诊断：抑郁症；中医诊断：郁证，证属肝脾失和、心神失养。治以疏肝调脾，佐以安神。予针刺治疗，以期门穴为主穴（不留针），佐以神庭、百会、内关、太冲、足三里等穴，诸穴均施平补平泻手法留针30分钟。期门穴行针时，患者觉由期门穴至后背连及胸腹有气快速走窜，出针后即觉胸胁心下如被抽空一样，感到前所未有的轻松。后在上述针方基础上，以期门穴为主穴，随症加减。头痛甚则加本神、风池，失眠甚则加神门，纳食不馨则加中脘、天枢，依此法治疗，每周3次，每次30分钟。三诊后患者诉睡眠改善，每天能安稳入睡6小时，心情转佳，头痛减半，纳食增进。针治10次后，症状基本消失，睡眠正常心情愉快，头痛消失，满意的结束治疗。一年后随诊，患者面色红润光泽，诉情绪乐观，失眠、头痛、均未反复。

按：此例患者因家庭琐事而思虑过度，以致肝气郁结、肝血暗耗。木不疏土，气机郁结则纳差、胸胁闷胀；肝血不足，血不养心则失眠、情绪低落。此例病患病机单纯，症状明确，辨证分析清晰，显系肝脾失和、心神失养之证。

【现代研究】

针治疗法广泛应用于精神情志疾病的治疗。有研究将86例抑郁状态患者随机分为针刺组和药物组，针刺组主穴选用合谷、太冲、肝俞、期门，辨证加辅穴。结果表明，治疗后针刺组汉密顿抑郁量表评分较治疗前明显下降，提示针刺可有效改善抑郁症患者的症状。有临床研究用40mm毫针深刺期门穴治疗抑郁症，快速进针至相应深度后，3~5秒内行快速的提插、捻转手法后迅速出针，不留针。在行针过程中，患者往往出现强烈的走窜感觉，其感或上行到胸部、或下行至腹部、或横向走窜及背。出针后，患者往往顿觉心胸豁然、舒畅，效果显著。现代实验研究表明，电针肝俞、期门可显著改善肝气郁结模型大鼠相关脑区葡萄糖代谢异常，抑制大鼠血清促肾上腺皮质激素释放激素、皮质酮的过度分泌，调节下丘脑 - 垂体 - 肾上腺轴，显著改善肝气郁结症状。

第九节 热入血室证

【原文】

妇人中风，发热恶寒，经水适来，得之七八日，热除而脉迟身凉，胸胁下满，如结胸状，谵语者，此为热入血室也。当刺期门，随其实而取之。（143）

妇人中风，七八日续得寒热，发作有时，经水适断者，此为热入血室。其血必结，故使如疟状，发作有时，小柴胡汤主之。（144）

妇人伤寒，发热，经水适来，昼日明了，暮则谵语，如见鬼状者，此为热入血室。无犯胃气及上二焦，必自愈。（145）

【情志症状】

谵语，暮则谵语，如见鬼状。

【释义】

本条论述了热入血室证的证治及禁例。从热入血室证的3条条文均冠以"妇人"可知，此病可能为妇科专病。血室即子宫，妇人中风或伤寒，经水适来或适断，此时血海空虚，邪热乘虚而入，与血相结，血热上扰心神，则见谵语。为何又见"昼日明了，暮则谵语，如见鬼状者"？因病在血分不在气分，气属阳，血属阴，故患者白天神志清楚，入暮则神志不清，谵语妄言。由此可见，热入血室证的谵语具有一定的昼夜节律性，而阳明腑实证的谵语则不分昼夜。

【辨证】

热入血室证。

【论治】

针刺治疗或小柴胡汤证。

【方药】

针刺期门；小柴胡汤（详见前文第96条小柴胡汤证）。

【用法】

期门属于足厥阴肝经穴位，位于胸部，当乳头直下，第6肋间隙，前正中线旁开4寸，斜刺0.5~0.8寸。

【方解】

期门为肝之募穴，针刺期门穴具有健脾疏肝、理气活血之功效。小柴胡汤为和解少阳之主方，主治邪在少阳半表半里，枢机不利，正邪分争，症见口苦，咽干，目眩，往来寒热，胸胁苦满，默默不欲饮食，心烦喜呕等。此处用小柴胡汤治疗热入血室证，综合上述3条可知，热入血室证的主要临床表现有胸胁苦满、往来寒热、发作有时等。

【选注】

方有执：血室，营血停留之所，经脉集会之处，即冲脉，所谓血海是也。其脉起于气街，并少阴之经脉夹脐上行，至胸中而散，故热入而病作，其证则如是也。期门二穴，在不容两旁，各去同身寸之一寸五分，肝之募也。肝纳血，故刺期门，所以泻血分之实热也。无者，禁止之词。犯胃气，以禁下言也。上二焦，谓上焦中焦，以禁汗吐言也……必自愈者，言伺其经行血下，则邪热得以随血而俱出，犹之红汗而然，故决言其必定自解而愈，以警人勿妄攻取，致谬误以生变乱之意。（《伤寒论条辨·辨太阳病脉证并治上》）

程郊倩：妇人中风，发热恶寒，自是表证，无关于里。

乃经水适来，且七八日之久，于是血室空虚，阳热之表邪，乘虚而内据之。阳邪入里，是以热除而脉迟身凉。经停血结，是以胸胁满如结胸状。阴被阳扰，是以如见鬼状而谵语。凡此者，热入血室故也。夫血室系之冲任，乃荣血停留之所，经脉所集会也。邪热入而居之，实非其所实也。刺期门以泻之，实者去而虚者回，即泻法为补法矣。无犯胃气，以禁下言；汗犯上焦，吐犯中焦，是三法皆不可也。与其妄治，不如俟经期再临，邪热当随经而出，不解自解。（《伤寒论后条辨·辨少阳病脉证》）

钱天来：前条但言中风之寒热，此条承上文，止言续得之寒热。前但云经水适来，此但言经水适断。盖因中风发热恶寒之时，经水适来，以致热入血室。既入之后，邪热阻绝，遂致经水适断，所以其血必结，非后人所谓适来为经之初来，适断为经之已尽，而谓之乘虚而入也。至后血弱气尽，或可言经尽耳。谓之结者，邪与血结，气乖凝聚而不得出也。邪血凝聚于经络胞脉之间，内未入腑，外不在表，而在表里之间，仍属少阳，故使如疟状而发作有时也。当以小柴胡汤主之。前后妇人中风两条，仲景虽分言之，以相互发明其义，而学者当合论之，以悉其旨可也。……热入血室，非惟不在营卫，而更与胃肠无涉，故曰无犯胃气。病在下焦血分，与上二焦绝不相关，汗吐下三法，徒伤无益，犯之适足以败胃亡阳，故禁之曰：无犯胃气，使真元无损，必自愈也。设或未解，期门可刺，如前小柴胡加减可用也。（《伤寒溯源集·少阳证治第十四》）

【医案举隅】

病案1：热入血室

许叔微治一妇病伤寒，发寒热，遇夜则如见鬼状。经六七日，忽然昏塞，涎响如引锯，牙关紧急，瞑目不知人，病势危困。许视之，曰：得病之初，曾值月经来否？其家云：经水方来，病作而经遂止，得一二日，发寒热，昼虽静，夜则有鬼祟，从昨日不省人事。许曰：此乃热入血室证。仲景云：妇人中风，发热恶寒，经水适来，昼则明了，暮则谵语，如见鬼状，发作有时，此名热入血室。医者不晓，以刚剂与之，遂致胸膈不利，涎潮上脘，喘急息高，昏冒不知人。当先化其痰，后除其热。乃急以一呷散投之，两时顷，涎下得睡，省人事，次授以小柴胡汤加生地，三服而热除，不汗而自解矣。(《中医古籍珍本集成·普济本事方》)

病案2：热入血室

于某，女，30岁，已婚，1964年3月5日初诊。自述每月行经就感冒，昨日行经，又浑身酸痛，时热时冷，口苦咽干，小腹胀痛，胸胁硬满不适，月经量少，色暗红，入夜神志昏沉，谵语妄言，烦躁不能入睡，舌质红，苔黄燥，大便干，不通畅，脉象弦数。辨证：本例属热入血室，也即经期感冒。妇人行经之际，若正气虚弱，外邪乘虚侵入血室，谓之热入血室。本例外邪束表，营卫不和，故头疼身痛；邪郁在少阳经，正邪相争，故寒热往来，口苦咽干；少阳经脉不利，则胸闷胁痛；邪热与血相搏，引起少腹硬痛；热灼营血，经水量少，色暗红。夜晚属阴，营血不足，邪热又上扰心神，则神昏谵语，烦躁不宁。治疗宜和解少阳，疏解外邪，调气和血，方用小柴胡汤加减。处方：柴胡三钱，黄芩三钱，半夏二钱，当归三钱，白芍三钱，川芎二钱，防风三钱，焦芥穗二钱，益母草四钱，生姜三片引。给药三剂，日服一剂，水煎两次冲合，分两次温服。3月9日二诊：服药后浑身疼、头痛、胸闷胁痛症状消失，夜晚也能安静入睡，月经量增多，色转红，腹痛大减；唯觉口干舌燥，头晕体乏。说明太阳表邪已解，唯内有余热。上方加干地黄五钱，知母二钱，以清内热，养营血。3月12日复诊：经水已完，诸症消失。次月经水来潮，一切正常，此症乃治愈。

按：小柴胡汤有疏解半表半里之邪，通达透邪外出，兼清内热的作用。加防风、焦芥穗疏解表邪，焦芥穗有专走血分，通透血分之邪的作用，当归、川芎、白芍调经养血，配益母草加强养血、和血、行血功能；热必伤营卫，故用干地黄、知母，配黄芩，以清内热，滋养营血。全方具透邪外出、清解内热、养营调经作用，药证相符，其病自除。

【现代研究】

从现代医学角度来看，热入血室证指经期、产后或施行人工流产、引产术后，病原微生物感染子宫所致，临床表现为发热恶寒，胸胁下胀满疼痛，重者入暮则神志异常，谵语妄言。常见的疾病有盆腔炎性疾病、产褥期发热和部分经行发热疾病。有研究用小柴胡汤加减治疗妇人热入血室160例，其中93.7%的患者7~15天后体温恢复正常，白细胞下降至正常水平。另有研究用小柴胡汤加减治疗产后抑郁症取得了良好的临床疗效。

第十节　痞证

【原文】

太阳病，医发汗，遂发热恶寒，因复下之，心下痞，表里俱虚，阴阳气并竭，无阳则阴独，复加烧针，因胸烦，面色青黄，肤眴者，难治。今色微黄，手足温者，易愈。
（153）

【情志症状】

胸烦。

【释义】

痞证的形成以及误治以后的变证与预后。太阳病，汗不得法，表证仍在，当再行解表，医反用下法。汗之已伤其表，复下又伤其里，故曰"表里俱虚，阴阳气并竭"。表邪因误下而趁虚入里，结于心下，导致气机窒塞，形成痞证。误治成痞，当运用消痞之法，但医者不明表里俱虚，邪气内陷之病机，反用烧针迫汗，火气内攻，耗伤阴液，阴损及阳，虚阳浮越，上扰心神，故觉胸烦。治疗一错再错，导致患者阴损及阳，阴阳两虚，危及生命，此诚可谓"一逆尚引日，再逆促命期"。

【选注】

沈明宗：脉浮而紧，太阳表邪未解，则当发表，而反下之，邪气内陷，内无痰饮相夹，惟与膈下胃气凝聚，故按之自濡而为气痞。（《伤寒六经辨证治法·辨太阳病脉证并治中》）

钱天来：脉浮而紧，浮为在表，紧则为寒，乃头痛发热，身疼腰痛，恶风无汗，寒邪在表之脉，麻黄汤证也。而复下之者，言不以汗解而反误下之也。紧反入里者，言前所见紧脉之寒邪，因误下之虚，陷入于里而作心下痞满之症也。按之自濡，言证虽痞满，以手按之，则软而不硬也，此不过因表邪未解，误下里虚，无形之邪气，陷入于里而成痞耳，其脉证不同，治法各异者，又于下条分出，以为临证施治之用。（《伤寒溯源集·结胸心下痞》）

成无己：太阳病，因发汗，遂发热恶寒者，外虚阳气，邪复不除也，因复下之，又虚其里，表中虚，邪内陷，传于心下为痞。发汗表虚为竭阳，下之里虚为竭阴；表证罢为无阳，里有痞为阴独。又加烧针，虚不胜火，火气内攻，致胸烦也。（《注解伤寒论·辨太阳病脉证并治法第七》）

第十一节　误治成痿

【原文】

伤寒吐下后，发汗，虚烦，脉甚微，八九日心下痞硬，胁下痛，气上冲咽喉，眩冒，经脉动惕者，久而成痿。（160）

【情志症状】

虚烦。

【释义】

此条论述了伤寒误用吐、下、发汗致虚以及久而成痿的变证。伤寒，法当解表，误用吐、下，损伤脾胃之气；又用汗法，导致津液耗伤，阴损及阳，虚阳浮越，上扰心神，故见虚烦。病程迁延，阳虚气化无力，津液不归正化，停聚为痰为饮。痰饮为病，四处流窜，上逆于心下则见心下痞硬；流于胁下则胁痛；上逆于头目则见气上冲咽喉，头晕目眩等；阴阳两虚，经脉失养，则经脉跳动难安，日久可致经脉弛缓、肢体痿软废用之痿证。此条当与第 67 条"伤寒若吐、若下后，心下逆满，气上冲胸，起则头眩，脉沉紧，发汗则动经，身为振振摇者，茯苓桂枝白术甘草汤主之"及第 76 条"发汗后，水药不得入口，为逆，若更发汗，必吐下不止。发汗吐下后，虚烦不得眠，若剧者，必反复颠倒，心中懊憹，栀子豉汤主之"互参，三者均为误用汗、吐、下之后出现的变证，其中茯苓桂枝白术甘草汤证之病机为阳虚水气上逆；栀子豉汤证之病机为邪热内陷，虚热内扰胸膈；本证为阳虚饮逆，正气内虚所致。由此观之，医者不明病机，失治误治，不胜其弊。

【选注】

方有执：此申上条而复言失于不治则致废之意，上条脉沉紧，以未发汗言也，此条脉甚微，以已发汗言也，经脉动，即动经之变文；惕，即振振摇也，大抵两相更互发明之词。久，言即经八九日，若犹不得解而更失于不治，则津液内亡，湿淫外渍，必致痹而成痿，痿者，两足痿软而不相及也。(《伤寒论条辨·辨太阳病脉证并治中》)

汪苓友：仲景云痿者，当是肉痿之病，推其病因，由吐下而心下痞硬，既伤其中州之阴，复发其汗，经脉动惕，更泄其肌表之阳。脾胃者，中州土也，其主为肌肉，其用在四肢，今者，阴阳衰虚，土失其资生之气，脾胃邪热结，其始也，邪热之气上冲于头，则眩冒；其继也，邪热之气，下还于经，则痿弱也。尚论篇以痿为两足先废，此即邪热之气下还于足太阳经之义。又按此条论，仲景无治法，补亡论常器之云：可茯苓甘草白术生姜汤。郭白云：当作茯苓桂枝白术甘草汤；成痿者，振痿汤。(《伤寒论辨证广注·辨太阳病脉证并治下》)

吴谦："八九日心下痞硬，胁下痛，气上冲咽喉"三句，与上下文义不属，必是错简。注家因此三句，皆蔓衍支离，牵强注释。不知此证，总因汗出过多，大伤津液而成，当用补气补血益筋壮骨之药，经年始可愈也。伤寒吐下后，复发其汗，治失其宜矣，故令阳气阴液两虚也。阴液虚，故虚烦；阳气虚，故脉微；阳气微而不升，故目眩冒；阴液虚而不濡，故经脉动惕也。阳气阴液亏损，久则

百体失所滋养，故力乏筋软而成痿矣。(《医宗金鉴·辨坏病脉证并治》)

第十二节　阳明病

【原文】

问曰：病有太阳阳明，有正阳阳明，有少阳阳明，何谓也？答曰：太阳阳明者，脾约是也；正阳阳明者，胃家实是也；少阳阳明者，发汗利小便已，胃中燥烦实，大便难是也。（179）

阳明病，初欲食，小便反不利，大便自调，其人骨节疼，翕翕如有热状，奄然发狂，濈然汗出而解者，此水不胜谷气，与汗共并，脉紧则愈。（192）

阳明病，无汗，小便不利，心中懊憹者，身必发黄。（199）

阳明病，本自汗出，医更重发汗，病已差，尚微烦不了了者，此必大便硬故也。以亡津液，胃中干燥，故令大便硬。当问其小便日几行，若本小便日三四行，今日再行，故知大便不久出，今为小便数少，以津液当还入胃中，故知不久必大便也。（203）

【情志症状】

胃中燥烦实；奄然发狂；心中懊憹；微烦不了了。

【释义】

第179条以问答形式论述了阳明病的成因，太阳阳明指因太阳病误治，导致病邪化热入里，胃热肠燥，津液耗伤，脾不能为胃行其津液，从而出现便秘等症，故又称脾约。正阳阳明指外邪直犯阳明或阳明自病而出现阳明病的临床表现。少阳阳明指少阳病误用发汗、利小便，损伤津液，热邪化燥成实，转入阳明而见烦躁、大便难等。第192条中的"奄然发狂"之"奄然"为突然之意，"奄然发狂"指患者突然出现神志失常、狂躁难安，是正邪交争剧烈的一种特殊临床表现。结合"濈然汗出而解者"一句，可将其理解为战汗的过程。第199条论述了阳明病湿热郁蒸发黄之征兆。如果阳明病里实热证与湿相合，如油入面，湿热熏蒸，不得外泄，则无汗；水湿不得下行，则小便不利。湿热郁遏中焦影响肝胆，导致肝失疏泄，胆汁横溢，则见目黄、身黄、小便黄等黄疸表现。湿热内扰，蒙蔽心窍，则见心中懊侬。此处"心中懊侬"当与栀子豉汤证相鉴别，彼为无形之邪热留扰胸膈，无湿邪亦无黄疸；此为湿热内扰，蒙蔽心窍所致。第203条论述了阳明病恢复期，津伤便秘不可攻下。阳明病本有热盛汗出津伤之虞，但医者还是多次使用汗法，此属误治。因津伤便秘，腑气不通，故有微烦，精神不爽等症。本证"微烦不了了"，说明烦躁的程度较轻，此时不宜再行攻下之法，待机体津液恢复则大便自然通畅。

【选注】

吴谦：阳明可下之证，不止于胃家实也。其纲有三，故又设问答以明之也。太阳之邪，乘胃燥热，传入阳明，谓之太阳阳明。不更衣无所苦，名脾约者是也；太阳之邪，乘胃宿食与燥热结，谓之正阳阳明。不大便，内实满痛，名胃家实者是也；太阳之邪已到少阳，法当和解，而反发汗利小便，伤其津液，少阳之邪复乘胃燥，转属阳明，谓之少阳阳明。大便涩而难出，名大便难者是也。（《医宗金鉴·辨阳明病脉证并治》）

尤在泾：此阳明风湿为痹之证。《金匮》云：湿痹之候，小便不利，大便反快。又湿病关节疼痛而烦是也。奄然发狂者，胃中阳胜，所谓怒狂生于阳也。濈然汗出者，谷气内盛，所为汗出于谷也。谷气盛而水湿不能胜之，则随汗外出，故曰与汗共并。汗出邪解，脉气自和，故曰脉紧则愈。(《伤寒贯珠集·阳明篇上》)

钱天来：此言发黄之由，皆因无汗及小便不利之所致也。邪入阳明之经，本当身热汗自出，及入阳明之腑，亦必潮热自汗。若无汗，则邪不得外泄而郁热于内。小便不利，则水不得下泄而湿停于里。湿热郁蒸，瘀热在胃，不得发泄，故心中懊恼，而知其必发黄也。黄者，中央脾土之色也。胃为脾之腑，脾乃胃之脏，脾胃以膜相连，而为一合，胃实郁蒸，故脾胃而现黄色也。脾本恶湿，况湿热并郁乎。(《伤寒溯源集·阳明中篇》)

方有执：差，小愈也。以亡津液至大便硬，是申释上文。当问其小便日几行至末，是详言大便出不出之所以然。盖水谷入胃，其清者为津液，粗者为渣滓，津液之渗而外出者则为汗，潴而下行者为小便，故汗与小便出多，皆能令人亡津液，所以渣滓之为大便者，干燥结硬而难出也。然二者水谷分行之道路，此通则彼塞，此塞则彼通。小便出少，则津液还停胃中，胃中津液足，则大便软滑，其所以必出可知也。(《伤寒论条辨·辨阳明病脉证并治》)

尤在泾：阳明病不大便，有热结与津竭两端。热结者，可以寒下，可以咸软。津竭者，必津回燥释，而后便可行也。兹已汗复汗，重亡津液，胃燥便硬，是当求之津液，而不可复行攻逐矣。(《伤寒贯珠集·阳明篇下》)

第十三节　谵语辨证

【原文】

夫实则谵语，虚则郑声。郑声者，重语也。直视谵语，喘满者死，下利者亦死。（210）

发汗多，若重发汗者，亡其阳，谵语，脉短者死，脉自和者不死。（211）

阳明病，下血谵语者，此为热入血室，但头汗出者，刺期门，随其实而泻之，濈然汗出则愈。（216）

伤寒四五日，脉沉而喘满，沉为在里。而反发其汗，津液越出，大便为难。表虚里实，久则谵语。（218）

【情志症状】

谵语，郑声。

【释义】

第210条辨析谵语与郑声的性质、特征和预后。谵语与郑声都属于患者神志不清的临床表现，谵语多为实证，表现为声高吸粗，妄言乱语，因里热炽盛，热扰神明所致；郑声多为虚证，表现为声音低微，言语重复颠倒，为精气虚衰，心神失养所致。第211条论述了误汗损伤心阳，神明无主而妄言乱语，脉象可作为评估预后的依据。第216条论述了阳明病谵语见于热入血室的证治。阳明热盛，与血结于血室，热邪迫血妄行，灼伤脉络则下血，血热上扰神明则谵语。此条可与太阳病篇热入血室证互参，太阳病篇所述为妇人中风或伤寒，经水适来或适断，此时血海空虚，邪热乘虚而入，与血相结，血热上扰心神，则见谵语。

321

治疗上，热入血室证均可采用针刺期门的方法，泻肝经之实热，给邪气以出路。第218条论述了误汗导致津伤热盛，燥屎内结，热扰神明而发谵语。

【选注】

成无己：《内经》曰：邪气盛则实，精气夺则虚。谵语由邪气盛而神识昏也；郑声由精气夺而声不全也。谵语者，言语不次也；郑声者，郑音不正也。《论语》云：恶郑声之乱雅乐。又曰：放郑声，远佞人，郑声淫，佞人殆。言郑声不正也。今新差气虚，人声转者，是所谓重语者也。若声重亦声转之。（《注解伤寒论·辨阳明病脉证并治法》）

吴谦：谵语一证，有虚有实。实则谵语，阳明热甚，上乘于心，乱言无次，其声高朗，邪气实也。虚则郑声，精神衰乏，不能自主，语言重复，其声微短，正气虚也。（《医宗金鉴·辨阳明病脉证并治》）

汪苓友：此系太阳病转属阳明谵语之证。本太阳病得病之时发汗多，转属阳明，重发其汗，汗多亡阳。汗本血之液，阳亡则阴亦亏，津血耗竭，胃中燥实而谵语。谵语者脉当弦实，或洪滑，为自和，自和者，言脉与病不相背也，是病虽甚不死。若谵语脉短者，为邪热盛，正气衰，乃阳证见阴脉也，以故主死。或以阳亡为脱阳，脱阳者见鬼，故谵语，拟欲四逆汤急回其阳，大误之极。殊不知仲景云亡阳者，乃亡津液之通称，津液亡而反用附桂等辛热之剂，吾恐脉虽和，亦必至死。（《伤寒论辨证广注·辨阳明病脉证并治法》）

汪苓友：按此条当亦是妇人病。邪热郁于阳明之经，阳明多气多血，邪热甚则迫血下行而行，血下则经脉空虚，热得乘虚而入其室，亦作谵语。《后条辨》云：血室虽冲脉所属，而心君实血室之主，室被热扰，其主必昏故也。但头汗出者，血下夺则无汗，热上扰则汗蒸也。刺期门以泻经中之实，则邪热得除而津液回复，遂濈然汗出而解矣。或问此条病，仲景不言是妇人，所以《尚论》诸家直指为男子。今吾子偏以妇人论之，何也？余答云：血室虽不分男女皆有，而热入血室之证则惟妇人始有之……则是热入血室明系妇人之证，至此实不待言而可知矣。且此条言下血当是经水及期，而交错妄行，以故血室有亏，而邪热得以乘之，故成热入血室之证。（《伤寒论辨证广注·刺热法》）

柯韵伯：喘而胸满者，为麻黄证。然必脉浮者，病在表，可发汗。今脉沉为在里，则喘满属于里矣。反攻其表则表虚，故津液大泄，喘而满者，满而实矣。因转属阳明，此谵语所由来也，宜少与调胃。汗出为表虚，然是谵语，归重只在里实。（《伤寒来苏集·阳明脉证上》）

第十四节　燥屎辨证

【原文】

病人不大便五六日，绕脐痛，烦躁，发作有时者，此有燥屎，故使不大便也。（239）

【情志症状】

烦躁，发作有时。

【释义】

观《伤寒论》中第238条、第239条、第241条及第242条，均论述了燥屎的辨证论治。第239条明确指出了燥屎的主要临床表现，即"不大便五六日，绕脐痛，烦躁"。燥屎之形成原因有三：一是外感病发展到阳明病阶段，燥热内盛，结聚肠胃，是谓传经而来，或本经自发；二是原有宿食内停于肠胃，与邪热相结而成；三是阳明病经攻下治疗后，病邪未尽，实邪重又结聚，亦可因攻下不当，扰乱肠胃气机，嗣后肠胃运动迟钝，促使病邪食积等结聚肠胃。

【选注】

汪苓友：此节承上文（指第238条，编者注）而辨有燥屎之法。阳明病下之后，若病人不大便又五六日，绕脐痛。绕脐痛者，邪已入下脘及肠中也。燥实，气不得通则痛。烦躁者，邪热内盛也。发作有时者，邪乘未申之时，阳明经气旺，故为其时则烦躁发作。此是有燥屎之证，故使不大便也。愚按仲景用大承气汤证，必辨其有燥屎，则是前言潮热谵语，手足汗出，转矢气，其法可谓备矣。此条复云绕脐痛，可见证候多端，医者所当通变而诊治之也。（《伤寒论辨证广注·辨阳明病脉证并治法》）

第十五节　少阳病治疗禁忌

【原文】

少阳中风，两耳无所闻，目赤，胸中满而烦者，不可吐下，吐下则悸而惊。（264）

伤寒，脉弦细，头痛发热者，属少阳。少阳不可发汗，发汗则谵语。此属胃，胃和则愈，胃不和，烦而悸。（265）

【情志症状】

胸中满而烦；悸而惊；谵语；烦而悸。

【释义】

第 264 条论述了少阳中风证及其治疗禁忌。少阳中风，乃风邪侵入少阳之经。足少阳经脉起于目锐眦，背走于耳中，下胸中，贯膈。风性为阳，少阳主火，少阳中风，风火上扰，清窍壅滞，故耳聋，目赤。邪结胸胁，经气不利，所以胸中满而烦。治法当以和解为主。如误认胸满而烦为肠胃实邪阻滞，而用吐、下之法，势必耗气伤津，以致心失所养，神明无主，而出现心悸、惊惕等变证，故少阳病禁用吐、下之法。第 265 条论述了少阳伤寒禁汗及误汗后的变证与转归。头痛发热之证，三阳病皆有，若脉浮而头痛发热，是病在太阳之表，当用汗解；若头痛发热而脉洪大或滑数，是病在阳明之里，当清下里热。今伤寒脉弦细而头痛发热，弦是少阳主脉，脉证合参，病属少阳半表半里，治当和解少阳而不可妄用汗法。误汗则导致津液外泄，胃中干燥，津伤热盛，热扰心神，故发谵语，治当和胃泄热，顺承胃气，胃气得和，则谵语自止。反之，若胃气不和，胃燥津伤益甚，可出现心烦而悸之变证。此外，第 264 条曰"悸而惊"，此乃少阳风火上炎，耗伤阴液，肝胆失和所致；而第 265 条曰"烦而悸"，乃风火之邪内传阳明引起胃气不和所致。结合上述两条可知，治疗少阳病禁用汗、吐、下三法，此即少阳病三禁。

【选注】

成无己：少阳之脉，起于目眦，走于耳中；其支者，下胸中贯膈。风伤气，风则为热。少阳中风，气壅而热，故耳聋，目赤，胸满而烦。邪在少阳，为半表半里，以吐除烦，吐则伤气，气虚者悸；以下除满，下则亡血，血虚者惊。(《注解伤寒论·辨少阳病脉证并治》)

吴谦：少阳，即首条口苦、咽干、目眩之谓也。中风，谓此少阳病，是从中风之邪传来也。少阳之脉，起目锐眦，从耳后入耳中；其支者，会缺盆，下胸中，循胁。表邪传其经，故目赤耳聋，胸中满而烦也。然此乃少阳半表半里之胸满而烦，非太阳证具之邪陷胸满而烦者比，故不可吐、下，若吐、下则虚其中，神志虚怯，则悸而惊也。此揭中风邪传少阳之大纲也。（《医宗金鉴·辨少阳病脉证并治》）

柯韵伯：少阳经络，萦于头目，循于胸中，为风木之藏，主相火。风中其经，则风动火炎，是以耳聋目赤，胸满而烦也。耳目为表之里，胸中为里之表，当用小柴胡和解法。或谓热在上焦，因而越之，误吐者有矣；或谓釜底抽薪，因而夺之，误下者有矣；或谓火郁宜发，因而误汗者有矣。少阳主胆，胆无出入，妄行吐、下，津液重亡。胆虚则心亦虚，所生者受病，故悸也；胆虚则肝亦虚，府病及藏，故惊也。上条（指第265条，编者注）汗后而烦，因于胃实；此未汗而烦，虚风所为。上条（指第265条，编者注）烦而躁，病从胃来；此悸而惊，病迫心胆。上条言不可发汗，此言不可吐、下，互相发明，非谓中风可汗，而伤寒可吐、下也。此虽不言脉，可知其弦而浮矣。不明少阳脉证，则不识少阳中风；不辨少阳脉状，则不识少阳伤寒也。（《伤寒来苏集·少阳脉证》）

尤在泾：经曰：少阳之至，其脉弦，故头痛发热者，三阳表证所同，而脉弦细，则少阳所独也。少阳经兼半里，热气已动，是以不可发汗，发汗则津液外亡，胃中干燥，必发谵语。云此属胃者，谓少阳邪气并于阳明胃腑也。若邪气去而胃和则愈。设不和，则木中之火，又将并入心脏，而为烦为悸矣。（《伤寒贯珠集·少阳篇》）

吴谦：上条不言脉，此条言脉者，补言之也。头痛发热无汗，伤寒之证也，又兼口苦、咽干、目眩少阳之证，故曰属少阳也。盖少阳之病已属半里，故不可发汗，若发汗，则益伤其津液，而助其热，必发谵语，既发谵语，则是转属胃矣。若其人津液素充，胃能自和，则或可愈；否则津干热结，胃不能和，不但谵语，且更烦而悸矣。此揭伤寒邪传少阳之大纲也。(《医宗金鉴·辨少阳病脉证并治》)

第十六节　少阳病转归

【原文】

若已吐下、发汗、温针，谵语，柴胡汤证罢，此为坏病。知犯何逆，以法治之。(267)

三阳合病，脉浮大，上关上，但欲眠睡，目合则汗。(268)

伤寒六七日，无大热，其人躁烦者，此为阳去入阴故也。(269)

【情志症状】

谵语；躁烦。

【释义】

第267条论述了小柴胡汤误治变为坏病的治疗原则。本为少阳病小柴胡汤证，治当和解少阳，医者不识病机，妄用吐下、发汗、温针之法，导致津液耗伤，阴阳逆乱，病情复杂病势严重，难以用六经病正其名者，谓之坏病。此处"知犯何逆，以法治之"与第16条："太阳病三日，已发汗，若吐、若下、若温针，仍不解者，此为坏病，桂枝不中与之也。观其脉证，知犯何逆，随证治之"，明确指出了"坏病"的治疗原则。第268条所述"三阳合病"指太阳、阳明、少阳同病。"脉浮大，上关上"者，浮为太阳之脉，大为阳明之脉，故脉浮大者，是太阳与阳明同病之脉。上关上，说明脉势有余，端直有力，与少阳之弦脉相似。"但欲眠睡"，乃三阳合病，热邪嚣张，神昏耗气所致，此与少阴病之"脉微细，但欲寐"病机有别。目合则汗，即盗汗。此外，第268条与阳明篇第219条同为"三阳合病"，第219条谓"腹满身重，难以转侧，口不仁，面垢，谵语遗尿"是病情较重，而本条谓"但欲眠睡，目合则汗"，比较而言，可知病情较轻。第269条辨表邪传里证。"伤寒六七日"，疾病的转归有两种可能：一是若患者正气较旺，正胜邪却，则可向愈；二是若其人正气不足，或邪气太盛，正气无力祛邪外出，可发生传变，导致病邪由表入里。"无大热，"指表无大热，意为太阳证候不明显。躁烦，多为病邪内传，心神被扰所致。阳去入阴，指病邪离开阳经之表而传入阴经之里。

【选注】

张隐庵：此总结上文之意（指第267条，编者注）。夫少阳不可吐下，吐下则悸而惊；少阳不可发汗，发汗则谵语。若已吐下发汗温针则谵语，夫温针者惊也。本论云太阳伤寒，加温针必惊。（《伤寒论集注·辨少阳病脉证》）

程郊倩：大为阳明主脉，太阳以其脉合，故浮大上关上，从关部连上寸口也；少阳以其证合，故但欲眠睡，目合则汗。但欲眠为胆热，盗汗为半表里也（指第268条，编者注）。（《伤寒论后条辨·辨少阳病脉证》）

柯韵伯：此条是论阳邪入里证也（指第269条，编者注）。凡伤寒发热至六七日，热退身凉为愈。此无大热则微热尚存，若内无烦躁，亦可云表解而不了了矣。伤寒一日即见烦躁，是阳气外发之机；六七日乃阴阳自和之际，反见烦躁，是阳热内陷之兆。阴者指里而言，非指三阴也。

或入太阳之本，而热结膀胱，或入阳明之本，而胃中干燥；或入少阳之本，而胁下硬满；或入太阴而暴烦下利；或入少阴而口燥舌干；或入厥阴而心中疼热，皆入阴之谓。(《伤寒来苏集·伤寒总论》)

第十七节　太阴中风

【原文】

太阴中风，四肢烦疼，阳微阴涩而长者，为欲愈。（274）

【情志症状】

烦疼。

【释义】

本条论述了太阴中风欲愈的脉证。四肢烦疼指因四肢疼痛引起的心绪不宁，烦扰不安。太阴中风，邪正相争，因脾主四肢，故见"四肢烦疼"。其脉浮取而微，是风邪不盛；沉取而涩，为中焦不足，若阳微阴涩之脉，转化为和缓而长，是邪气欲退、正气来复之象，故主病欲愈。

【选注】

成无己：太阴，脾也，主营四末。太阴中风，四肢烦疼者，风淫末疾也。表邪少则微，里向和则涩而长。长者，阳也，阴病见阳脉则生，以阴得阳则解，故云欲愈。(《注解伤寒论·辨太阴病脉证并治》)

方有执：四肢，四末也。脾主四末，《素问》曰：风淫末疾是也。阳微，阳经无邪也；阴涩，太阴统血，血凝气滞也。长，阳气胜也。阳主发生，故邪自退，而病欲愈也。

（《伤寒论条辨·辨太阴病脉证并治》）

吴谦：太阴中风者，谓此太阴病是从太阳中风传来者，故有四肢烦疼之证也。阴阳以浮沉言，夫以浮微沉濇之太阴脉，而兼见阳明之长脉，则为阴病阳脉，藏邪传府，故为欲愈也。（《医宗金鉴·辨太阴病脉证并治》）

汪苓友：此条系太阴中风证。一言太阴，当见腹满等候矣。兼之四肢烦疼者，太阴之经属脾，脾主四肢，成注云：风淫末疾也。夫烦疼一候，似兼表邪，今者阳脉既微，表邪少也；阴脉则涩，里未和也。《条辨》云：血凝气滞则脉涩。此非向愈之征。其欲愈者，乃脉长故也。（《伤寒论辨证广注·辨太阴病脉证并治法》）

第十八节　太阴寒湿发黄

【原文】

伤寒，脉浮而缓，手足自温者，系在太阴。太阴当发身黄，若小便自利者，不能发黄。至七八日，虽暴烦下利，日十余行，必自止，以脾家实，腐秽当去故也。（278）

【情志症状】

暴烦。

【释义】

此条论述了太阴病寒湿发黄及脾阳恢复的临床表现及其机理。"脉浮而缓，手足自温者，系在太阴"表明，太阴病阳虚较轻，具有一定的抗邪能力，虽不能引起发热，但可表现为手足温，以脾主四肢，阳气尚能布于手足故也。小便自利，乃脾主运化功能正常，湿邪有下泄之路，则不会湿郁发黄。病程至七八日,脾阳恢复,正邪相争,患者会突然感觉心烦,继之下利,甚至"日十余行",但其后必能停止,这是疾病向愈的佳兆。因为脾气充实,脾阳恢复,运化复常,则肠中腐秽无所停留。"暴烦下利,日十余行",看似病情加重,其实是正气恢复的反应。值得注意的是,本条"暴烦下利"要与少阴病阳衰阴盛的下利烦躁相鉴别,此证虽暴烦下利,但手足自温,下利日十数行而能自止;彼证下利烦躁,伴随四肢厥逆,不能自止,亟须回阳救逆。此外,本条与阳明病篇第187条:"伤寒,脉浮而缓,手足自温者,是为系在太阴。太阴者,身当发黄,若小便自利者,不能发黄。至七八日,大便硬者,为阳明病也"部分内容相同,两者的病机特点有所不同:第278条为太阴病脾阳恢复,疾病向愈;而第187条则为太阴病阳复太过,燥化有余,病证可能向阳明病转化。

【选注】

汪苓友:此条系太阴伤寒,自利欲解之证。前阳明篇中,伤寒脉浮而缓云云,自七八日大便硬者,此为转属阳明;今者以脾家实,故虽暴烦,要之腐秽当自利而去,何也?盖太阴之病,必腹满,腹满者,胃中有物也。胃中水谷之积,既而为腐秽,则邪应从大小便出,其暴烦者,邪欲泄,而正气与之争也。成注云:下利烦躁者死。此为先利而后烦,是正气脱而邪气扰也;兹则先烦后利,是脾家之正气实,故不受邪而与之争,因暴发烦热也。下利日十余行者,邪气随腐秽而得下泄。以故腐秽去尽,利必自止,而病亦愈。(《伤寒论辨证广注·辨太阴病脉证并治法》)

第十九节 少阴病

【原文】

少阴之为病，脉微细，但欲寐也。（281）

少阴病，欲吐不吐，心烦，但欲寐，五六日自利而渴者，属少阴也。虚故引水自救；若小便色白者，少阴病形悉具。小便白者，以下焦虚有寒，不能制水，故令色白也。（282）

少阴病，咳而下利，谵语者，被火气劫故也；小便必难，以强责少阴汗也。（284）

少阴病，脉紧，至七八日，自下利，脉暴微，手足反温，脉紧反去者，为欲解也，虽烦，下利，必自愈。（287）

少阴病，恶寒而蜷，时自烦，欲去衣被者，可治。（289）

少阴病，吐，利，躁烦，四逆者，死。（296）

少阴病，脉微细沉，但欲卧，汗出不烦，自欲吐。至五六日，自利，复烦躁，不得卧寐者，死。（300）

【情志症状】

但欲寐；心烦，但欲寐；谵语；烦；自烦；躁烦；但欲卧；烦躁；不得卧寐。

【释义】

第281条、第282条论述了少阴病寒化证的脉证。少阴属心、肾两脏，心主血脉，五行属火；肾藏精，五行属水。一般而言，细脉主阴虚血少，微脉主阳气虚衰，脉微细是心肾阳虚的病理反映。但欲寐，指患者精神委靡不振，迷迷糊糊似睡非睡的状态。《素问·生气通天论》曰："阳气者，精则养神。"心肾阳虚，阳气不振，阴寒内盛，神失所养，所以神疲而但欲寐。第282条继上条"脉微细，但欲寐"之后补充了少阴病寒化证的辨证要点，即小便色白。阴寒盛于下，阴盛格阳，虚阳上扰心神，故见心烦，又因少阴阳虚太甚，无法养神，所以心虽烦而仍但欲寐。由此观之，脉微细，但欲寐以及小便色白为"少阴病形悉具"的三大证候特点。

第284条论述了少阴病被火劫伤阴的变证。"少阴病，咳而下利"既见于真武汤证，如第316条所述："少阴病，二三日不已，至四五日，腹痛，小便不利，四肢沉重，疼痛，自下利者，此为有水气。其人或咳，或小便利，或下利，或呕者，真武汤主之。"又可见于猪苓汤证，如第319条所述："少阴病，下利六七日，咳而呕渴，心烦不得眠者，猪苓汤主之。"无论是阳虚兼水气之真武汤证，还是阴虚有热之猪苓汤证，治疗上都不可用汗法。医者误用火法，强发其汗，耗伤津液，津伤胃燥，火热之邪内扰心神，故见谵语。发汗耗伤少阴阴液，肾阴伤则气化乏源，故"小便不利"。"被火气劫故也"和"以强责少阴汗也"阐明了谵语、小便不利的病因病机。

第287条、第289条论述了少阴病阳复向愈的脉证。第287条为少阴病阳气来复，寒邪消退，阳回阴退，阴阳渐趋平衡，故曰"虽烦，下利，必自愈"，此"烦"为阳气来复能与邪气相争的表现，"下利"是正气驱邪外出的表现。第289条为少阴病阳气来复，烦热欲去衣被者可治。"恶寒而蜷"乃少阴病阳虚阴盛之证，与"但欲寐"有异曲同工之妙，若此时患者表现出"时自烦，欲去衣被"，表明机体阳气来复，疾病向愈。此处"自烦"与第287条"自愈"，字眼在于"自",是正邪交争,正胜邪退,阴平阳秘,机体自愈力强的一种表现。

第296条、第300条论述了少阴病的不治或难治之证。第296条为少阴病阳气衰竭的死候,即少阴病出现吐、利、躁烦、四逆,为难治或不治。此处之"躁烦",诚如刘渡舟先生所言:"躁烦是以躁为主,表现为无意识的肢体躁扰不宁,其证属阴,常见于阴盛阳气欲脱的危重证。"第300条为少阴病阴阳离决之死候,其中"少阴病,脉微细沉,但欲卧"与第281条"少阴之为病,脉微细,但欲寐也"相比较,脉象特点在"微细"的基础上多了"沉",此处沉脉主阴寒内盛。其中"汗出不烦,自欲吐"中之"汗出"乃阳气外亡之表现,"不烦"乃阳气衰惫,无力与阴邪抗争的表现,"自欲吐"为阳气衰惫,阴邪上逆的表现。若未能得到及时正确的治疗,病情迁延五六日,导致阳气衰惫欲绝,阴寒之邪愈重,证见"自利,复烦躁,不得卧寐",此为阴阳离决之死候。

【选注】

朱肱:病人尺寸脉俱沉细,但欲寐者,少阴证也,急作四逆汤复其阳,不可缓也。(《类证活人书》)(指第281条,编者注)

王正枢:此本少阴阳虚之证。(《伤寒论新元编·六经纲要》)(指第281条,编者注)

沈尧封:微,薄也,属阳虚;细,小也,属阴虚。但欲寐者,卫气行于阴而不行于阳也。此足少阴病之提纲,凡称少阴病,必见但欲寐之证据,而其脉微或细,见一即是,不必并见。(《伤寒论读·辨少阴病脉证》)(指第281条,编者注)

恽铁樵:小便白,疑白字当作清字解,魏荔彤释作尿色淡白，是清而不黄赤之谓，就经验上言，溲清是下焦无热，与经文下焦虚寒义合，若溲白如乳汁，反是热矣。(《伤寒论辑义按·辨少阴病脉证并治》)（指第282条，编者注）

尤在泾：少阴之邪，上逆而咳，下注而利矣，而又复谵语，此非少阴本病，乃被火气劫夺津液所致，火劫，即温针、灼艾之属。少阴不当发汗，而强以火劫之，不特竭其肾阴，亦并耗其胃液，胃干则谵语，肾燥则小便难也。(《伤寒贯珠集·少阴篇》)（指第284条，编者注）

吴谦：少阴属肾，主水者也，少阴受邪，不能主水，上攻则咳，下攻则利。邪从寒化，真武汤证也；邪从热化，猪苓汤证也。今被火气劫汗，则从热化而转属于胃，故发谵语。津液内竭，故小便难，是皆由强发少阴汗故也。欲救其阴，白虎、猪苓二汤，择而用之可耳。(《医宗金鉴·辨少阴病脉证并治》)（指第284条，编者注）

陈亦人：少阴病本有寒化、热化的不同，咳而下利证候，也有从阴化寒，从阳化热的区别。从寒化的，用真武汤，从热化的，用猪苓汤，这是一般的大法。今文中指出"被火气劫"一句，是从谵语的症状悟出，因为使用火法必然损及阴液，心阴受伤以致心神浮越，因而出现谵语；肾主二便，今强迫少阴之汗，津液受伤，化源不继，是以小便难。(《伤寒论译释·辨少阴病脉证并治》)（指第284条，编者注）

陈亦人：据《千金翼方》所载："少阴病，恶寒，时自烦，欲去衣被者，不可治。"与本条相对照，一为可治，一为不可治，似相径庭，实有异曲同工之妙，更可示人详于辨证分析，谓可治者已如上述，谓不可治者，因为烦而至于欲去衣被，其病机近于躁，下文有"烦躁不得卧寐者死"，可为明证。文中只举出"时自烦，欲去衣被"，并未

上篇　情志病证辨证论治

提及手足温，那么与阴阳离决的躁几无区别。据此，《千金翼方》作"不可治"于理亦通。本条仅据"时自烦，欲去衣被"而断为"可治"，显然是不够的，还应结合其他脉证，如手足温等，始为可治，如只见烦而别无其他阳回见证，相反阴寒益甚，则多属不治。(《伤寒论译释·辨少阴病脉证并治》)（指第 289 条，编者注）

刘渡舟：本条虽为少阴病阳气来复的可治之证，但应注意与手足不温，脉紧不去，躁扰不宁，阴阳离决之死证鉴别。(《伤寒论讲解·辨少阴病脉证并治第十一》)（指第 289 条，编者注）

程郊倩：由吐利而躁烦，阴阳离脱而扰乱可知，加之四逆，胃阳绝矣，不死何待，使早知温中暖土也，宁有此乎。此与吴茱萸汤证，只从躁逆先后上辨，一则阴中尚现阳神，一则阳尽惟存阴魂耳。(《伤寒论后条辨·少阴篇》)（指 296 条，编者注）

刘渡舟：据临床所见，如病人先有手足厥冷，而后出现烦躁，反映阳气来复，能与阴寒相争，是向愈的好现象，如果病人先见烦躁，随之出现四逆，而且四肢逆冷愈来愈重，多为阳气亡绝的死证。"躁烦"与"烦躁"不同，烦躁是以烦为主，因烦而躁，表现为意识清醒状态下的精神不安，常见于热证，如白虎汤证承气汤证，都见有烦躁，是阳热有余的征象；躁烦是以躁为主，表现为无意识的肢体躁扰不宁，其证属阴，常见于阴盛阳气欲脱的危重证。(《伤寒论诠解·辨少阴病脉证并治法》)（指第 296 条，编者注）

程郊倩：以今时之弊论之，病不至于恶寒蜷卧，四肢逆冷等证叠见，则不敢温，嗟呼！证已到此，温之何及哉。此诸证有至死不一见者，则盖于本论中要旨，一一申详之。少阴病，脉必沉而微细，论中首揭此，盖已示人以可温之脉矣；少阴病，但欲卧，论中又以示人以可温之证矣。汗出在阳经不可温，而在少阴宜急温，论中盖以示人以亡阳之故矣，况复有口中和之证。如所谓不烦自欲吐者以互之，少阴中之真证不过如此……此时邪亦仅在少阴之经，未遽入脏而成死证也，然坚冰之至，稍一露倪，则真武、四逆，诚不啻三年之艾矣。不此绸缪，延至五六日，在经之邪，遂尔入脏，前欲吐，今且利矣，前不烦，今烦且躁矣，前欲卧，今不得卧矣，阳虚已脱，阴盛转加，其人死矣。(《伤寒论后条辨·少阴篇》)（指第300条，编者注）

第二十节　厥阴病

【原文】

伤寒热少微厥，指头寒，嘿嘿不欲食，烦躁。数日小便利，色白者，此热除也，欲得食，其病为愈；若厥而呕，胸胁烦满者，其后必便血。(339)

伤寒六七日，脉微，手足厥冷，烦躁，灸厥阴，厥不还者，死。(343)

伤寒发热，下利厥逆，躁不得卧者，死。(344)

下利，脉沉而迟，其人面少赤，身有微热，下利清谷者，必郁冒，汗出而解，病人必微厥。所以然者，其面戴阳，下虚故也。(366)

【情志症状】

嘿嘿不欲食，烦躁；胸胁烦满；郁冒。

【释义】

第339条论述了热厥轻证的两种转归。伤寒热少厥微，属热厥之轻证。由于热少，阳郁不甚，故仅表现指头寒冷。阳郁而胃气不醒，故见默默不欲食；阳郁而求伸，故见烦躁。此证有两种转归：一是数日之后，若小便利而色白，说明邪热将去，胃气将和，患者欲食，此为疾病向愈的表现；一是出现肢厥加重，甚至频频呕吐，胸胁烦满的症状，此为热邪不能透达，阳郁加重，厥阴经气不利，木邪犯胃的表现。此时若因循失治，热邪损伤阴络，可发生便血之变证。

第343条论述了阴盛阳绝的危候。脉微，是阴盛阳虚，不能外温四末，则手足厥冷，但阳气虽虚，尚能与邪抗争，故见烦躁，可灸厥阴俞穴以温阳祛寒。若灸后厥冷依然不见好转，表明阳气衰绝，为死候。

第344条论述了阴盛阳亡神越的危候。厥阴寒证的发热，有阳复和阳亡两种可能。如属阳复，则利止厥回；今发热与下利厥冷同时存在，则是虚阳外亡。其病机与少阴病阴盛格阳证相似，加之躁不得卧，表明心神已完全浮越于外，所以断为死候。

第366条为寒盛伤阳证，可见郁冒汗解。下利清谷，脉微欲绝者，为真阳衰微。但下利清谷，脉沉而迟，证属阳虚阴盛，从面少赤，身微热，仅见微厥来看，其阳气并未衰竭，而是被阴寒邪气所郁遏。正与邪争，则郁冒；正胜邪退则汗出而解。郁冒，指心胸郁闷，头晕目眩。郁阳上争，可见颜面微赤之戴阳之象，此与伤寒衄解之前所见发烦目瞑之证类似。需要注意的是，本证之"其面戴阳"与少阴病阴盛格阳之戴阳证需仔细鉴别。

【选注】

成无己：指头寒者，是热微厥少也；嘿嘿不欲食，烦躁者，热初传里也。数日之后，小便色白，里热去，欲得食，为胃气已和，其病为愈。厥阴之脉，夹胃贯隔布胸胁，厥而呕，胸胁烦满者，传邪之热，甚于里也。厥阴肝主血，后数日热不去，又不得外泄，迫血下行，必致便血。(《注解伤寒论·辨厥阴病脉证并治》)（指第 339 条，编者注）

程郊倩：此条下半截曰数日小便利色白，则上半截小便短赤可知，是题中二限目；嘿嘿不欲食，欲得食是二眼目；胸胁满烦躁，与热除是二眼目。热字包括有烦躁等证，非专指发热之热也。(《伤寒论后条辨·辨厥阴病脉证篇》)（指第 339 条，编者注）

尤在泾：伤寒六七日，阳气当复，阴邪当解之时，乃脉不浮而微，手足不烦而厥冷，是阴气反进而阳气反退也。烦躁者，阳与阴争而不能胜之也。灸厥阴，所以散阴邪而复阳气，阳复则厥自还，设不还，则阳有绝而死耳。是故传经之邪至厥阴者，阴气不绝则不死。直中之邪入厥阴者，阳气不复则不生也。(《伤寒贯珠集·厥阴篇》)（指第 343 条，编者注）

吴谦：此详申厥阴脏厥之重证也。伤寒六七日，脉微，手足厥冷，烦躁者，是厥阴阴邪之重病也。若不图之于早，为阴消阳长之计，必至阴气寝寝而盛，厥冷日深，烦躁日甚，虽用茱萸、附子、四逆等汤，恐缓不及事，惟当灸厥阴以通其阳。如手足厥冷，过时不还，是阳已亡也，故死。(《医宗金鉴·辨厥阴病脉证并治》)（指第 343 条，编者注）

喻嘉言：厥证，但发热则不死，以发热则邪出于表，而里证自除，下利自止也。若反下利厥逆，烦躁有加，则其发热，又为阳气外散之候，阴阳两绝，主死也。(《尚论篇·厥阴经全篇》)（指第 344 条，编者注）

张路玉：大抵下利而手足厥冷者，皆为危候，以四肢为诸阳之本故也。加以发热，躁不得卧，不但虚阳发露，

而真阴亦灼尽无余，安得不死。(《伤寒缵论·厥阴篇》)(指第344条，编者注)

尤在泾：伤寒发热，下利厥逆者，邪气从外之内而盛于内也。至躁不得卧，则阳气有立亡之象，故死。此传经之邪，阴气先竭，而阳气后绝者也。(《伤寒贯珠集·厥阴篇》)(指第344条，编者注)

方有执：诸阳聚于面，少赤，亦阳回也，故曰戴阳。郁冒，作汗也。微厥，邪正争也。下虚，指利而言也。(《伤寒论条辨·辨厥阴病脉证并治》)(指第366条，编者注)

第二十一节　霍乱病

【原文】

吐利，发汗，脉平，小烦者，以新虚不胜谷气故也。（391）

【情志症状】

小烦。

【释义】

此条论述了霍乱病后的饮食调护。本条承第387条论述霍乱吐利止、发汗后，脉象趋于平和，说明大邪已去，机体阴阳调，表里和，升降复，乃病向愈之征。然霍乱吐利发汗导致脾胃损伤，功能减弱，若饮食不慎，则脾胃腐熟运化不及，故见微烦。《素问·热论》中载："病热少愈，食肉则复，多食则遗，此其禁也。"由此观之，大病之后的饮食宜忌和饮食调理对于疾病的康复具有重要作用。

【选注】

吴谦：霍乱，吐已利断，汗出已止，脉平和者，内外俱解也。法当食，食之小烦者，以吐下后新虚，不胜谷气故也。节其饮食，自可愈矣。(《医宗金鉴·辨霍乱病脉证并治》)

尤在泾：吐利之后，发汗已，而脉平者，为邪已解也。邪解则不当烦，而小烦者，此非邪气所致，以吐下后胃气新虚，不能消谷，谷盛气衰，故令小烦，是当和养胃气，而不可更攻邪气者也。(《伤寒贯珠集·太阳篇下》)

第二十二节　阴阳易差后劳复病

【原文】

病人脉已解，而日暮微烦，以病新差，人强与谷，脾胃气尚弱，不能消谷，故令微烦，损谷则愈。(398)

【情志症状】

日暮微烦；微烦。

【释义】

第398条与第391条均强调了大病差后饮食调护的重要性。患者脉象平和，说明大病已去。日暮微烦，即每于傍晚时分见轻微的心烦，此乃大病初愈，其人脾胃机能尚弱，腐熟运化功能尚未恢复，因勉强进食或被迫进食，食滞胃中生热所致。人与天地之气相应，日中而阳气隆，日西而阳气衰，日暮脾胃阳气衰弱，不能消谷，食积而生热，故当其时而见烦热。本证之微烦，是"强与谷"所致，故不须服药治疗，只要适当节制饮食可自愈。"损谷则愈"本质上是"损其有余"思想的一种表现形式，也是"坚者削之，逸者平之"治疗原则的一种体现。因此，在疾病的治疗和康复过程中，要遵循辨证论治的精神，以顾护胃气为要，重视"胃以喜为补"的应用。张仲景将第398条作为全书的结尾之笔，提出了"损谷则愈"的饮食调养思想，寓意深远。

【选注】

喻嘉言：脉已解者，阴阳和适，其无表里之邪可知之。日暮微烦者，日中卫气行阳，其不烦可知也。乃因脾胃气弱，不能消谷所致。损谷则脾胃渐趋于旺，而自愈矣……损谷当是减省谷食，以休养脾胃，不可引前条宿食例，轻用大黄，重伤脾胃也。(《尚论篇·辨差后劳复阴阳易病》)

吴谦：病人脉已解，谓病脉悉解也。惟日西微烦者，以病新瘥，强食谷早，胃气尚弱，不能消谷，故令微烦，不需药也，损谷则愈。(《医宗金鉴·辨差后劳复食复阴阳易病脉证并治》)

下篇

情志病辨证论治处
方用药规律

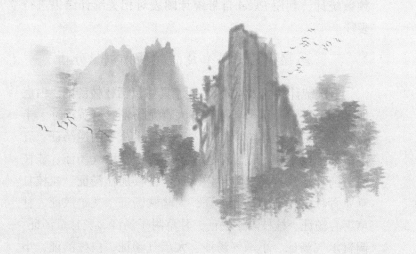

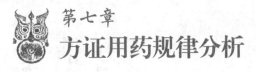

第七章
方证用药规律分析

一、数据处理和统计

药物的性味、归经在参考《神农本草经》的基础上，统一采用 2020 年版《中华人民共和国药典·一部》（以下简称《药典》）标准进行统计分析。通过 Microsoft® Excel for Mac 365 Subscription 对符合标准的情志异常方证所含药物及其对应的性味、归经和剂量建立数据库。采用 Excel 对药物使用频率及药物的药性、药味、归经等进行频数统计，利用 Excel 自带统计图表对相关统计结果进行表征。

二、药物频数、频率及高频药物剂量分析

本次统计共纳入 41 个方证，具体包括桂枝汤证、白虎加人参汤证、甘草干姜汤证、大青龙汤证、麻黄汤证、干姜附子汤证、茯苓桂枝甘草大枣汤证、茯苓四逆汤证、五苓散证、栀子豉汤证、小建中汤证、桃核承气汤证、桂枝去芍药加蜀漆牡蛎龙骨救逆汤证、桂枝加桂汤证、桂枝甘草龙骨牡蛎汤证、抵当汤证、大陷胸汤证、文蛤散证、甘草泻心汤证、桂枝附子汤证、甘草附子汤证、炙甘草汤证、调胃承气汤证、小承气汤证、大承气汤证、白虎汤证、小柴胡汤证、大柴胡汤证、柴胡加龙骨牡蛎汤证、柴胡桂枝

汤证、柴胡桂枝干姜汤证、黄连阿胶汤证、吴茱萸汤证、猪肤汤证、白通加猪胆汁汤证、猪苓汤证、乌梅丸证、瓜蒂散证等。

41个方证中包含46味单药，涉及药物总数为方剂所含药味数×频数，所得药物总数为191，其中频数大于等于3的共21味药，频数大于等于5的共13味药，其中炙甘草、桂枝、大枣、生姜、人参、大黄、茯苓、柴胡、半夏等为使用频率较高的药物，见表7-1。

表7-1　情志方证使用药物频数分析

药物	频数	频率（%）	药物	频数	频率（%）
炙甘草	23	12.04	茯苓	7	3.66
桂枝	18	9.42	柴胡	6	3.14
大枣	14	7.33	半夏	5	2.62
生姜	12	6.28	牡蛎	4	2.09
人参	9	4.71	芒硝	4	2.09
大黄	8	4.19	枳实	4	2.09
干姜	8	4.19	石膏	3	1.57
黄芩	7	3.66	阿胶	3	1.57
芍药	7	3.66	黄连	3	1.57
附子	7	3.66	龙骨	3	1.57

三、药物药性分析

41个方证中含有46味单药，涉及药味共7种，包括甘、苦、微苦、辛、咸、酸、淡和涩；其中甘味、苦味和辛味药频率相同，各占比24.14%，见图7-1。涉及药性5种，包括寒（微寒/寒/大寒）、温（微温/温）、平、热（热/大热）和凉；其中以寒性药物居多，占比41.67%，其次为温性药，占比27.08%，见图7-2。涉及药味归经共11种，包括肺、胃、脾、心、肝、大肠、胆、小肠、三焦、膀胱和肾；其中以肺经居多，占比 20.16%，其次为胃经，占比 18.55%，最后为脾经，占比 16.94%，见图 7-3。

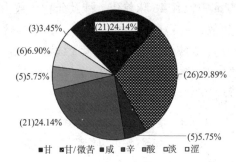

图 7-1　情志异常方证使用药物频数和频率分析

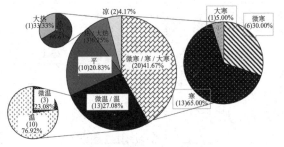

图 7-2　情志异常方证使用药物药味频数和频率分析

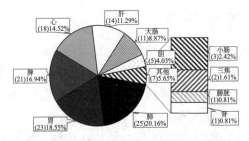

图 7-3　情志异常方证使用药物归经频数和频率分析

四、药物剂量与方证关系分析

本次统计的 41 个方证中共包含 46 味单药。大部分药物剂量以"两"计，少数根据其性状等特质使用特殊单位，如枚（大枣、附子、枳实、杏仁）、升（半夏、芒硝、火麻仁、麦冬）、铢（茯苓、猪苓、白术）等。不同方证包含单药剂量统计，见图 7-4。此外，为进一步分析单药剂量与不同情志方证的关系，对其中频数大于 6 的 8 种单药剂量及对应情志方证进行统计，具体包括炙甘草、桂枝、大枣、生姜、人参、大黄、干姜和黄芩，详见图 7-5。

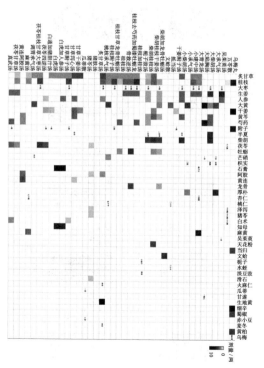

图 7-4 情志异常方证使用药物剂量分析

下篇　情志病辨证论治处方用药规律

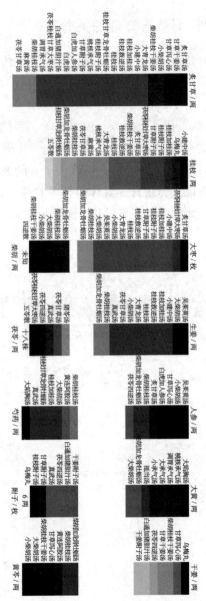

图 7-5　高频使用药物剂量与情志异常方证对应关系分析

五、脉象与方证统计分析

在纳入的 41 个方证中，23 个方证有对应的脉象，包括代脉、厥脉、大脉、弦脉、微脉、数脉、无脉、沉脉、洪脉、浮脉、涩脉、滑脉、疾脉、紧脉、细脉、结脉、虚脉、迟脉 18 种脉象，其中浮脉频数最高为 12；次之为微脉，频数为 5；紧脉频数为 3，数脉、涩脉、滑脉、沉脉和迟脉频数为 2，其余脉象频数均为 1。具体脉象频率、频数统计分析详见表 7-2，脉象对应方证分析见图 7-6。参考《中医诊断学》内容，将相关脉象的特征、主病概述如下。

表 7-2　脉象频率、频数统计

脉象	频数	频率（%）	脉象	频数	频率（%）
浮脉	12	29.27	厥脉	1	2.44
微脉	5	12.20	大脉	1	2.44
紧脉	3	7.32	弦脉	1	2.44
数脉	2	4.88	无脉	1	2.44
沉脉	2	4.88	洪脉	1	2.44
涩脉	2	4.88	疾脉	1	2.44
滑脉	2	4.88	细脉	1	2.44
迟脉	2	4.88	结脉	1	2.44
代脉	1	2.44	虚脉	1	2.44

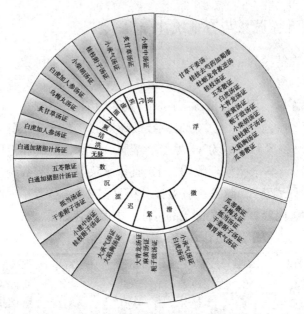

图7-6　脉象分类统计及其与方证对应关系分布

浮脉：脉象特征为轻取即得，重按稍减而不空，举之有余，按之不足，临床多见于表证。浮脉为阳脉，《内经》中称为毛脉，在时应秋，在脏应肺。桡动脉部位表浅而显浮象，瘦人肌薄而见浮脉，夏秋脉象偏浮，皆属正常脉象。表证见浮脉是机体祛邪向外的表现。外邪侵袭肤表，卫阳抗邪于外，人体气血趋向于肤表，脉气亦鼓动于外，故见浮脉。邪盛而正气不虚时，脉浮而有力；虚人外感，或邪盛正虚时，脉多浮而无力。外感风寒，因寒主收引，脉管拘急，故脉多浮紧；外感风热，热则血流薄急，故脉多浮数。

微脉：脉象特征为极细极软，按之欲绝，若有若无，多见于气血两虚，阳气衰微。营血大虚，脉管失充则脉细；阳气衰微，鼓动无力则脉弱，临床上以心肾阳衰较为多见。

久病脉微是正气将绝，新病脉微主阳气暴脱。

紧脉：脉象特征为绷急弹指，脉势紧张有力，状如牵绳转索，临床多见于实证、寒证、疼痛和食积等。寒为阴邪，主收引凝泣，困遏阳气。寒邪侵袭机体，则脉管收缩紧束而拘急，正气未衰，正邪相争剧烈，气血向外冲击有力，则脉来绷急而搏指，状如切绳，故主实寒证。寒邪侵袭，阳气被困而不得宣通，气血凝滞而不通，不通则痛，故主疼痛。

数脉：脉象特征为脉来急促，一息五至以上而不满七至，脉搏每分钟为90~120次，多见于热证，亦见于里虚证。实热内盛，或外感病邪热亢盛，正气不衰，邪正相争，气血受邪热鼓动而运行加速，则脉见数而有力。阴虚生内热，虚热内生也可使气血运行加快，且因阴虚不能充盈脉道，故脉体细小，故阴虚者可见脉细数而无力。心主血脉，若人体气血亏虚，尤其是心气不足、心血不足，心勉其力而行之，也可见脉细数而无力。若阳虚阴盛，逼阳上浮；或精血亏甚，无以敛阳，阳气浮越，亦可见数而无力之脉。

沉脉：脉象特征为轻取不应，重按始得，举之不足，按之有余。多见于里证。沉而有力为里实，沉而无力为里虚，亦可见于正常人。沉脉为阴脉，《内经》称之为石脉，在时应冬，在脏应肾。肥人脂厚，脉管深沉，故脉多沉；冬季气血收敛，脉象亦偏沉。病理性沉脉的形成，一为邪实内郁，正气尚盛，邪正相争导致气滞血阻，阳气被遏，不能鼓搏脉气于外，故脉沉而有力，可见于气滞、血瘀、食积、痰饮等病证；二为正虚，气血不足，或阳虚无力升举鼓动，故脉沉而无力。

涩脉：脉象特征为形细而行迟，往来艰涩不畅，脉势不匀，如"轻刀刮竹"之状，临床多见于气滞、血瘀、精伤、血虚等。气滞血瘀，邪气内停，阻滞脉道，血脉被遏，以致脉气往来艰涩，此系实邪内盛，正气未衰，故脉涩而有力。精血亏少，津液耗伤，不能充盈脉管，久而脉管失去濡润，血行不畅，以致脉气往来艰涩而无力。因此，涩而有力者，为实证；涩而无力者，为虚证。

滑脉：脉象特征为往来流利，应指圆滑，如盘走珠，临床多见于痰湿、食积和实热等病证。也是青壮年的正常脉象以及妇女的孕脉。痰湿留聚、食积饮停，邪气充渍脉道，鼓动脉气，故脉见圆滑流利。火热之邪波及血分，血行加速，则脉来亦滑但必兼数。滑而和缓之脉为平人之脉，多见于青壮年，育龄妇人脉滑而经停，可能为妊娠。

迟脉：脉象特征为脉来迟缓，一息不足四至，脉搏在每分钟 60 次以下。临床上多见于寒证，也可见于正常人。迟而有力为实寒，迟而无力为虚寒。亦见于邪热结聚之实热证。脉管的搏动源于血流，而血的运行有赖于阳气的推动。当寒邪侵袭人体，困遏阳气，或阳气亏损，均可导致心动缓慢，气血凝滞，脉流不畅，使脉来迟慢。若为阴寒内盛而正气不衰的实寒证，则脉来迟而有力；若心阳不振，无力鼓动气血，则脉来迟而无力。阳明腑实证多因邪热亢盛与糟粕相搏，结为燥屎，阻塞肠道，腑气壅滞不通，气血运行受阻，脉道不利，故必迟而有力。此外，运动员或从事体力劳动之人，在静息状态下脉来迟而和缓，正常人入睡后，脉率较慢，均属于生理性迟脉。

结脉：脉象特征为脉来缓慢，时有中止，止无定数。临床上多见于阴盛气结、寒痰、血瘀，亦可见于气血不足。阴寒偏盛则脉气凝滞，故脉率缓慢；气结、痰凝、血瘀等积滞不散，心阳被遏，脉气阻滞而失于宣畅，故脉来缓慢而时有一止；若久病气血衰弱，尤其是心气、心阳虚衰，脉气不续，故脉来缓慢而时有一止。因此，结而有力多见于实证，结而无力多见于虚证。此外，正常人可因情绪激动、酗酒、饮用浓茶、咖啡等而偶见结脉。

代脉：脉象特征为脉来一止，止有定数，良久方还，具体表现为脉律不齐，有规则的歇止，而且歇止时间较长。临床上多见于脏气衰微、疼痛、惊恐、跌仆损伤等病症。脏气衰微，元气不足，以致脉气不相接续，故脉来时有中止，止有定数，脉势软弱，常见于心脏器质性病变。疼痛、惊恐、跌打损伤等见代脉，是因暂时性的气结、血瘀、痰凝等阻抑脉道，血行涩滞，脉气不能衔接所致。

六、脉象与主要情志症状相关性分析

对23个有脉象信息方证的主要情志异常表现分析发现，共包含8种主要情志异常表现，包括"不得眠""悸""懊忱""烦""狂""疼""谵语""躁"。其中最主要的情志异常表现为"烦"，其频数为24，其次为躁，频数为10。详见表7-3。

表7-3　具有脉象信息方证的主要情志异常表现统计

情志症状	频数	频率（％）	情志症状	频数	频率（％）
烦	24	41.38	不得眠	4	6.90
躁	10	17.24	懊忱	4	6.90
悸	5	8.62	狂	3	5.17
谵语	5	8.62	疼	3	5.17

为进一步分析情志异常表现与脉象之间的关系，我们对烦、躁、悸、谵语四个频数大于等于5的情志异常表现对应脉象频数进行统计。其中烦和燥对应脉象中，浮脉频

率最高，比率均大于或等于 30%，悸和谵语对应最高频脉象分别为弦脉和滑脉，见图 7-7。

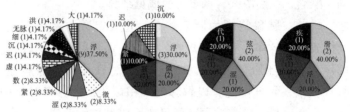

图 7-7　主要情志异常表现与脉象对应分布统计分析

（从左到右，情志症状分别为烦、躁、悸、谵语）

反之，我们对于高频出现脉象（包括浮脉、微脉和紧脉）对应情志症状进行相关性分析发现，情志症状"烦"显著与浮脉相关（50% 的浮脉伴随烦），而对于微脉，烦和燥约各占三成，其余情志症状包括狂、谵语和不得眠。紧脉三成包含烦症，其次为懊憹，见图 7-8。

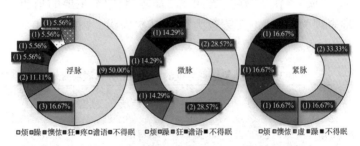

图 7-8　高频脉象与情志异常表现对应分析

七、脉象与用药相关性分析

为进一步分析脉象与用药选择相关性，我们对所出现的所有脉象对应药物组成进行统计。其中，浮脉主要用药包括炙甘草、桂枝、生姜和大枣，微脉主要用药包括乌梅、细辛、干姜、黄连、当归、附子、蜀椒、桂枝、人参、黄柏、瓜蒂、赤小豆、干姜、水蛭、桃仁、炙甘草、芒硝、大黄等，滑脉主要用药包括大黄、厚朴、枳实、知母、石膏、炙甘草、粳米等，紧脉主要用药包括麻黄、桂枝、炙甘草、杏仁等。见表7-4。

表7-4　脉象对应用药组成和频数分析

脉象	频数（未标注频数的药物频数均为1）
代脉	炙甘草、生姜、人参、生地、桂枝、麦冬、阿胶、火麻仁、大枣
厥脉	乌梅、细辛、干姜、黄连、当归、附子、蜀椒、桂枝、人参、黄柏
大脉	知母、石膏、炙甘草、粳米、人参
弦脉	桂枝、芍药、炙甘草、生姜、大枣、胶饴
微脉	乌梅、细辛、干姜、黄连、当归、附子（2）、蜀椒、桂枝、人参、黄柏、瓜蒂、赤小豆、干姜、水蛭、桃仁、炙甘草、芒硝、大黄（2）、蛀虫
数脉	桂枝（2）、芍药、炙甘草、生姜、大枣、猪苓、泽泻、茯苓、白术
无脉	葱白、干姜、附子、人尿、猪胆汁
沉脉	大黄、水蛭、桃仁、蛀虫、干姜、附子
洪脉	知母、石膏、炙甘草、粳米、人参
浮脉	炙甘草（7）、桂枝（6）、生姜（5）、大枣（5）、麻黄（2）、牡蛎、龙骨、蜀漆、干姜、芍药、猪苓、泽泻、茯苓、知母、石膏（2）、白术、粳米、大黄、芒硝、甘遂、瓜蒂、赤小豆、半夏、杏仁、柴胡、黄芩、人参、附子、栀子、香豉
涩脉	桂枝（2）、炙甘草（2）、生姜（2）、大枣（2）、胶饴、芍药、附子
滑脉	大黄、厚朴、枳实、知母、石膏、炙甘草、粳米
疾脉	大黄、厚朴、枳实
紧脉	麻黄（2）、桂枝（2）、炙甘草（2）、杏仁（2）、生姜、大枣、石膏、栀子、香豉

脉象	频数（未标注频数的药物频数均为 1）
细脉	柴胡、黄芩、人参、生姜、炙甘草、大枣、半夏
结脉	炙甘草、生姜、人参、生地、桂枝、麦冬、阿胶、火麻仁、大枣
虚脉	桂枝、附子、炙甘草、生姜、大枣
迟脉	大黄（2）、芒硝（2）、厚朴、枳实、甘遂

注："（ ）"中的数字表示药物出现的频次，如浮脉中炙甘草（7），表示在出现浮脉的情志异常表现中，炙甘草出现的频次为 7。

第八章 情志异常主证相关方证数统计分析

通过对本次纳入统计的 41 个方证中涉及情志异常的主证进行归纳分析发现，情志异常主证有烦、躁、谵语、悸、疼或痛、狂、不得眠、不能食、懊侬以及奔豚等，详见表 8-1 和图 8-1。

具体而言，在情志异常相关 41 个方证中，"烦"在 30 个方证中出现（占比 73.2%）；"躁"在 8 个方证中出现（占比 19.5%）；"谵语"在 7 个方证中出现（占比 17.1%）；"悸"在 6 个方证中出现（占比 14.6%）；"疼或痛""狂""不得眠""不能食"和"懊侬"均在 3 个方证中出现（各自占比 7.3%）；"奔豚"在 2 个方证中出现（占比 4.9%）。

表 8-1 情志异常主证相关方证数统计结果

情志异常主证	方证计数	具体方证名
烦	30	桂枝汤证；白虎加人参汤证；甘草干姜汤证；大青龙汤证；麻黄汤证；干姜附子汤证；茯苓四逆汤证；五苓散证；栀子豉汤证；小建中汤证；桂枝甘草龙骨牡蛎汤证；大陷胸汤证；文蛤散证；甘草泻心汤证；桂枝附子汤证；甘草附子汤证；调胃承气汤证；大承气汤证；小柴胡汤证；大柴胡汤证；柴胡加龙骨牡蛎汤证；柴胡桂枝汤证；柴胡桂枝干姜汤证；黄连阿胶汤证；吴茱萸汤证；猪肤汤证；白通加猪胆汁汤证；猪苓汤证；乌梅丸证；瓜蒂散证

下篇 情志病辨证论治处方用药规律

情志异常主证	方证计数	具体方证名
躁	8	甘草干姜汤证；大青龙汤证；干姜附子汤证；茯苓四逆汤证；桂枝甘草龙骨牡蛎汤证；大陷胸汤证；吴茱萸汤证；乌梅丸证
谵语	7	甘草干姜汤证；栀子豉汤证；调胃承气汤证；小承气汤证；大承气汤证；白虎汤证；柴胡加龙骨牡蛎汤证
悸	6	茯苓桂枝甘草大枣汤证；小建中汤证；炙甘草汤证；茯苓甘草汤证；真武汤证；四逆散证
疼或痛	3	桂枝附子汤证；甘草附子汤证；柴胡桂枝汤证
狂	3	桃核承气汤证；抵当汤证；桂枝去芍药加蜀漆牡蛎龙骨救逆汤证
不得眠	3	干姜附子汤证；栀子豉汤证；猪苓汤证
不能食	3	栀子豉汤证；小柴胡汤证；瓜蒂散证
懊憹	3	栀子豉汤证；大陷胸汤证；大承气汤证
奔豚	2	茯苓桂枝甘草大枣汤证；桂枝加桂汤证

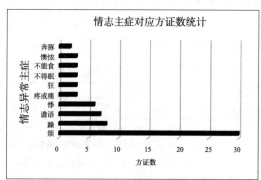

图 8-1　情志异常主证相关方证数统计结果

一、"烦躁"辨析

《伤寒论》中有"烦躁"和"躁烦"之称，"烦躁"是指心中烦扰不安，兼见手足躁动不宁。一般而言，"烦躁"和"躁烦"相比较，"烦躁"较轻，而"躁烦"较重。在上述统计分析结果中，出现"烦"的30个方证中同时包含了出现"躁"的8个方证，因此将两者合并为"烦躁"进行分析讨论。

六经病中均可见"烦躁"之证，病性有阴、阳、表、里、寒、热、虚、实的不同。在太阳病篇中，桂枝汤证见"烦不解，半日许复烦"，大青龙汤证见"不汗出而烦躁"，麻黄汤证见"发烦目瞑"。综合分析可知，太阳病"烦躁"之病机为表邪郁闭，或邪热入里，热扰心神，心神难安，故见"烦躁"。

素体阴阳两虚之人感受外邪误汗导致阳虚烦躁的甘草干姜汤；太阳病先下后汗，耗伤阳气，阴盛格阳，邪正交争导致"昼日烦躁"的干姜附子汤；太阳病误用汗下导致阴阳两伤而见"烦躁"的茯苓四逆汤；一误再误，导致心阳虚衰，证见"烦躁"的桂枝甘草龙骨牡蛎汤。由此可见，太阳病汗不得法，发汗太过，或误用吐、下、火攻之法，耗伤津液，损伤阳气，从而导致阳虚诸证。《素问·生气通天论》载："阳气者，精则养神，柔则养筋"，阳虚则心神失养，也可导致烦躁。

病在阳，反以冷水潠之，导致表邪不解，阳郁水结在肌表，尚未入里，证见"弥更益烦"的文蛤散；汗吐下后，邪热内陷，热扰胸膈，烦躁较甚，证见"虚烦、烦热、怵惕烦躁"的栀子豉汤；外邪入里，与水停蓄于膀胱，水道不利，水不化津，证见"烦躁、烦渴、烦、渴而口燥烦"的五苓散。

表证误下，邪气内陷，与痰水结于胸中，证见"烦躁"的大陷胸汤。伤寒中风，医反下之，导致脾胃失和，升降失常，气机痞塞，寒热错杂，证见"心烦不得安"的甘草泻心汤等证，其病机均因太阳病误治，导致邪热内陷，热扰心神，故见"烦躁"。

感受风寒，经久不愈，风湿痹阻肌表，气血运行不畅，不通则痛，证见"身体疼烦"的桂枝附子汤。感受风寒，经久不愈，风湿留着关节，气血凝涩，经脉不利，不通则痛，证见"骨节疼烦"的甘草附子汤。两者均表现为肌肉、关节疼痛，患者因疼痛而"烦躁"，其病机为风、寒、湿三气杂至合而为痹，不通则痛。两方中均用附子，《神农本草经》中载其"味辛，温。主风寒咳逆，邪气，温中，金创，破癥坚积聚，血瘕，寒湿，踒躄，拘挛，膝痛，不能行步。"由此可见，附子在散寒止痛方面确有专长。此外，尚有患者中焦虚寒，气血不足，心失温养，复感外邪，证见"悸而烦"的小建中汤证。

阳明主燥，为多气多血之经。邪入阳明，易从燥化，无论阳明本经受邪，或病邪自他经传变而来，阳明病多表现为里热燥实的性质，阳明病以"胃家实"为提纲证，其典型临床表现为身热、汗自出、不恶寒、反恶热、口渴喜冷饮、脉洪大等。根据燥热之邪是否与肠中燥屎相互搏结，阳明病又分为阳明热证（又称阳明经证）和阳明实证（又称阳明腑证）。从阳明病中出现"烦躁"的临床表现看，一为阳明经证，因胃热炽盛，消灼津液，耗气伤津，无形邪热弥漫三焦，扰动心神，心主神明，神明受扰，故见"大烦渴不解、舌上干燥而烦、心烦"等，如白虎加人参汤证。一为阳明腑证，因燥热之邪与肠中燥屎相互搏结，而成"痞、满、燥、实、坚"之证。根据病情的轻重程度，张仲景立调胃承气汤、小承气汤以及大承气汤之法以随证治之。阳明腑实证的情志异常表现往往比较严重，如大烦渴不解、潮热谵语、独语如见鬼状、循衣摸床、微喘直视、目睛不和等。概而言之，其病机总为阳明热盛，邪热扰心所致。

现代研究表明，肠屏障损伤是阳明腑实证的病理生理基础，其本质可能是肠源性内毒素导致的内毒素血症，发病环节常与全身炎症反应综合征相互重叠，最终导致休克、脓毒症甚至多器官功能不全综合征。阳明腑实证可伴有明显的肠道菌群失调，具体表现为双歧杆菌及乳酸杆菌水平显著降低，大肠杆菌和肠球菌显著升高。同时，菌群失调与阳明腑实证后续事件如肠道屏障损伤以及系统性炎症反应综合征（SIRS）或多器官功能障碍综合征（MODS）的发生直接相关。阳明腑实证相关的肠道屏障损伤、肠道菌群失调及其代谢产物异常，以及内毒素血症等综合因素通过"肠-脑轴"影响大脑功能，可能是导致情志异常的病因之一。因此，调节肠道微生态是治疗阳明腑实证情志异常的路径之一。

少阳包括手少阳三焦与足少阳胆经。三焦主决渎，通调水道，为水火气机运行之道路。胆附于肝，内藏精汁而主疏泄。少阳主枢，居半表半里，为机体气机升降出入开阖之枢纽，若外邪侵犯少阳，胆火上炎，枢机不运，经气不利，进而影响脾胃功能，出现口苦、咽干、目眩、往来寒热、胸胁苦满、默默不欲饮食、心烦喜呕、脉弦等证候，称为少阳病。因少阳居于太阳阳明之间，病邪既不在太阳之表，又未达于阳明之里，故少阳病亦称半表半里之证。少阳病的治疗以和解为法，禁用汗、吐、下。若违此三禁，则可能发生变证。又因少阳外邻太阳，内近阳明，病邪每多传变，证情常有兼夹。若少阳兼太阳表证，可见发热微恶寒、肢节烦疼，微呕，心下支结的柴胡桂枝汤证；若兼阳明里实证，则见呕不止，心下急，郁郁微烦，或兼潮热，大便硬的大柴胡汤证；若兼水饮内停，则见胸胁满微结，小便不利，渴而不呕，但头汗出，往来寒热，心烦的柴胡桂枝干姜汤证；若少阳病因误治失治，导致病邪弥漫三焦，可出现胸满烦惊，小便不利，谵语，一身尽重，不可转侧的柴胡加龙骨牡蛎汤证。上述诸方证见情志异常表现，其病机仍然在于邪犯少阳，胆火上炎，枢机不运，经气不利。临床实践中，从少阳病入手辨治情志病取得了良好疗效，其中以小柴胡汤治疗抑郁症为代表。研究表明，小柴胡汤抗抑郁的作用机制与其调节下丘脑 - 垂体 - 肾上腺轴和脑内神经递质、提高海马脑源性神经营养因子及原肌球蛋白受体激酶 B 表达水平，抑制 JAK2/STAT3 通路磷酸化，调节肠道菌群及其代谢产物有关。另有研究发现，小柴胡汤可通过改善慢性应激导致的抑郁症状发挥抗肿瘤作用。

少阴包括手少阴心和足少阴肾。心主血脉，又主神明，为君主之官，对人体生理活动起着统领作用。肾主藏精，内寓元阴元阳，为先天之本，生命之根。生理情况下，心火下蛰于肾使肾水不寒，肾水上奉于心使心火不亢，共成心肾相交，水火既济，阴阳交通之和谐状态。由于致病因素和机体体质的不同，少阴病有从阴化寒的寒化证和从阳化热的热化证。少阴寒化证，为心肾阳虚，阴寒内盛，证见脉微细，但欲寐，无热恶寒、身蜷、呕吐、下利清谷、四肢厥逆、小便清白、舌淡苔白等。若阴寒太盛，虚阳被格于外，可见面赤、反不恶寒等真寒假热证。少阴热化证，多为肾阴虚于下，心火亢于上，心肾不交，证见心烦不得眠、舌红、脉细数等脉证。黄连阿胶汤、猪肤汤、猪苓汤证属于少阴热化证范畴，其心烦乃阴虚火旺所致，其中猪苓汤证尚兼水气不利之病机。白通加猪胆汁汤则属少阴寒化证之阴盛格阳戴阳证。由此可见，少阴热化证和少阴寒化证均见烦躁一证，究其病机，仍为心肾不交。

厥阴肝经为风木之脏，主藏血，内寄相火，性喜条达，功擅疏泄，对脾胃的运化功能有重要作用。病至厥阴则木火上炎，疏泄失常，犯胃乘脾，从而出现上热下寒的消化道症状。厥阴病是邪正相争的危重阶段，临床证候表现为寒热错杂证，以厥逆、下利、呕哕为常见证候特点。厥阴病的病机转化主要有三方面：一是肝木犯胃乘脾，阴阳各趋其极而成上热下寒之证，证见"消渴，气上撞心，心中疼热，饥而不欲食，食则吐蛔。下之，利不止"。二是正邪相争，厥热交替发作的阴阳胜复证，厥为阴盛，热为阳复，厥多于热为病进，热多于厥为病退，发热不退，是阳复太过，亦为病进。三是阴阳逆乱不相顺接所致的四肢厥冷证。厥阴病中有烦躁表现的方证有乌梅丸证、吴茱萸汤证和瓜蒂散证。乌梅丸证之烦躁，因蛔上扰其膈所致，瓜蒂散证之烦躁，因痰涎壅塞，食积停滞，胸阳被遏所致。吴茱萸汤证见"烦躁欲死"，说明其烦躁程度最重，原文第 309 条载"少阴病，吐利，手足逆冷，烦躁欲死者，吴茱萸汤主之"。此条虽冠以少阴病，且"吐利，手足逆冷"与四逆汤证酷似，但却未用四逆汤治疗，其字眼在于"烦躁欲死"，此处"烦躁欲死"一证表明阴邪虽盛，但阳气尚能与之抗争，阴阳交争，故"烦躁欲死"。第 378 条载"干呕，吐涎沫，头痛者，吴茱萸汤主之"。两条合参，究其病机，为胃寒肝逆，浊阴上犯，治用吴茱萸汤温降肝胃，泄浊通阳。吴谦中说"名曰少阴病，主厥阴药者，以少阴厥阴多合病，证同情异而治别也。少阴有吐利，厥阴亦有吐利，少阴有厥逆，厥阴亦有厥逆，少阴有烦燥，厥阴亦有烦燥，此合病而证同者也。少阴之厥有微甚，厥阴之厥有寒热，少阴之烦躁则多躁，厥阴之烦躁则多烦。盖少阴之病多阴盛格阳，故主以四逆之姜附，逐阴以回阳也。厥阴之病多阴盛郁阳，故主以吴茱萸之辛烈，迅散以通阳也，此情异而治别者也。"

从表8-3"烦躁"有证无方条文辨析中可知，太阳病传变入里、太阳病火劫变证等均可出现烦躁表现。在太阴病中证见烦躁，提示脾阳恢复，正复祛邪，而在少阴病中证见烦躁不安，则预兆着阴阳离决之危候。在厥阴病中证见烦躁，若正邪相争，厥热胜复，热厥轻证表现出烦躁，其病机为阳热内郁；寒厥重证表现出"烦躁，躁不得卧"，为阴盛阳亡神越之危候。由此可见，《伤寒论》中烦躁一证，不仅仅是疾病所表现出的证候特点，而且在判断疾病进展、预后方面具有一定的指导作用。

二、谵语辨析

谵语，是指患者神志不清，妄言乱语为特征的一种症状。《伤寒论》中论述谵语的原文有28条，有方证的原文有7条。实则谵语，虚则郑声。谵语多见于太阳病、阳明病，除了甘草干姜汤证为阳虚所致谵语以外，其他方证均以实证、热证为主，病机多为邪热扰心。心主血脉而藏神，阳明为多气多血之经，热结阳明，燥热扰心，则见谵语，而且常伴有发热、汗出，不恶寒，反恶热，或日晡所发潮热，腹胀满，大便难或不大便，脉沉实，舌红苔燥等。若为阳明经证，可用白虎汤清热除烦；若为阳明腑证，根据"痞、满、燥、实、坚"程度的轻重，分别选用调胃承气汤、小承气汤及大承气汤，攻下实热，便通热除则谵语自止。柴胡加龙骨牡蛎汤证，因伤寒八九日误用攻下，下后正气受伤，邪陷少阳，少阳相火上炎，加之胃热上蒸，心神被扰，神明难安，故令谵语。栀子豉汤证乃汗、吐、下后，津液耗伤，里热炽盛，虚热扰胸膈，心神难安，故见谵语。

表 8-2 "烦躁" 有方证条文辨析

症状	病机	辨证要点	见证	原文
烦不解，半日许复烦	太阳中风证，邪气较盛，服药后正气得药力之襄助祛邪外出，正邪相争	头痛，发热，汗出，恶风，脉浮数	桂枝汤证	24、57
大烦渴不解，舌上干燥而烦，心烦	阳明热盛，气阴两伤	大汗，大烦，大渴欲饮水数升，背微恶寒，恶风，脉洪大	白虎加人参汤证	26、168、169
烦躁，烦乱	阳虚	咽中干，吐逆	甘草干姜汤证	29、30
不汗出而烦躁	风寒外束，里有郁热，表寒里热，表里俱实	脉浮紧，发热恶寒，身疼痛，不汗出	大青龙汤证	38
发烦目瞑	外邪郁闭，阳气被遏遏不得伸展，服药后正气得药力襄助欲祛邪外出，正邪相争较为剧烈	脉浮紧，无汗，发热，身疼痛，鼻衄，目瞑	麻黄汤证	46
昼日烦躁	太阳病先下后汗，耗伤阳气，阴盛格阳，邪正交争	不呕，不渴，脉沉微，身无大热	干姜附子汤证	61
烦躁	太阳病误用汗下，导致阴阳两伤	恶寒，四逆，下利，脉微细	茯苓四逆汤证	69
烦躁、烦渴、烦、渴而口燥烦	外邪入里，与水停蓄于膀胱，水道不利，水不化津	微热消渴，渴欲饮水，水入则吐，小便不利，脉浮或脉浮数	五苓散证	71、72、74、156

续表

症状	病机	辨证要点	见证	原文
虚烦、烦热、怵惕烦躁	汗吐下后，热扰胸膈	反复颠倒，心中懊侬，胸中窒，心中结痛，心中懊侬，饥不能食，但头汗出	栀子豉汤证	76、77、221、375
悸而烦	脾胃素虚，气血不足，心失温养	心烦，心悸难安	小建中汤证	102
烦躁	一误再误，导致心阳虚表，加之烧针亦可使人受惊而烦躁	火逆下之，因烧针烦躁	桂枝甘草龙骨牡蛎汤证	118
烦躁	表证误下，邪气内陷，与痰水结于胸中，胸为气海，受邪则气机阻滞	膈内拒痛，胃中空虚，客气动膈，短气	大陷胸汤证	134
弥更益烦	病在阳，反以冷水潠之，表邪不解，阳郁水结	肉上栗起，意欲饮水，反不渴	文蛤散证	141
心烦不得安	伤寒中风，医反下之，脾胃失和，升降失常，气机痞塞，寒热错杂	下利日数十行，谷不化，腹中雷鸣，心下痞硬而满，干呕	甘草泻心汤证	158
身体疼烦	感受风寒，经久不愈，风湿痹阻肌表，气血运行不畅，不通则痛	不能自转侧，不呕，不渴，脉浮虚而涩	桂枝附子汤证	174

症状	病机	辨证要点	见证	原文
骨节疼烦	感受风寒，经久不愈，风湿留着关节，气血凝涩，经脉不利，不通则痛	骨节掣痛不得屈伸，近之则痛剧，汗出短气，小便不利，恶风不欲去衣，身微肿	甘草附子汤证	175
郁郁微烦、心烦	阳明腑实	发热，汗出，大便硬，或大便难或不大便，脉沉实	调胃承气汤证	123、207
心中懊侬而烦、烦热、烦不解	阳明腑实	发热，汗出，大便硬，或大便难或不大便，或下利，脉沉实	大承气汤证	238、240、241
心烦喜呕	少阳枢机不利，胆热犯胃	往来寒热，嘿嘿不欲饮食喜呕，胸胁苦满	小柴胡汤证	96
郁郁而烦	少阳病误下后出现少阳阳明并病	呕不止，心下急	大柴胡汤证	103
烦惊	伤寒误下，邪入少阳，邪气弥漫	胸满，小便不利，谵语，一身尽重，不可转侧	柴胡加龙骨牡蛎汤证	107
肢节烦痛	太阳少阳并病	发热，微恶寒，微呕，心下支结	柴胡桂枝汤证	146

下篇 情志病辨证论治处方用药规律

症状	病机	辨证要点	见证	原文
心烦	少阳病兼水饮内结	胸胁满微结，小便不利，渴而不呕，但头汗出，往来寒热	柴胡桂枝干姜汤证	147
心中烦	少阴病热化，肾水亏于下，心火亢于上，心肾不交	不得卧	黄连阿胶汤证	303
烦躁欲死	胃寒肝逆，浊阴上犯，中焦气机升降逆乱	吐利，手足逆冷	吴茱萸汤证	309
心烦	少阴病热化伤阴，阴虚火旺，虚火上炎，扰动胸膈	下利，咽痛，胸满	猪肤汤证	310
烦	阴盛格阳之戴阳证	下利不止，厥逆无脉，干呕	白通加猪胆汁汤证	315
心烦	阴虚有热，水气不利，上扰神明	脉浮发热，渴欲饮水，小便不利，下利六七日，咳而呕渴	猪苓汤证	319
躁、烦，而复时烦	上热下寒，蛔虫内扰	蛔上入其膈，故烦，须臾复止，得食而呕	乌梅丸证	338
心下满而烦	痰涎壅塞，食积停带，胸阳被遏	手足厥冷，饥不能食，脉乍紧	瓜蒂散证	355

表8-3 "烦躁"有证无方条文辨析

症状	病机	辨证要点	见证	原文
躁烦	表邪化热入里	欲吐,脉数急	太阳病传变入里	4
躁烦	发汗不彻,阳气怫郁不得越	不知痛处,乍在腹中,乍在四肢,按之不可得,短气,但坐,脉涩	二阳并病	48
躁烦	胃中水竭	发热,汗出,口渴,谵语	太阳病火劫变证	110
烦躁	正不胜邪,邪盛正衰,真气散乱,预后不良	心下痛,按之石硬,脉沉紧	结胸重证	133
躁烦	阳去入阴	无大热,其人躁烦	表病入里	269
四肢烦疼	脾主四肢,四肢为诸阳之本,脾阳与风邪相搏,故四肢烦疼	不发热,阳微阴涩而长	太阴中风证	274
暴烦	脾阳恢复,正复祛邪,正邪交争激烈	脉浮而缓,手足自温,下利日十余行,必自止	脾家实	278
躁烦,烦躁	阴盛阳虚,正不胜邪,阴阳离决	吐,利,四逆,但欲卧,汗出不烦,自欲吐不得卧寐,脉微细沉	少阴病阴阳离决危候	296、300
烦躁	阳热内郁	指头寒,嘿嘿不欲食,小便利	热厥轻证	339
烦躁,躁不得卧	阴盛阳亡神越	发热,手足厥冷,下利,脉微	寒厥重证	343、344

从表8-5"谵语"有证无方条文可知，太阳病火劫、阳明病误汗、太阳与少阳并病误治、少阳病误治、少阴病火劫等导致的变证中，均有谵语表现，其病机均为误治伤津耗液，里热炽盛，热扰神明。第108条"纵证"所见谵语，乃肝木太旺，少阳火炽，乘伐脾土所致。期门穴属于足厥阴肝经，为肝经之募穴，在胸部当乳头直下第6肋间隙，前正中线旁开4寸，具有疏肝健脾、理气活血之功效，针刺期门，以泻肝气，使木不乘土，则谵语可止。第142条所见谵语，因太阳与少阳并病误用汗法，两阳之邪乘燥入胃所致。太阳与少阳并病，证见头项强痛，眩冒，心下痞硬，当刺大椎第一间、肺俞、肝俞。头项强痛为太阳经脉受邪，气血运行不畅。眩冒为胆火沿少阳经脉上干空窍。邪郁少阳，经气疏泄不利，故心下痞塞硬满，时轻时重，重则可有疼痛，"时如结胸"状。本证病变在太阳与少阳两经经脉，故刺大椎、肺俞、肝俞以治之。大椎为三阳、督脉之会，在第7颈椎与第1胸椎棘突之间，刺之可祛风散邪；肺俞为膀胱经腧穴，在第3、第4胸椎棘突间，两外侧旁开各1.5寸处，刺之可理气散邪，两穴相配，以外解太阳之邪。肝俞为膀胱经腧穴，在第9、第10胸椎棘突间，两外侧旁开各1.5寸处，刺之可疏泄胆火，以和解少阳。3穴并刺，可双解太阳与少阳之邪。

血室即女子之子宫，热入血室为妇女月经期间，经水适来或适断，血室空虚，风寒之邪乘虚而入，郁而化热，热与血结，其证见发热恶寒，发作有时，或昼日明了，暮则谵语，如见鬼状。张仲景指出"无犯胃气及上二焦"，即热入血室证治疗上禁用汗、吐、下之法，用小柴胡汤以和解之，或刺肝经募穴期门以泻其实。

阳明病中，谵语虽然多见于实热证，然亦有虚证，如第 210、211 条所示，其病机为津伤亡阳，心气涣散，提示疾病预后不良。第 213 条载"阳明病，其人多汗，以津液外出，胃中燥，大便必硬，硬则谵语，小承气汤主之。若一服谵语止者，更莫复服。"此为胃中津液自和，疾病向愈之佳兆。由此观之，谵语证属实热者，其病机为燥热扰心，心神难安；谵语证属虚者，其病机为津伤亡阳，正气欲脱，心气涣散，心神失守。

统计发现，《伤寒论》中神志异常以阳明病篇最多，全书与阳明病有关的神志异常条文共计 66 条，占全书神志异常条文的百分比为 60.55%。阳明病神志异常病因主责于阳明经之"热"。病机应分为无形热邪与有形实热，其中，"实"证病机为热邪与痰饮、瘀血或肠道糟粕互结于下焦，需进一步判断结胸证、阳明蓄血证及阳明腑实证；"热"证应先判断热邪的有形与无形，有形邪热只见于下焦，即"实"证之病机；若是无形邪热，则再判断热邪所犯病位，以"上宣、中清、下夺"为治则予以治疗。有学者对从阳明而发之谵语提出了防治策略，病从太阳阳明而发者，治以清里疏表，养津以止谵；病从少阳阳明而发者，治以枢转少阳之机，镇惊定恐，安神以止谵；阳明热实内结者，治以通腑泄热，除实以止谵。临证可用小柴胡汤未病先防，祛邪止于少阳，培补正气，使邪去正自安；用大柴胡汤和里攻表，避邪深入，止邪于少阳阳明；选用期门一穴，既病防变，散血中热邪，阻截病传途径，热去津生，谵语得解。此说从治未病着眼，重视谵语的未病先防，既病防变，防治结合，颇有见地，可资借鉴。

表8-4 "谵语"有方证条文辨析

症状	病机	辨证要点	见证	原文
谵语	阳明腑实	发热，汗出，大便硬，或大便难或不大便，脉沉实	调胃承气汤证	29、70、94、105、123、207、248、249
谵语烦乱	阳虚	咽中干，烦躁，吐逆	甘草干姜汤证	29、30
胸满烦惊，谵语	伤寒误下，邪入少阳，邪气弥漫	胸满烦惊，小便不利，谵语，一身尽重，不可转侧	柴胡加龙骨牡蛎汤证	107
谵语	阳明腑实	发热，汗出，大便硬，或大便难或不大便，脉沉实	小承气汤证	213、214
谵语	阳明腑实	发热，汗出，大便硬，或大便难或不大便，或下利，脉沉实	大承气汤证	215
谵语，遗尿	胃热炽盛	身热，汗自出，腹满，身重难以转侧，口不仁，面垢，脉洪大	白虎汤证	219
心愦愦反谵语，怵惕烦躁不得眠	汗吐下后，热扰胸膈	反复颠倒，心中懊憹，胸中窒，心中结痛，心中懊憹，饥不能食，但头汗出	栀子豉汤证	221

表8-5 "谵语"症状有证无方条文辨析

症状	病机	辨证要点	见证	原文
躁烦必发谵语	误治伤津,里热炽盛	大汗出,大便硬	太阳病火劫变证	110
久则谵语,甚者至哕,手足躁扰,捻衣摸床	误治伤津,里热炽盛	身发黄,欲衄,小便难,身体枯燥,但头汗出,剂颈而还,腹满微喘,口干咽烂,或不大便	太阳病火劫变证	111
被火必谵语	误治伤津,里热炽盛	形作伤寒,口渴,发热脉浮	火劫变证	113
谵语	误治伤津,里热炽盛	脉沉而喘满,大便难	阳明病误汗变证	218
谵语	误治伤津,里热炽盛	少阳不可发汗,发汗则谵语	少阳病误治变证	265、267
	误治伤津,里热炽盛	若已吐下、发汗、温针,谵语		
谵语	火热内扰心神	咳而下利,小便必难	少阴病火劫变证	284
谵语	肝木乘脾土	腹满,脉浮紧	纵证	108
谵语	太阳与少阳并病,误用汗法	头项强痛,或眩冒,时如结胸,心下痞硬,脉弦	太阳与少阳并病,误治变证	142
谵语	热入血室,血热上乘	发热恶寒,经水适来,脉迟身凉,胸胁下满,昼日明了,暮则谵语,如见鬼状,但头汗出	热入血室	143、144、145、216
谵语	津伤亡阳,心气涣散	直视谵语,喘满者死,下利者亦死	死证	210
谵语	中气衰败,正气欲脱	脉短者死,脉自和者不死	危重证	211
谵语	津液恢复	大便通,谵语止	病愈	213

三、"悸"辨析

悸是指患者自觉心中悸动、惊惕不安，甚则不能自主。《伤寒论》中有"心悸""心下悸""心中悸""悸""脐下悸"等不同描述。其病位多在心，病性以虚证为主。

太阳病发汗过多，损伤心阳，心阳不足，心虚无主则心悸。虚则喜按，故患者交叉双手按压于心胸部位，治疗用桂枝甘草汤以温通心阳。

太阳病发汗太过，损伤心阳，阳虚不能制水，下焦水气有上逆之势，可见肚脐下有跳动感犹如奔豚即将发作，治疗用茯苓桂枝甘草大枣汤以温通心阳，行气化水。

胃阳素虚，水饮停蓄中焦，阻滞气机，中焦阳气不得宣达，水饮上逆，出现心下悸，手足厥冷，口不渴等，可用茯苓甘草汤以温胃散水。

太阳病发汗后，病未解而内伤少阴阳气，阳虚水泛，水气凌心，故见心下悸，治疗以真武汤温阳利水。

心悸见于少阳病小柴胡汤证，乃邪入少阳，影响三焦通调水道的功能，饮停心下所致，治用小柴胡汤和解少阳、疏利三焦。

外感寒邪早期，由于素体脾胃虚弱，气血不足，心失温养，复被邪扰，故见心中悸，治以小建中汤建中补脾，化生气血。

心之气血阴阳俱虚，心失所养，鼓动无力，可出现心动悸、脉结代，治疗用炙甘草汤通阳复脉，滋阴养血。

肝胃气滞，阳气内郁，胸阳不得宣通可致心悸，治疗用四逆散疏肝和胃，透达郁阳。详见表8-6、表8-7。

表8-6 "悸"症状有方证条文辨析

症状	病机	辨证要点	见证	原文
心下悸	发汗过多，损伤心阳，心阳不足，心虚无主	叉手自冒心，心下悸，欲得按	桂枝甘草汤证	64
脐下悸	发汗太过，损伤心阳，阳虚不能制水于下，下焦水气有上逆之势	脐下悸动，欲作奔豚	茯苓桂枝甘草大枣汤证	65
心下悸	胃虚水停	厥，心下悸，口不渴，小便利	茯苓甘草汤证	73、356
心下悸	阳虚水泛	发热，心下悸，头眩，身瞤动，振振欲擗地	真武汤证	82
心下悸	邪入少阳，三焦不利，饮停心下	往来寒热，胸胁苦满，嘿嘿不欲饮食，心烦喜呕，或胸中烦而不呕，或渴，或腹中痛，或胁下痞硬，或心下悸，小便不利，或不渴，身有微热，或咳	小柴胡汤证	96
心中悸而烦	脾胃虚弱，气血不足，心失温养	心烦，心悸难安	小建中汤证	102
心动悸	心阴阳两虚	脉结代	炙甘草汤证	177
悸	肝胃气滞，阳气内郁	四逆，其人或咳或悸，或小便不利，或腹中痛，或泄利下重	四逆散证	318

表8-7 "悸"症状有证无方条文辨析

症状	病机	辨证要点	见证	原文
心悸	脾胃虚弱，心失温养	身重心悸	太阳病误下变证	49
悸而惊	误用吐下，伤津耗气，心失所养	两耳无所闻，目赤，胸中满而烦	少阳病误用吐下的变证	264

四、"疼痛"辨析

疼痛是机体的一种主观感觉症状，影响人的生理心理活动。1994 年国际疼痛研究会将其定义为："疼痛是实际或潜在组织损伤相关联的不愉快的感觉和情绪体现。"1995 年世界疼痛学会提出应将疼痛列为继心率、血压、呼吸、体温之后的第五大生命体征。统计发现，《伤寒论》六经病证篇涉及疼痛条文 71 条，方证 30 首，"痛"字出现 79 次、"疼"出现 21 次、"疼痛"出现 11 次。从"疼痛"的部位上看，上有头、项、咽痛，中有胸胁、心下、腹痛，下有腰痛、阴痛及四肢、骨节和全身疼痛等。从疼痛的性质上看，有满痛、硬痛、烦痛、掣痛、重痛、牵引痛、痛无休止、时痛等。从疼痛的病因上看，有风、寒、湿、热（火）、痰饮、伤食、蛔虫等，也有误汗、误吐、误下等所致，有素体脏腑虚弱，复被邪乘，也有外邪传经，或其他病后继发。

《伤寒论》中明确提出的因疼痛导致情志异常的方证主要有柴胡桂枝汤、桂枝附子汤和甘草附子汤。此外，麻黄汤、附子汤、四逆汤、真武汤中均有疼痛的论述。柴胡桂枝汤证见"支节烦疼"，原文中"发热，微恶寒，支节烦疼"为太阳病的证候表现，其中"支节烦疼"是与"头项强痛"相比较而言，表明太阳病证较轻。"微呕，心下支结"为少阳病证候特点，"微呕"即"心烦喜呕"之轻证，"心下支结"与"胸胁苦满"相类似。由此可见，此为太阳少阳并病之轻证，故小制其剂，用小剂量的柴胡桂枝汤复方，调和营卫以解太阳之表，条畅枢机以治少阳之半表半里。

桂枝附子汤证见"身体疼烦"伴随"不能自转侧"，表明疼痛的范围广、程度较重，已影响到患者的自主活动。伤寒八九日，说明本证因感受风寒而发，日久不愈，风、寒、湿三气相搏，闭阻于肌表，阻碍气血流行，不通则痛。风淫所胜，则周身疼烦；湿淫所胜，则身重不能自转侧；风寒湿邪留着于肌表，未侵于里，故不呕，是无少阳之证；不渴，是无阳明之证。故治以桂枝附子汤温经散寒、祛风除湿。

甘草附子汤证见"骨节疼烦"，伴随"掣痛不得屈伸，近之则痛剧"，掣痛是指疼痛并有牵引拘急感，强调了疼痛的程度很重。此证由于风、寒、湿邪留注于筋骨关节，气血凝涩，经脉不利所致，治以甘草附子汤扶阳温经、散寒除湿，取峻药缓图之义。

桂枝附子汤证与甘草附子汤证均论述了风、寒、湿痹的证候，但两者邪气痹阻的病位不同，病情亦有轻重之别。桂枝附子汤证为痹证初期，风寒湿邪搏结于肌表，邪结较浅，病情较轻，以身体疼烦，不能自转侧为主。甘草附子汤证为风寒湿邪留着于关节筋骨，病位较深，病情较重，故以骨节疼烦更甚，掣痛不得屈伸，近之则痛剧为主。从用药特点来看，两方中均用到了桂枝、附子、炙甘草，这对于治疗骨关节疼痛具有重要启示。

太阳主一身之表，风寒外束，卫阳被遏，营阴郁滞，故身痛，腰痛，骨节疼痛，且常伴头痛，恶寒，发热，无汗气喘等，治当用麻黄汤解表发汗，散寒止痛。

少阴病阳气虚衰，阳虚则水湿不化，寒湿留着筋脉、关节之间，故见骨节疼痛，治当用附子汤温经散寒、除湿止痛。若阳虚水泛，水湿外攻其表，浸渍肢体，则见四肢沉重疼痛，常伴腹痛、下利，小便不利等，治当用真武汤温阳利水。附子汤证与真武汤证，阳虚兼水湿为其共同病机，但附子汤证侧重于阳虚寒凝，以身体痛、手足寒、骨节痛为主要表现；真武汤证侧重于阳虚水泛，以四肢沉重疼痛、头眩、心悸、身𥆧动为主要表现。从用药特点来看，两方中均使用了附子、白术、茯苓、芍药。附子辛热以壮肾阳，使水有所主；白术健脾燥湿，使水有所制；茯苓淡渗利水，佐白术健脾，兼备制水利水之用；芍药既可敛阴和营，缓急止痛，又可制约附子燥热之性。不同之处在于，附子汤中附子、白术倍用，配伍人参，重在温补元阳；真武汤中附子、白术剂量减半，配伍生姜，重在温散水气。

少阴阳虚，阴寒内盛，寒邪凝滞，气血闭阻，不通则痛，在内可见腹中拘急，在外可见四肢疼痛，并伴有恶寒、下利、肢厥等症，治当用四逆汤回阳救逆，见表8-8。

表8-8 "疼痛"辨析

症状	病机	辨证要点	见证	原文
身疼，腰痛，骨节疼痛	风寒外束，气血郁滞，不通则痛	头痛，发热，身疼，腰痛，骨节疼痛，恶风，无汗而喘	麻黄汤证	35
支节烦疼	太阳少阳并病	发热，微恶寒，微呕，心下支结	柴胡桂枝汤证	146
身体疼烦	风湿痹阻肌表，气血运行不畅，不通则痛	不能自转侧，不呕，不渴，脉浮虚而涩	桂枝附子汤证	174

症状	病机	辨证要点	见证	原文
骨节疼烦	风湿留着关节，气血凝涩，经脉不利，不通则痛	骨节掣痛不得屈伸，近之则痛剧，汗出短气，小便不利，恶风不欲去衣，身微肿	甘草附子汤证	175
身体痛，骨节痛	阳气虚衰，寒湿不化，留着经脉骨节之间	身体痛，手足寒，骨节痛，脉沉	附子汤证	305
四肢沉重疼痛	阳气虚衰，水气不化，泛溢四肢	腹痛，小便不利，四肢沉重疼痛，下利	真武汤证	316
身体疼痛、四肢疼	阳虚阴盛，寒凝经脉，不通则痛	腹内拘急，四肢疼，下利厥逆，恶寒	四逆汤证	92、353

五、狂证辨析

狂证是一种常见的兴奋性神志失常类神志病，临床以精神亢奋，躁妄不安，动而多怒为主要特征。其临床表现为精神亢奋，情绪高涨，躁扰不宁，哭笑无常，妄语高歌，不避亲疏，易激惹，动而多怒，骂詈毁物，甚至持刀杀人等。

第106条所述为蓄血轻证，"其人如狂"指患者神志失常，但症状较发狂为轻。究其病因，乃太阳表邪不解，化热入里，与血结于下焦，又心主神明，邪热与瘀血互结，上扰心神，则见"如狂"之表现。对于本证的治疗，表证未解者当先解表。外邪已解，方可用桃核承气汤活血化瘀，通下瘀热。

第112条所述为火迫劫汗导致心阳亡失而生惊狂的证治。伤寒脉浮，其病在表，当以汗解，但发汗之度，当遵循桂枝汤之"遍身漐漐微似有汗者益佳，不可令如水流漓"。汗为心之液，若以火迫劫汗，汗出过多，导致心阳亡失，心神不敛；又因心阳不足，痰饮乘机扰心，故见惊狂，卧起不安等症，用桂枝去芍药加蜀漆牡蛎龙骨救逆汤，补益心阳，镇惊安神，兼祛痰饮。

观桂枝甘草汤证、桂枝甘草龙骨牡蛎汤证以及桂枝去芍药加蜀漆牡蛎龙骨救逆汤证，均因发汗太过或用火疗之法迫汗，导致汗出过多，损伤心阳，但三者病情有轻重缓急之分。桂枝甘草汤证表现为心下悸欲得按，为心阳损伤之轻证；桂枝甘草龙骨牡蛎汤证表现为心神浮越之烦躁不安，表明心阳虚损加重；而桂枝去芍药加蜀漆牡蛎龙骨救逆汤表现为惊狂，卧起不安，此为心阳亡失，心神不敛，浊阴乘虚扰心之重症。

与桃核承气汤证相比较，抵当汤证为蓄血重证，其病机为太阳表邪不解，外邪化热入里，与瘀血互结于下焦，上扰心神，导致发狂。用抵当汤破血逐瘀。此外，从原文第237条"阳明证，其人喜忘者，必有蓄血。所以然者，本有久瘀血，故令喜忘。屎虽硬，大便反易，其色必黑，宜抵当汤下之"可知，"喜忘"亦为抵当汤证神志异常表现之一，现代临床上运用抵当汤治疗老年痴呆，取得了一定疗效。桃核承气汤、桂枝去芍药加蜀漆牡蛎龙骨救逆汤两方中均用了炙甘草、桂枝，炙甘草味甘、平，桂枝味辛、甘、温，两者合用，辛甘发散为阳以温通经脉，可辅助活血化瘀之功，见表8-9。

表8-9 狂证辨析

症状	病机	辨证要点	见证	原文
如狂	太阳表邪不解，外邪化热入里，与血结于下焦	少腹急结	桃核承气汤证	106
惊狂	火劫发汗，汗多亡阳，心神不敛，水饮痰邪乘机扰心	卧起不安	桂枝去芍药加蜀漆牡蛎龙骨救逆汤证	112
发狂	太阳表邪不解，外邪化热入里，与瘀血互结于下焦，上扰心神	少腹硬满，小便自利	抵当汤证	124、125、257

六、"不得眠"或"不能卧"辨析

"不得眠"即失眠，"不能卧"指不能平躺安卧，也包含"不得眠"之义。失眠属于中医学"不寐"范畴，临床以经常性不能获得正常睡眠为特征，轻者可见入寐困难，时寐时醒，醒后不能再寐，或寐而不酣，严重者可彻夜不寐。

干姜附子汤证之"昼日烦躁不得眠"，因太阳病先下后汗，耗伤阳气，虚阳被盛阴所逼，欲争不能，欲罢不甘，昼日为阳所主，虚阳得助，能与阴争，故"昼日烦躁不得眠"；夜为阴所主，入夜则虚阳无力与盛阴争，故"夜而安静"，治用干姜附子汤，干姜、附子大辛大热，且附子生用，取其破阴回阳之力，一次顿服，使药力集中，急救回阳。

栀子豉汤证之"虚烦不得眠，怵惕烦躁不得眠"，因汗吐下后，邪热内陷，热扰胸膈所致，治用栀子豉汤清宣郁热，解郁除烦。需要明确的是，此处"虚烦不得眠"之"虚烦"，非正气亏虚，乃是与有形之实邪相对而言。外邪入里，与有形之痰饮、宿食、糟粕或瘀血相互搏结，则形成实证，而栀子豉汤证之"虚烦"为邪热内陷，热扰胸膈，并未与有形之邪相结。此外，栀子豉汤证之"虚烦"与《金匮要略》酸枣仁汤证之"虚劳虚烦不得眠"又有不同，酸枣仁汤证因肝阴不足，心血亏虚所导致，肝阴不足则生内热，心血不足则心神不安，所以虚烦失眠。

大承气汤证之"不能卧"因阳明腑实，燥屎内结，胃不和则卧不安所致，用大承气汤通腑泄热，推陈致新，则自能安卧。

黄连阿胶汤证之"不得卧"因少阴病热化，肾水亏于下，心火亢于上，心肾不交所致。黄连阿胶汤中用苦寒之黄连、黄芩以泻火坚阴，用甘平之阿胶、鸡子黄滋肾阴，用酸寒之芍药，敛阴气而泄邪热，如此心火得清，肾阴得滋，心肾相交，则自能安卧。

猪苓汤证之"心烦不得眠者"因少阴阴虚有热，水气不利，上扰神明所致，用猪苓汤清热、滋阴、利水。需要鉴别清楚的是，黄连阿胶汤证与本证均有"不得卧"或"不得眠"的证候特点，病机上，两者的相似之处为阴虚有热，不同之处为黄连阿胶汤证的阴虚火旺程度较重，不兼水气不利之病机；而猪苓汤证则为阴虚较轻，水气不利是其病机的侧重点。用药方面，两方中均用了阿胶以滋阴，其余药物则迥然不同。

此外，大汗伤津，胃中津液损伤，胃气失和，胃不和则卧不安；衄家误用汗法，耗伤阴血，血不养心，神不守舍则不得眠；机体素有痰饮，误用下法，寒饮扰心，心神难安则不能卧；阳虚阴盛，虚阳浮越，心神浮越于外，证见不得卧寐，此为疾病预后不良之征兆。综上所述，《伤寒论》中对于不寐的辨证论治，其病性有寒、热、虚、实之不同，但其病机不外乎心神被扰，详见表8-10、表8-11。

表 8-10 "不得眠"或"不能卧"有方证条文辨析

症状	病机	辨证要点	见证	原文
昼日烦躁不得眠	太阳病先下后汗，耗伤阳气	夜而安静，不呕，不渴，脉沉微，身无大热	干姜附子汤证	61
虚烦不得眠，怵惕烦躁不得眠	汗吐下后，邪热内陷，热扰胸膈	反复颠倒，心中懊憹，胸中窒	栀子豉汤证	76、221
不能卧	阳明腑实，燥屎内结，胃不和则卧不安	小便不利，大便乍难乍易，时有微热，喘冒	大承气汤证	242
不得卧	少阴病热化，肾水亏于下，心火亢于上，心肾不交	心中烦	黄连阿胶汤证	303
心烦不得眠者	阴虚有热，水气不利，上扰神明	脉浮发热，渴欲饮水，小便不利，下利六七日，咳而呕渴	猪苓汤证	319

表 8-11 "不得眠"或"不能卧"有证无方条文辨析

症状	病机	辨证要点	见证	原文
不得眠	大汗伤津，胃中津液损伤，胃气失和，胃不和则卧不安	发汗后，大汗出，胃中干，烦躁，欲得饮水	胃气失和证	71
不得眠	衄家误用汗法，耗伤阴血，血不养心，神不守舍	衄家发汗后，额上陷，脉急紧，直视不能眴	峻汗禁例	86
不能卧	素有痰饮，误用下法，寒饮扰心，心神难安	但欲起，心下必结，脉微弱	寒实结胸证	139
但欲卧，不得卧寐	阳虚阴盛，虚阳浮越，心神浮越于外	脉微细沉，汗出，自欲吐，自利，烦躁	阴阳离决证	300

续表

症状	病机	辨证要点	见证	原文
不得卧	阴盛阳亡，心神浮越于外	发热，下利厥逆，烦躁	厥阴虚寒证	344

七、"不能食"辨析

"不能食"是指食欲减退，饮食量减少，甚或不能进食。在《伤寒论》中，根据不能食的不同情况，有"不能食""不欲食""食不下""不受食""不能消谷""水浆不下"等论述，涉及原文25条，其属性有寒、热、虚、实之不同。

小柴胡汤证见"嘿嘿不欲饮食、干呕不能食"，因邪犯少阳，枢机不利，胆热犯胃，则神情默默，不欲饮食，治用小柴胡汤和解少阳，疏利三焦。

大承气汤证见"反不能食"，因胃热肠燥津枯，燥屎糟粕内结，治用大承气汤苦寒泄热、推陈致新。

栀子豉汤证见"饥不能食"，因郁热扰动胸膈，心中懊恼，胃脘嘈杂，似饥非饥而又不能进食，治用栀子豉汤清宣胸膈郁热。

瓜蒂散证见"饥不能食"，因痰涎壅塞，食积停滞所致，用瓜蒂散因势利导，涌吐胸中痰涎食积之邪，正所谓"其高者因而越之"。

从有证无方条文可知，不能食之病机主要有四：一是脾胃虚寒，无力运化水谷；二是阳明实热证，里热亢盛，胃气上逆；三是肝木乘脾土，脾虚不能运化；四是除中证，阴盛阳虚，胃气垂绝，而反能食之反常现象。此外，不能食也可作为判断疾病转归、预后的证候特点之一，见表8-12、表8-13。

表 8-12　"不能食"有方证条文辨析

症状	病机	辨证要点	见证	原文
嘿嘿不欲饮食、干呕不能食	少阳枢机不利，胆热犯胃	往来寒热，胸胁苦满，心烦喜呕	小柴胡汤证	96、97、266
反不能食	胃热肠燥津枯，燥屎内结	谵语，潮热，肠中有燥屎	大承气汤证	215
饥不能食	郁热扰动胸膈	外有热，手足温，不结胸，心中懊憹，但头汗出	栀子豉汤证	228
饥不能食	痰涎壅塞，食积停滞，胸阳被遏	手足厥冷，心下满而烦，脉乍紧	瓜蒂散证	355

八、"懊憹"辨析

"懊"音同"奥"；"憹"音同"恼"。懊憹，特指患者心里烦郁严重，使人有无可奈何之感。懊憹在《伤寒论》中涉及的条文共有6条，多属热证，主要病机为热郁胸膈，扰动心神。

栀子豉汤证见"懊憹"，因汗、吐、下后，邪热内陷，热扰胸膈所致，治用栀子豉汤清宣郁热，解郁除烦。

大陷胸汤证见"懊憹"，乃阳邪内陷胸中，与有形之痰水相结，胸为气海，受邪则气机阻滞，闷而不畅所致，用大陷胸汤泄热逐水破结。

大承气汤证见"懊憹"，乃阳明病下后燥屎未去，积滞内阻，或燥热复聚，浊热上扰心神所致，宜再用大承气汤攻下实热。

第199条载："阳明病，无汗，小便不利，心中懊憹者，

表8-13 "不能食"有证方条文辨析

症状	病机	辨证要点	见证	原文
不能食	脾阳素虚，感受风寒，误用下法，脾虚更虚，收纳无权	脉迟浮弱，恶风寒，手足温，胁下满痛，面目及身黄，颈项强，小便难	表病里虚，误下变证	98
不能食	胃中虚冷，水谷不别	腹中饥，不能食，不喜粥，欲食冷食，朝食暮吐	阳明中寒证	120、190
口不欲食	阳郁于里，邪结胸胁，胃气失和	头汗出，微恶寒，手足冷，心下满，欲食，大便硬，脉细	阳微结证	148
呕不能食	里热充盛，胃气上逆	发热，无汗，而反汗出濈濈然	转属阳明证	185
不能食	脾胃本虚，胃中虚冷，不能受纳	哕	胃中虚冷，误下变证	194
不能食	妄用攻下，损伤胃阳气	不转矢气，大便初头硬，后必溏，腹胀满	误下损伤脾胃变证	209
不能食	胃中虚冷，受纳腐熟水谷	饮水则哕	阳明中寒证	226
虽不受食	邪热阻滞肠道	脉弱颇躁，心下硬，不大便，小便少	阳明腑实证	251
食不下	太阴里虚，邪从寒化，脾失健运，胃失和降	腹满而吐，食不下，自利益甚，时腹自痛	太阴虚寒证	273
饥而不欲食	肝木乘脾土，脾虚不能运化	消渴，气上撞心，心中疼热，食则吐蛔	厥阴病提纲证	326
当不能食	阴盛阳虚	厥利，当不能食，今反能食者	疑似除中证	332
当不能食	误用苦寒，胃气垂绝	腹中冷，当不能食，今反能食	除中证	333
嘿嘿不欲食	阳气内郁，胃气不醒	热少微厥，指头寒，烦躁，小便利而色白	热厥轻证	339
不能食	胃气虚弱	下利后，当便硬，硬则能食，到后经中，能食者，顾能食	病的转归	384

身必发黄。"阳明病，法多汗而反无汗，小便不利。此因邪热入里，为湿邪所遏，湿热交阻，内扰心神，故见心中懊憹。湿为阴邪，最易困脾，脾失健运，肝胆失疏，湿热郁蒸，胆汁外溢则见发黄。以证测方，此时可辨证选用茵陈蒿汤、栀子柏皮汤等以清热利湿、退黄除烦，见表8-14、表8-15。

表8-14 "懊憹"有方证条文辨析

症状	病机	辨证要点	见证	原文
懊憹	热郁胸膈，扰动心神	虚烦不得眠，反复颠倒，心中懊憹，胸中窒，饥不能食，但头汗出	栀子豉汤	76、221、228
懊憹	阳邪内陷胸中，与痰水相结，胸为气海，受邪则气机阻滞	膈内拒痛，胃中空虚，客气动膈，短气躁烦	大陷胸汤	134
懊憹	燥屎内结，邪热上扰，心神难安	心中懊憹而烦，肠中有燥屎	大承气汤	238

表8-15 "懊憹"有证无方条文辨析

症状	病机	辨证要点	见证	原文
懊憹	湿热郁蒸，扰动心神	无汗，小便不利，身必发黄	湿热发黄	199

九、"奔豚"辨析

豚，指小猪，奔豚指奔跑的小猪，以奔豚形容患者自觉有气从少腹上冲胸咽部，发作时异常痛苦，时发时止的证候特点，可伴有恶心呕吐、胸闷心悸、头昏目眩、烦躁不安等症状。奔豚病名最早见于《灵枢·邪气脏腑病形》篇，《难经·五十六难》中说："肾之积名曰奔豚，发于少腹，上至心下，若豚状，或上或下无时"，将其归属于五积之肾积。

茯苓桂枝甘草大枣汤证见"欲作奔豚"，表明奔豚蠢蠢欲动，但尚未发作，其病机为发汗损伤心阳，心火衰弱不能制水于下，水气欲上逆，治用茯苓桂枝甘草大枣汤温通心阳，化气行水。

桂枝加桂汤证见"必发奔豚"，其病机为火迫劫汗，损伤心阳，阳虚阴乘，水气乘虚上犯心胸，治用桂枝加桂汤温通心阳，平冲降逆。

此外，《金匮要略》中载有"奔豚病从少腹起，上冲咽喉，发作欲死，复还止，皆从惊恐得之"以及"奔豚气上冲胸，腹痛，往来寒热，奔豚汤主之"。此为肝郁奔豚的证治，病由惊恐恼怒，肝郁化热，随冲气上逆所致。治用奔豚汤养血平肝，和胃降逆。

有研究用数据挖掘方法探索历代医家治疗奔豚气病的用药规律发现，筛选出的76首方剂中包含135味中药，其中药物频次排名前三的为肉桂、小茴香和木香，从药物功效分类看，理气药和温里药并重，其次为补虚药。奔豚气病的主要病机为肝火气逆、阳虚寒气或水饮上冲；奔豚汤为治疗肝郁化火型奔豚气的基础方剂；治疗阳虚寒气或水饮上逆型奔豚气除选用桂枝加桂汤和茯苓桂枝甘草大枣汤外，还应注意肉桂、附子、人参、茯苓、吴茱萸的配伍使用。

表8-16 "奔豚"辨析

症状	病机	辨证要点	见证	原文
欲作奔豚	发汗损伤心阳，心火衰弱不能制水于下，水气欲上逆	脐下悸	茯苓桂枝甘草大枣汤证	65

症状	病机	辨证要点	见证	原文
必发奔豚	火迫劫汗，损伤心阳，阳虚阴乘，水气乘虚上犯心胸	气从少腹上冲心	桂枝加桂汤证	117

第九章

药物功效、情志异常主证及其对应高频单药功效关联分析

　　基于药物功效、情志异常主证及其对应高频单药功效进行关联分析，结果表明，具有"补脾"和（或）"健脾"功效药物的方证有29个，其中炙甘草在29个方证中出现23次（占比79.3%）、人参出现9次（占比31.0%）、茯苓出现7次（占比24.1%）、白术出现3次（占比10.3%）。具有"益气"功效药物的方证有28个，其中炙甘草出现23次（占比82.1%）、大枣出现14次（占比50.0%）、白术出现3次（占比10.7%）。具有"清热"和"泻火"功效药物的方证有21个，其中黄芩在21个方证中出现7次（占比33.3%），大黄出现6次（占比28.6%），石膏出现3次（占比14.3%），黄连出现3次（占比14.3%）。具有"安神"功效药物的方证有19个，其中大枣在19个方证中出现14次（占比73.7%），人参出现9次（占比47.4%），牡蛎出现4次（占比21.1%），龙骨出现3次（占比15.8%）。具有"发汗"功效药物的方证有18个，其中桂枝（18）、麻黄（2）。具有"化痰"功效药物的方证有19个，其中生姜（14）、半夏（5）、枳实（4）、文蛤（1）。具有"止痛"功效药物的方证有17个，其中芍药（8）、附子（7）。具有"解表"功效药物的方证有14个，其中生姜（12）、淡豆豉（1）、细

辛（1）。具有"回阳"功效药物的方证有10个，其中干姜（7）、附子（7）。包含具有"利水"功效药物的方证有11个，其中茯苓（7）、白术（3）、麻黄（2）、泽泻（2）、猪苓（2）。具有"泻下"功效药物的方证有8个，其中大黄在8个方证中出现8次（占比100%），芒硝出现4次（均占比50%）。具有"疏肝解郁"功效药物的方证有6个，其中柴胡（6）。具有"宁心"功效药物的方证有7个，其中茯苓在7个方证中出现7次（占比100%）。具有"除烦"功效药物的方证有4个，其中石膏在4个方证中出现3次（占比75%），栀子和香豉各出现1次（均占比25%）。具有"补血"功效药物的方证有4个，其中阿胶在4个方证中出现3次（占比75%），当归出现1次（均占比25%）。具有"活血"功效药物的方证有3个，其中桃仁在3个方证中出现2次（占比66.7%），当归出现1次（均占比33.3%）。详见表9-1和表9-2。

表9-1　主要药用功效及其相关方证、单药归类分析

主要功效	方证计数	具体方证名	关键单药及频数
补（健）脾	29	桂枝汤证；白虎加人参汤证；甘草干姜汤证；大青龙汤证；麻黄汤证；茯苓桂枝甘草大枣汤证；茯苓四逆汤证；五苓散证；小建中汤证；桃核承气汤证；桂枝去芍药加蜀漆牡蛎龙骨救逆汤证；桂枝加桂汤证；桂枝甘草龙骨牡蛎汤证；甘草泻心汤证；桂枝附子汤证；甘草附子汤证；炙甘草汤证；调胃承气汤证；白虎汤证；小柴胡汤证；柴胡加龙骨牡蛎汤证；柴胡桂枝汤证；柴胡桂枝干姜汤证；吴茱萸汤证；猪苓汤证；乌梅丸证；茯苓甘草汤证；真武汤证；四逆散证	炙甘草（23）人参（9）茯苓（7）白术（3）

续表

主要功效	方证计数	具体方证名	关键单药及频数
益气	28	桂枝汤证；白虎加人参汤证；甘草干姜汤；大青龙汤证；麻黄汤证；茯苓桂枝甘草大枣汤证；茯苓四逆汤证；五苓散证；小建中汤证；桃核承气汤证；桂枝去芍药加蜀漆牡蛎龙骨救逆汤证；桂枝加桂汤证；桂枝甘草龙骨牡蛎汤证；甘草泻心汤证；桂枝附子汤证；甘草附子汤证；炙甘草汤证；调胃承气汤证；白虎汤证；小柴胡汤证；大柴胡汤证；柴胡加龙骨牡蛎汤证；柴胡桂枝汤证；柴胡桂枝干姜汤证；吴茱萸汤证；茯苓甘草汤证；真武汤证；四逆散证	炙甘草（23）大枣（14）白术（3）
清热、泻火	21	白虎加人参汤证；大青龙汤证；栀子豉汤证；桃核承气汤证；抵当汤证；大陷胸汤证；文蛤散证；甘草泻心汤证；调胃承气汤证；小承气汤证；炙甘草汤证；大承气汤证；白虎汤证；小柴胡汤证；大柴胡汤证；柴胡加龙骨牡蛎汤证；柴胡桂枝汤证；柴胡桂枝干姜汤证；黄连阿胶汤证；猪苓汤证；乌梅丸证	黄芩（7）大黄（6）石膏（3）黄连（3）知母（2）黄柏（1）栀子（1）天花粉（1）文蛤（1）滑石（1）
安神	19	桂枝汤证；白虎加人参汤证；大青龙汤证；茯苓桂枝甘草大枣汤证；茯苓四逆汤证；小建中汤证；桂枝去芍药加蜀漆牡蛎龙骨救逆汤证；桂枝加桂汤证；桂枝甘草龙骨牡蛎汤证；甘草泻心汤证；桂枝附子汤证；炙甘草汤证；小柴胡汤证；大柴胡汤证；柴胡加龙骨牡蛎汤证；柴胡桂枝汤证；柴胡桂枝干姜汤证；吴茱萸汤证；乌梅丸证	大枣（14）人参（9）牡蛎（4）龙骨（3）

主要功效	方证计数	具体方证名	关键单药及频数
化痰	19	桂枝汤证；大青龙汤证；小建中汤证；桂枝去芍药加蜀漆牡蛎龙骨救逆汤证；桂枝加桂汤证；文蛤散证；甘草泻心汤证；桂枝附子汤证；炙甘草汤证；小承气汤证；大承气汤证；小柴胡汤证；大柴胡汤证；柴胡加龙骨牡蛎汤证；柴胡桂枝汤证；吴茱萸汤证；茯苓甘草汤证；真武汤证；四逆散证	生姜（14）半夏（5）枳实（4）文蛤（1）
发汗	18	桂枝汤证；大青龙汤证；麻黄汤证；茯苓桂枝甘草大枣汤证；五苓散证；小建中汤证；桃核承气汤证；桂枝去芍药加蜀漆牡蛎龙骨救逆汤证；桂枝加桂汤证；桂枝甘草龙骨牡蛎汤证；桂枝附子汤证；甘草附子汤证；炙甘草汤证；柴胡加龙骨牡蛎汤证；柴胡桂枝汤证；柴胡桂枝干姜汤证；乌梅丸证；茯苓甘草汤证	桂枝（18）麻黄（2）
止痛	17	桂枝汤证；干姜附子汤证；茯苓四逆汤证；栀子豉汤证；小建中汤证；桂枝加桂汤证；文蛤散证；桂枝附子汤证；甘草附子汤证；大柴胡汤证；柴胡桂枝汤证；黄连阿胶汤证；吴茱萸汤证；白通加猪胆汁汤证；乌梅丸证；真武汤证；四逆散证	芍药（8）附子（7）文蛤（1）栀子（1）吴茱萸（1）细辛（1）当归（1）蜀椒（1）

《伤寒论》情志病辨证论治规律

主要功效	方证计数	具体方证名	关键单药及频数
解表	14	桂枝汤证；大青龙汤证；栀子豉汤证；小建中汤证；桂枝去芍药加蜀漆牡蛎龙骨救逆汤证；桂枝加桂汤证；桂枝附子汤证；炙甘草汤证；小柴胡汤证；柴胡桂枝汤证；吴茱萸汤证；乌梅丸证；茯苓甘草汤证；真武汤证	生姜（12）淡豆豉（1）细辛（1）
利水	11	大青龙汤证；麻黄汤证；茯苓桂枝甘草大枣汤证；茯苓四逆汤证；五苓散证；甘草附子汤证；柴胡加龙骨牡蛎汤证；猪苓汤证；瓜蒂散证；茯苓甘草汤证；真武汤证	茯苓（7）白术（3）麻黄（2）泽泻（2）猪苓（2）赤小豆（1）
回阳	10	甘草干姜汤；干姜附子汤证；茯苓四逆汤证；甘草泻心汤证；桂枝附子汤证；甘草附子汤证；柴胡桂枝干姜汤证；白通加猪胆汁汤证；乌梅丸证；真武汤证	干姜（7）附子（7）
泻下	8	调胃承气汤证；小承气汤证；大承气汤证；大柴胡汤证；柴胡加龙骨牡蛎汤证；抵当汤证；桃核承气汤证；大陷胸汤证	大黄（8）芒硝（4）
疏肝解郁	6	小柴胡汤证；大柴胡汤证；柴胡加龙骨牡蛎汤证；柴胡桂枝汤证；柴胡桂枝干姜汤证；四逆散证	柴胡（6）
宁心	7	茯苓桂枝甘草大枣汤证；茯苓四逆汤证；五苓散证；柴胡加龙骨牡蛎汤证；猪苓汤证；茯苓甘草汤证；真武汤证	茯苓（7）

主要功效	方证计数	具体方证名	关键单药及频数
除烦	4	白虎加人参汤证；大青龙汤证；栀子豉汤证；白虎汤证	石膏（3）栀子（1）香豉（1）
补血	4	炙甘草汤证；黄连阿胶汤证；猪苓汤证；乌梅丸证	阿胶（3）当归（1）
活血	3	桃核承气汤证；抵当汤证；乌梅丸证	桃仁（2）当归（1）

注："（）"中的数字表示药物出现的频次，如具有补（健）脾功效的29个方证中，"炙甘草（23）"表示炙甘草出现了23次。

主要功效及其相关方证计数

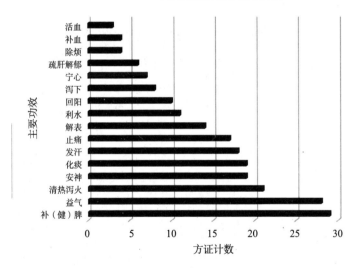

图 9-1 主要功效及其相关方证计数结果

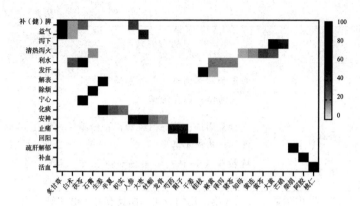

图 9-2　功效相关方证的单药出现频率统计

（频率计算：某功效相关单味药出现次数 / 某功效相关方证数 ×100）

表 9-2　情志异常主证及其对应高频单药功效关联

情志异常主证	方证数	高频率单药及出现频数	主要功效
烦	30	炙甘草（15）、桂枝（12）、大枣（10）、生姜（8）、人参（8）、干姜（7）、黄芩（7）、附子（6）、大黄（5）、柴胡（5）、芍药（5）、半夏（5）、茯苓（4）、芒硝（3）、黄连（3）、牡蛎（3）	补（健）脾、益气、安神、化痰、回阳、清热泻火、发汗、止痛、解表、泻下、疏肝解郁、利水、宁心
躁	8	炙甘草（4）、干姜（4）、人参（3）	补（健）脾、益气、回阳、安神
谵语	7	炙甘草（3）、大黄（3）	补（健）脾、益气、清热泻火、泻下
悸	6	炙甘草（5）、桂枝（4）、生姜（4）、大枣（3）、茯苓（3）、芍药（3）	补（健）脾、益气、发汗、利水、宁心、安神、化痰、解表、止痛

情志异常主证	方证数	高频率单药及出现频数	主要功效
疼或痛	3	炙甘草（3）、桂枝（3）、大枣（2）、附子（2）、生姜（2）	补（健）脾、益气、发汗、解表、安神、回阳、止痛、化痰
狂	3	炙甘草（2）、桂枝（2）、大黄（2）、桃仁（2）	补（健）脾、益气、发汗、清热泻火、泻下、活血
懊憹	3	大黄（2）、芒硝（2）	清热泻火、泻下
奔豚	2	炙甘草（2）、桂枝（2）、大枣（2）	补（健）脾、益气、发汗、安神

关联分析结果表明，"烦"在 30 个方证中出现，相关的高频率单药及出现的频数主要有炙甘草（15）、桂枝（12）、大枣（10）、生姜（8）、人参（8）等，与之相对应的高频单药功效主要有：益气、补（健）脾、安神等。

"躁"在 8 个方证中出现，相关的高频率单药及出现的频数分别为炙甘草（4）、干姜（4）、人参（3），与之相对应的高频单药功效主要有补（健）脾、益气、安神等。

"谵语"在 7 个方证中出现，相关的高频率单药及出现的频数分别为炙甘草（3）、大黄（3），与之相对应的高频单药功效主要有泻下、清热泻火、益气、补（健）脾。

"悸"在 6 个方证中出现，相关的高频率单药及出现的频数分别为炙甘草（5）、桂枝（4）、生姜（4）、大枣（3）、茯苓（3）、芍药（3），与之相对应的高频单药功效主要有补（健）脾、益气、发汗、利水、宁心、安神等。

"疼或痛"在 3 个方证中出现，相关的高频率单药及出现的频数分别为炙甘草（3）、桂枝（3）、大枣（2）、附子

下篇　情志病辨证论治处方用药规律

（2）等，与之相对应的高频单药功效主要有益气、发汗、解表等。

"狂"在3个方证中出现，相关的高频率单药及出现的频数分别为炙甘草（2）、桂枝（2）、大黄（2）、桃仁（2）等，与之相对应的高频单药功效主要有补（健）脾、益气、发汗、清热泻火、泻下、活血等。

"懊㤽"在3个方证中出现，相关的高频率单药及出现的频数为大黄（2）、芒硝（2），与之相对应的高频单药功效主要有清热泻火、泻下等。

"奔豚"在2个方证中出现，相关的高频率单药及出现的频数为炙甘草（2）、桂枝（2）、大枣（2），与之相对应的高频单药功效主要有补（健）脾、益气、发汗、安神等，见表9-2和图9-3。

情志异常主证与高频率单药关联分析结果表明，炙甘草、桂枝在治疗"奔豚""疼或痛"以及"悸"等情志异常主证方面具有重要作用；大枣在治疗"奔豚""悸"等情志异常主证方面具有重要作用；大黄在治疗"懊㤽""狂"以及"谵语"等情志异常主证方面具有重要作用。结合第七章中"药物剂量与方证关系分析"结果，我们对《伤寒论》中辨治情志病证使用频率较高的药物如甘草、桂枝、大枣、生姜、人参、大黄、干姜、黄芩、芍药、附子、茯苓、柴胡及半夏等论述如下，见图9-4。

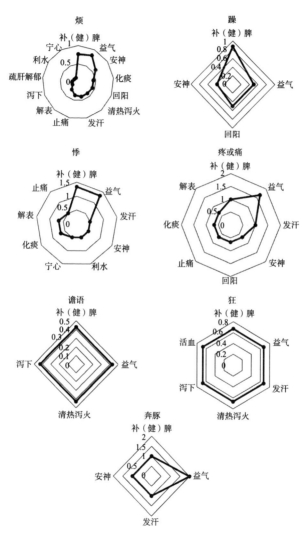

图 9-3 情志异常主证与中药功效关联分析

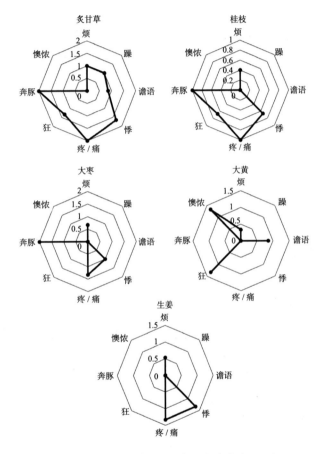

图 9-4 情志异常主证与高频率单药关联分析

一、甘草

本品为豆科植物甘草 *Glycyrrhiza uralensis* Fisch.、胀果甘草 *Glycyrrhiza inflata* Bat. 或光果甘草 *Glycyrrhiza glabra* L. 的干燥根和根茎。春、秋二季采挖，除去须根，晒干。

功效主治:《神农本草经》中载炙甘草"味甘，平。主五脏六腑寒热邪气，坚筋骨，长肌肉，倍力，金创尰，解毒。久服轻身延年"。《药典》中载炙甘草"甘，平。归心、肺、脾、胃经"，具有补脾和胃、益气复脉的功效，用于脾胃虚弱，倦怠乏力，心动悸，脉结代。甘草炮制不同，配伍不同，则功效迥异。

配伍:甘草汤、桔梗汤中用生甘草，取其清热解毒之功效;桂枝人参汤、理中丸中用炙甘草，取其补中益气之功效。配伍辛温之品，如桂枝、附子、干姜，则辛甘化阳，如桂枝甘草汤、四逆汤等;配伍酸柔之品，则酸甘化阴，缓急止痛，如芍药甘草汤。配伍人参，具有益气生津之功效，如白虎加人参汤;配伍龙骨、牡蛎，具有温阳补虚、除烦定惊之功效，如桂枝甘草龙骨牡蛎汤;配伍栀子、豆豉，具有补虚清热除烦之功效，如栀子甘草豉汤;配伍人参、生地、阿胶、麦冬等益气养阴之品，具有通阳复脉、滋阴养血之功效，如炙甘草汤;配伍黄芩、黄连、半夏、干姜等辛开苦降之品，具有和胃补中消痞之功效，如甘草泻心汤等。

剂量:甘草在炙甘草汤、甘草干姜汤、甘草泻心汤中的剂量最大，用至四两。在小柴胡汤中的剂量为三两，在柴胡桂枝干姜汤、桂枝汤、桂枝加桂汤、桂枝甘草龙骨牡蛎汤、桂枝去芍药加蜀漆牡蛎龙骨救逆汤等方中的剂量均为二两。炙甘草汤主治"心动悸"，能补中益气，使气血生化有源，以复脉之本，故为方中主药。甘草干姜汤主治"烦躁吐逆""谵语烦乱"，方中炙甘草气味甘平，功能和中缓急；干姜气味辛热，功能温中逐寒，辛甘发散为阳，甘草干姜相合，以复阳气，阳气来复，阴寒自消，则烦躁吐逆可除。甘草泻心汤主治"心烦不得安"，其病机为脾胃失和，升降失常，气机痞塞，寒热错杂，甘草泻心汤为半夏泻心汤重用炙甘草而成，重用炙甘草，旨在甘温补中，健脾和胃并缓客气上逆；佐人参、大枣，增强其补中之力；半夏、干姜辛开，黄芩、黄连苦降。诸药合用，为辛开苦降，寒温并用，阴阳并调之法。小柴胡汤主治"嘿嘿不欲饮食，心烦喜呕"，成无己云："伤寒邪气在表者，必渍形以为汗；邪气在里者，必荡涤以为利；其于不外不内、半表半里，既非发汗之所宜，又非吐下之所对，是当和解则可矣，小柴胡为和解表里之剂也……故以柴胡为君，黄芩为臣，以成彻然发表之剂。人参味甘温，甘草味甘平，邪气传里，则里气不治，甘以缓之，是以甘物为之助，故用人参甘草为佐，以扶正气而复之也。"炙甘草在柴胡桂枝干姜汤、桂枝汤、桂枝加桂汤、桂枝甘草龙骨牡蛎汤、桂枝去芍药加蜀漆牡蛎龙骨救逆汤等方证中的使用剂量较小，其用有二：一是顾护胃气，二是调和诸药。

现代研究：甘草中含有 400 多种化合物，以三萜皂苷类、黄酮类和多糖类含量较高。甘草经炮制成炙甘草后，二者的化学成分种类基本相同，但含量发生了很大变化，炙甘草中的黄酮类成分含量较高，特别是甘草素和异甘草素等活性较高的游离黄酮类成分含量更高，而甘草酸等三萜类成分的含量降低。甘草具有抗肿瘤、抗抑郁、抗炎、抗心律失常、保肝、抗氧化以及免疫调节等药理作用。甘草苷、甘草总黄酮是甘草发挥抗抑郁作用的主要基础物质，甘草苷具有提高抑郁症大鼠模型自主探索活跃度、改善精神状态和舒缓焦虑的作用。甘草素能够有效降低脂多糖诱导的小鼠抑郁模型促炎细胞因子水平，降低 NF-κB/p-p65 和 p-IκBα 表达，增加海马脑源性神经营养因子和酪氨酸激酶受体 B 的含量。

二、桂枝

桂枝为樟科植物肉桂 *Cinnamomum cassia* Presl. 的干燥嫩枝。春、夏二季采收，除去叶，晒干，或切片晒干。

功效主治：《神农本草经》中载桂枝"味辛，温。主上气咳逆，结气喉痹，吐吸，利关节，补中益气。久服通神，轻身，不老"。《药典》中载桂枝"辛、甘，温。归心、肺、膀胱经"，具有发汗解肌、温通经脉、助阳化气、平冲降气的功效，用于风寒感冒，脘腹冷痛，血寒经闭，关节痹痛，痰饮，水肿，心悸，奔豚。

剂量：桂枝在乌梅丸（六两）、桂枝加桂汤（五两）、茯苓桂枝甘草大枣汤（四两）、桂枝附子汤（四两）和甘草附子汤（四两）中使用剂量较大，在桂枝汤、小建中汤、炙甘草汤、柴胡桂枝干姜汤等方证中的使用剂量均为三两。乌梅丸主治"躁，烦，而复时烦"，桂枝加桂汤主治"奔豚，气从少腹上冲心"，茯苓桂枝甘草大枣汤主治"脐下悸，欲作奔豚"，桂枝附子汤主治"身体疼烦"，甘草附子汤主治"骨节疼烦"，结合《神农本草经》中桂枝具有"主上气咳逆，利关节"和《药典》中载桂枝"温通经脉，助阳化气，平冲降气"的功效，可知《伤寒论》中大剂量使用桂枝的适应证主要为关节痹痛和奔豚。

配伍：桂枝与芍药配伍，剂量不同，功效不同，桂枝汤中桂枝芍药等量配伍，具有解肌发汗之功效；小建中汤中芍药剂量为桂枝的两倍，具有温中补虚止痛之功效。重用桂枝，取其通络止痛、平冲降逆之功效，如桂枝附子汤、甘草附子汤、桂枝加桂汤等。轻剂桂枝，具有调和营卫、温阳化气之功效，如桂枝麻黄各半汤、桂枝二麻黄一汤、桂枝二越婢一汤、五苓散等。桂枝配伍当归，具有温经通脉之功效，如当归四逆汤；桂枝配伍桃仁，具有温经和血之功效，如桃核承气汤。

现代研究：桂枝中的化学成分主要包含以桂皮醛为主的挥发性成分、有机酸类、糖苷类、鞣质类、甾体类、香豆素类等，具有调节体温、镇痛、抑菌、抗炎、抗过敏、抗病毒、促进血管舒张、利尿、镇静、抗焦虑、抗肿瘤、降血压等药理作用。研究发现，桂枝对大鼠中枢神经系统具有镇静和抗焦虑作用，且镇静作用随着桂枝使用剂量的增加而增强。

三、大枣

大枣为鼠李科植物枣 *Ziziphus jujuba* Mill. 的干燥成熟果实。秋季果实成熟时采收，晒干。

功效主治：《神农本草经》中载大枣"味甘，平。主心腹邪气，安中，养脾，助十二经，平胃气，通九窍，补少气、少津液，身中不足，大惊，四肢重，和百药。久服轻身，长年"。《药典》中载大枣"甘，温。归脾、胃、心经"，具有补中益气，养血安神的功效，用于脾虚食少，乏力便溏，妇人脏躁。

剂量：大枣在炙甘草汤中的用量为30枚，在茯苓桂枝甘草大枣汤中的用量为15枚，在其他方证中大部分用量为12枚。

配伍：炙甘草汤主治"伤寒脉结代，心动悸"，其病机为心阴阳两虚，方中用大剂量的炙甘草和大枣，取辛甘合化温通心阳，甘以缓之之义。大枣在其他方证中的作用，主要以补中益气、顾护胃气为主。此外，以大枣命名的方证有十枣汤，方中使用大枣"肥者十枚"以顾护胃气，使祛邪不伤正。

现代研究：不同产地大枣的化学成分含量具有显著差异，新疆大枣大部分化学成分含量明显优于其他产地。大枣中的化合物有 90 余种，主要有生物碱类、黄酮类、皂苷类、有机酸类、糖类、香豆素类、神经酰胺基脑苷脂类化合物等，具有增强免疫力、抗肿瘤、抗氧化、抗衰老、抗抑郁焦虑、修复肝损伤、抗疲劳、抗缺氧以及改善肠道功能等作用。大枣水提取物能够促进星形胶质细胞脑源性神经营养因子表达，拮抗自由基对神经细胞的损伤，调控转录因子及基因表达，激活血清素受体、γ-氨基丁酸等信号通路，影响神经递质释放传递，从而发挥抗焦虑抗抑郁作用。

四、生姜

生姜为姜科植物姜 *Zingiber officinale* Rosc. 的新鲜根茎。秋、冬二季采挖，除去须根和泥沙。

功效主治：《神农本草经》中载生姜"味辛，温。主胸满咳逆上气，温中止血，出汗，逐风，湿痹，肠澼，下利。生者尤良，久服去臭气，通神明"。《药典》中载生姜"辛，微温。归肺、脾、胃经"，具有解表散寒、温中止呕、化痰止咳、解鱼蟹毒的功效，用于风寒感冒，胃寒呕吐，寒痰咳嗽，鱼蟹中毒。

剂量与配伍：生姜在吴茱萸汤中的用量为六两，在桂枝汤、大青龙汤、大柴胡汤、小建中汤等方证中均用了三两。吴茱萸汤主治"烦躁欲死"，表明患者的烦躁程度很严重，其病机为胃寒肝逆，浊阴上犯，致使中焦气机升降逆乱，故见上吐下泻；阳虚阴盛，阳气无力达于四末，所以手足逆冷。吴茱萸味辛苦，性燥热，既有温胃散寒、开郁化滞之功，又可下气降浊。重用生姜，取其温胃散寒、降逆止呕之功。

现代研究：生姜中的化学成分主要包括了挥发油、姜辣素、二芳基庚烷类成分和一些蛋白质、糖类、有机酸和微量元素，具有抗炎镇痛、止呕、抗氧化、调节免疫、抗凝血、抗癌和调节脂代谢等药理活性，用于治疗妊娠呕吐、高血脂、高血糖、肿瘤等多种疾病。生姜可通过抗炎、抗氧化、促进神经再生等多层次、多途径、多靶点发挥治疗阿尔茨海默病的药理作用。

五、人参

人参为五加科植物人参 Panax ginseng C.A.Mey 的干燥根和根茎。多于秋季采挖，洗净经晒干或烘干。栽培的俗称"园参"；播种在山林野生状态下自然生长的称"林下山参"，习称"籽海"。

功效主治：《神农本草经》中载人参"味甘，微寒。主补五脏，安精神，定魂魄，止惊悸，除邪气，明目，开心益智。久服，轻身延年"。《药典》中载人参"甘、微苦、微温。归脾、肺、心、肾经"，具有大补元气、复脉固脱、补脾益肺、生津养血、安神益智的功效，用于体虚欲脱，肢冷脉微，脾虚食少，肺虚喘咳，津伤口渴，内热消渴，气血亏虚，久病虚羸，惊悸失眠，阳痿宫冷。

剂量：人参在乌梅丸中的用量为六两，在白虎加人参汤、甘草泻心汤、小柴胡汤、甘草泻心汤、吴茱萸汤中的用量均为三两，在炙甘草汤中的用量为二两，而在其他方证中的使用剂量较小。

配伍：人参在乌梅丸的主要作用是与当归、米粉、蜂蜜合用以益气养血，使祛邪不伤正，扶正有助于祛邪。且人参具有"补五脏，安精神，定魂魄，止惊悸，除邪气"的功效，有助于治疗乌梅丸证所见"躁，烦，而复时烦"等情志异常表现。吴茱萸汤中人参的用量为三两，甘温之人参与甘平之大枣配伍，补虚和中，襄助吴茱萸、生姜，共奏温胃散寒，降逆止呕之功。

现代研究：人参中含有的主要活性成分为人参皂苷、多糖、挥发油、蛋白质、氨基酸、有机酸、黄酮类、维生素类及微量元素等，具有兴奋神经中枢、抗肿瘤、保护心脑血管、提高免疫力、延缓衰老、降血脂及抗疲劳等药理作用。人参可能通过调节单胺类神经递质的表达、调节炎性细胞因子的表达、调节下丘脑-垂体-肾上腺轴功能、提高海马及大脑皮层中的糖皮质激素受体和脑源性神经营养因子的基因表达水平以及通过激活海马脑源性神经营养因子信号通路发挥抗抑郁作用。

六、大黄

本品为蓼科植物掌叶大黄 *Rheum palmatum* L.、唐古特大黄 *Rheum tanguticum* Maxim.ex Balf. 或药用大黄 *Rheum officinale* Baill. 的干燥根和根茎。秋末茎叶枯萎或次春发芽前采挖，除去细根，刮去外皮，切瓣或段，绳穿成串干燥或直接干燥。

功效主治：《神农本草经》中载大黄"味苦，寒。主下淤血，血闭，寒热，破癥瘕积聚，留饮，宿食，荡涤肠胃，推陈致新，通利水谷，调中化食，安和五脏"。《药典》中载大黄"苦，寒。归脾、胃、大肠、肝、心包经"，具有泻下攻积、清热泻火、凉血解毒、逐瘀通经、利湿退黄的功效，用于实热积滞便秘，血热吐衄，目赤咽肿，痈肿疔疮，肠痈腹痛，瘀血经闭，产后瘀阻，跌打损伤，湿热痢疾，黄疸尿赤，淋证，水肿；外治烧烫伤。大黄通过不同的炮制，功效也有所侧重。如生大黄泻下力强，酒大黄泻下力较弱，善清上焦血分热毒，而且具有活血作用，可用于血瘀证。熟大黄泻下力缓、泻火解毒，用于火毒疮疡。大黄炭凉血化瘀止血，可用于血热夹瘀的出血病症。

剂量：大黄在大陷胸汤中的用量多达六两，在大承气汤、小承气汤、调胃承气汤、桃核承气汤中的用量均为四两，在抵当汤中的用量为三两，在大柴胡汤和柴胡加龙骨牡蛎汤中的用量均为二两。

配伍：大陷胸汤证见"躁烦，心中懊憹"，其病机为邪热与痰饮互结于胸膈，治当泄热逐水破结。大陷胸汤中重用大黄泄热荡实，芒硝软坚散结，甘遂泻水逐饮，三药合用，共奏泄热逐水破结之功。此外，大黄在大承气汤、小承气汤、调胃承气汤、桃核承气汤中用量亦不少。纵观《伤寒论》全文，阳明病篇中情志异常病证颇多，比如大承气汤证见"独语如见鬼状，发则不识人，循衣摸床，惕而不安，谵语，心中懊憹而烦，烦热，烦不解"等，小承气汤证见"谵语"，调胃承气汤证见"谵语，郁郁微烦、心烦"，桃核承气汤证见"其人如狂"等。究其病机，乃阳明热结成实，肠中燥实结聚，腑气不通，秽浊之气上扰心神，神明不安，故见一系列情志异常证候。与之相比较，大柴胡汤、柴胡加龙骨牡蛎汤中的大黄用量相对较少。大柴胡汤证为少阳阳明合病，少阳病不解，不当用下法，因兼阳明里实证，又不得不下，故用大柴胡汤和解与通下，实乃折中之法，故大黄用量不宜大。柴胡加龙骨牡蛎汤证为伤寒误下，邪入少阳，邪气弥漫三焦导致的烦惊谵语等神志失常表现。诚如吴谦所言："是证也，为阴阳错杂之邪；是方也，亦攻补错杂之药。柴、桂解未尽之表邪，大黄攻已陷之里热，人参、姜、枣补虚而和胃，茯苓、半夏利水而降逆，龙骨、牡蛎、铅丹之涩重，镇惊收心而安神明，斯为以错杂之药，而治错杂之病也。"值得注意的是，方后煎服法中载："内大黄，切如棋子，更煮一两沸"，大黄后下不久煎，重在取其轻清之气以泄热清里除烦。

现代研究：大黄主含蒽醌衍生物（番泻苷、大黄酸、大黄酚、大黄素、芦荟大黄素、大黄素甲醚等），还含鞣质、有机酸类成分，具有泻下、保肝利胆、抗炎、利尿、止血、改善血液流变性、降血脂、抗病原体、抗炎、抗肿瘤、免疫调节等药理作用。动物实验发现，大黄中所含的大黄酚能有效改善慢性不可预知性应激刺激大鼠的抑郁样行为；大黄素甲醚具有抗抑郁作用，其能够降低小鼠悬尾不动时间，缩短小鼠强迫游泳实验不动时间。有研究基于网络药理学方法对大黄治疗卒中后抑郁的活性成分和作用机制进行了分析，结果显示大黄可能通过多成分、多靶点、多通路调节机体内多种蛋白酶及神经递质活性以延缓卒中后抑郁进展。

七、干姜

干姜为姜科植物姜 *Zingiber officinale* Rosc. 的干燥根茎。冬季采挖，除去须根和泥沙，晒干或低温干燥。趁鲜切片晒干或低温干燥者称为"干姜片"。

功效主治：《神农本草经》载干姜"味辛，温。主胸满咳逆上气，温中止血，出汗，逐风，湿痹，肠澼，下利。

生者尤良，久服去臭气，通神明"。《药典》中载干姜"辛，热。归脾、胃、肾、心、肺经"。具有温中散寒、回阳通脉、温肺化饮的功效。用于脘腹冷痛，呕吐泄泻，肢冷脉微，寒饮喘咳。

剂量与配伍：干姜在乌梅丸中的剂量高达十两，与蜀椒配伍，具有温中散寒之功效；在甘草泻心汤中的用量为三两，与半夏、黄芩、黄连配伍，具有辛开苦降除痞之功效；在柴胡桂枝干姜汤中的用量为二两，与桂枝、甘草配伍，辛甘化阳，能振奋中阳，温化寒饮。此外，甘草干姜汤、干姜附子汤、茯苓四逆汤以及白通加猪胆汁汤中均使用了干姜，与甘草、人参、附子等药配伍，发挥温中散寒、回阳救逆之功效。

现代研究：干姜的主要化学成分主要有挥发油、姜酚和二苯基庚烷等，具有抗炎、解热、镇痛、抑菌、增强胃功能、降低高血糖、延缓神经病性疾病进展、预防眩晕、镇咳、增强自身免疫力、抗凝血等药理作用。

八、黄芩

本品为唇形科植物黄芩 *Scutellaria baicalensis* Georgi. 的干燥根。春、秋二季采挖，除去须根和泥沙，晒后撞去粗皮，晒干。

功效主治：《神农本草经》载黄芩"味苦，平。主诸热黄疸，肠澼，泄利，逐水，下血闭，恶创疽蚀，火疡"。《药典》中载黄芩"苦，寒。归肺、胆、脾、大肠、小肠经"。具有清热燥湿、泻火解毒、止血、安胎的功效。用于湿温、暑湿，胸闷呕恶，湿热痞满，泻痢，黄疸，肺热咳嗽，高热烦渴，血热吐衄，痈肿疮毒，胎动不安。

剂量与配伍：黄芩在小柴胡汤、大柴胡汤、柴胡桂枝干姜汤等柴胡类方中的用量均为三两，方中柴胡与黄芩配伍，清解少阳，疏肝利胆，解少阳半表半里之邪。黄芩在甘草泻心汤中的用量亦为三两，黄芩、黄连与干姜、半夏配伍，寒温并用，辛开苦降，治疗寒热错杂之痞证。黄芩在黄连阿胶汤中的用量为二两，方中黄芩、黄连配伍，共奏清热除烦之功。黄芩在柴胡加龙骨牡蛎汤、柴胡桂枝汤的用量均为一点五两，取其清解少阳、清热除烦之功。

现代研究：黄芩中含有黄酮、黄酮苷类、多糖类、挥发油类和微量元素等多种化学成分，其中最主要的是黄酮及黄酮苷类化合物，具有抗炎、抗菌、抗肿瘤、抗氧化、抗病毒、抗衰老、抗抑郁、降血糖、肝脏保护、神经保护、心脏保护和增强免疫作用。研究表明，含黄芩抗抑郁方主治病证的主要症状，在神志方面表现为忧郁，烦躁，易怒；在躯体方面表现为寐差，纳差，胸胁胀满。含黄芩抗抑郁方中与黄芩配伍的核心药物为柴胡、半夏；黄芩和黄芩苷可通过上调 PI3K/AKT/GSK3β/β-catenin 信号通路促进抑郁模型小鼠齿状回神经发生发挥抗抑郁作用。黄芩及黄芩苷在抑郁症、焦虑症、阿尔茨海默病、癫痫以及缺血性脑损伤等神经精神疾病中具有具有较好的疗效，将黄芩苷制成纳米晶体、固体分散体或脂质体等能够进一步提高其生物利用度，在中枢神经系统疾病的治疗中更易通过血脑屏障，发挥靶向治疗作用。

九、芍药

芍药有白芍和赤芍之分。根据相关文献考证，先秦两汉时期，芍药未分赤芍、白芍。2020 年版《中华人民共和国药典》中以加工方法作为赤芍、白芍的区分标准。白芍为毛茛科植物芍药 *Paeonia lactiflora* Pall. 的干燥根。夏、秋两季采挖，洗净，除去头尾和细根，置沸水中煮后除去外皮或去皮后再煮，晒干。赤芍为毛茛科植物芍药或川赤芍 *Paeonia veitchii* Lynch 的干燥根。春、秋两季采挖，除去根茎、须根及泥沙，晒干。

功效主治：《神农本草经》中载芍药："味苦，平。主邪气腹痛，除血痹，破坚积，寒热，疝瘕，止痛，利小便，益气"。《药典》中载白芍"苦、酸，微寒。归肝、脾经"。具有养血调经、敛阴止汗、柔肝止痛、平抑肝阳的功效。用于血虚萎黄，月经不调，自汗，盗汗，胁痛，腹痛，四肢挛痛，头痛眩晕。《药典》中载赤芍"苦，微寒。归肝经"，具有清热凉血、散瘀止痛的功效。用于热入营血，温毒发斑，吐血衄血，目赤肿痛，肝郁胁痛，经闭痛经，癥瘕腹痛，跌扑损伤，痈肿疮疡。

剂量与配伍：《伤寒论》中，芍药在麻子仁丸中的用量最大，达到半斤，发挥益阴和脾的功效；在桂枝加芍药汤、桂枝加大黄汤、小建中汤中的用量均为六两，发挥缓急止痛的功效；在其他方证中的用量大多数为二两或者三两，主要的功效是和营敛阴。芍药的配伍不同，其功效亦有所偏重。如芍药配伍桂枝，和营益阴，调和营卫，治太阳表虚证，如桂枝汤；芍药配伍柴胡，平肝缓急，治疗气郁四肢厥逆证，如四逆散；芍药配伍甘草，酸甘化阴，缓急止痛，治疗腹痛，脚挛急，如小建中汤、桂枝加芍药汤、桂枝加大黄汤；芍药配伍麻子仁，益阴和脾，润肠通便，治疗肠燥津枯之便秘，如麻子仁丸；芍药配伍附子，和营通痹，治疗身体痛，手足寒，骨节疼，如附子汤；芍药配伍黄芩，敛阴、缓急，治疗少阳阳明之腹痛下利以及心肾不交之心烦不得卧，如黄芩汤、黄连阿胶汤；芍药配伍当归、细辛，敛阴和阳，温通血脉，治疗血虚寒凝之厥冷，如当归四逆汤；芍药配伍茯苓，活血脉，利小便，治疗阳虚水饮内停，如真武汤。

现代研究：白芍主要含有单萜苷类、三萜类、黄酮类等化学成分。药理研究表明，白芍具有抗炎镇痛、护心、抗血栓、降糖、改善骨关节炎和保肝等药理作用。有研究通过网络药理学分析白芍的作用机制，高效液相色谱建立研究白芍的指纹图谱，结果表明，白芍的有效活性成分有山奈酚、β-谷甾醇、儿茶素和芍药苷，核心靶基因有 MAPK1 和 IL6，通过病毒、免疫调节、脂质与动脉粥样硬化通路等作用于神经系统和内分泌系统，发挥养血调经、敛阴止汗、柔肝止痛、平抑肝阳的作用。另有研究采用皮质酮诱导的 PC12 神经细胞损伤模型和小鼠行为绝望模型对白芍醇提物（Bai-Shao ethanol extract，BS-E）及其大孔树脂不同洗脱组分（BS-10E，BS-60E，BS-95E）的抗抑郁作用进行评价，结果表明，BS-E、BS-10E 和 BS-60E 对皮质酮诱导的 PC12 细胞损伤具有保护作用，其中组分 BS-60E 的保护作用最强；行为绝望小鼠行为学结果表明，BS-60E 可显著缩短小鼠强迫游泳和悬尾不动时间，为白芍抗抑郁活性组分。采用超高效液相色谱四级杆飞行时间质谱联用系统 BS-60E 的化学成分进行鉴定，从 BS-60E 中共鉴定出 79 个化学成分，主要包括单萜类成分 36 个，多酚类成分 34 个，寡糖类成分 6 个，其他类成分 3 个，表明单萜类及多酚类成分可能是其抗抑郁的主要药效成分。此外，芍药内酯苷能够改善慢性束缚应激致肝郁证模型大鼠焦虑、抑郁状态，增加体质量，改善自主行为、探究行为，能够降低应激大鼠紧张度，具有抗应激作用。

十、附子

本品为毛茛科植物乌头 *Aconitum carmichaelii* Debx. 的子根的加工品。6月下旬至8月上旬采挖，除去母根、须根及泥沙，习称"泥附子"。根据加工规格的不同，有"盐附子""黑顺片"以及"白附片"之分。

功效主治：《神农本草经》载附子"味辛，温。主风寒咳逆，邪气，温中，金创，破癥坚积聚，血瘕，寒湿，踒躄，拘挛，膝痛，不能行步"。《药典》中载附子"辛、甘，大热；有毒。归心、肾、脾经"。具有回阳救逆、补火助阳、散寒止痛的功效。用于亡阳虚脱，肢冷脉微，心阳不足，胸痹心痛，虚寒吐泻，脘腹冷痛，肾阳虚衰，阳痿宫冷，阴寒水肿，阳虚外感，寒湿痹痛。本品有毒，入药需先煎，久煎；孕妇慎用；不宜与半夏、瓜蒌、瓜蒌子、瓜蒌皮、天花粉、川贝母、浙贝母、平贝母、伊贝母、湖北贝母、白蔹、白及等同用。

剂量与配伍：《伤寒论》中，附子在乌梅丸中的用量最大，多达六两，具有温脾阳的功效；在桂枝附子汤、桂枝附子去桂加白术汤中的用量均为3枚，具有温经止痛的功效；在甘草附子汤、附子汤中的用量均为2枚，亦发挥温经止痛的功效；在其余方证中的用量多为1枚，根据配伍的不同，发挥不同的功效。如附子生用，与干姜配伍，治疗阴寒内盛诸厥逆证，如四逆汤、通脉四逆汤、白通汤等。附子炮用，多与桂枝相伍，温卫阳，治疗阳虚之恶寒汗出，如桂枝加附子汤。附子配伍白术，温暖脾阳，补火生土，治疗脾阳虚之呕、利、腹痛诸症，如乌梅丸、理中丸（加减法）、四逆散（加减法）。附子炮用，温肾阳，治疗阳虚水泛或太少两感，如真武汤、麻黄细辛附子汤。附子炮用

414

且重用，温经止痛，治疗阳虚寒凝之身痛骨节痛，如桂枝附子汤、甘草附子汤、附子汤等。

现代研究：附子中主要含有生物碱成分，主要骨架类型为 C-19 型二萜生物碱，其次为 C-20 型二萜生物碱，除生物碱以外，还含有黄酮、多糖、甾醇、有机酸等化学成分。附子具有强心、心肌保护、镇痛抗炎、免疫调节、抗肿瘤、抗衰老、降低胆固醇、降糖、抗抑郁等药理作用。应激模型小鼠的行为学实验结果显示，附子多糖 100mg/kg 连续给药 21 天能够显著缩短应激模型小鼠强制游泳不动时间，提示附子多糖 100mg/kg 对应激模型小鼠的抑郁样行为具有改善作用，其作用机制可能与附子多糖提高小鼠脑内前额叶灰质和海马内脑源性神经营养因子的蛋白表达水平有关。附子多糖可缩短抑郁大鼠游泳不动时间，恢复大鼠正常体质量，还可提高海马神经元细胞数量，促进神经元再生。附子多糖可促进海马体神经的修复，增加 NeuN/BrdU 细胞与总 BrdU 细胞的比例。

十一、茯苓

本品为多孔菌科真菌茯苓 *Poria cocos*（Schw.）Wolf 的干燥菌核。多于 7 月至 9 月采挖，挖出后除去泥沙，堆置"发汗"后，摊开晾至表面干燥，再"发汗"，反复数次至现皱纹、内部水分大部散失后，阴干，称为"茯苓个"；或将鲜茯苓按不同部位切制，阴干，分别称为"茯苓块"和"茯苓片"。

功效主治：《神农本草经》载茯苓"味甘，平。主胸胁逆气，忧恚，惊邪，恐悸，心下结痛，寒热烦满，咳逆，口焦舌干，利小便。久服安魂养神，不饥，延年"。《药典》中载茯苓"甘、淡，平。归心、肺、脾、肾经"。具有利水渗湿、健脾、宁心的功效。用于水肿尿少，痰饮眩悸，脾虚食少，便溏泄泻，心神不安，惊悸失眠。

剂量与配伍：《伤寒论》中，茯苓桂枝甘草大枣汤中茯苓用量最大，多达半斤；在小青龙汤、茯苓桂枝白术甘草汤和茯苓四逆汤中均为四两，在其余方证中的剂量多为一两、二两或者三两。茯苓与猪苓、泽泻配伍，发挥淡渗利湿的功效，治疗水饮内停证，如五苓散、猪苓汤。茯苓与白术配伍，发挥健脾祛湿的功效，治疗阳虚饮停证，如茯苓桂枝白术甘草汤、附子汤、真武汤。茯苓与人参配伍，发挥宁心安神止悸的功效，治疗阴阳两虚之烦躁以及病入少阳、邪气弥漫，烦惊谵语等证，如茯苓四逆汤、柴胡加龙骨牡蛎汤。

现代研究：茯苓的主要化学成分为多糖类（主要成分是 β-（1→3）-D-葡聚糖）和三萜类，还含有甾体类、挥发油、脂肪酸、胆碱、氨基酸及微量元素等，具有促进水液代谢、调节胃肠道功能、镇定、降血糖、抗肿瘤、护肝、调节免疫功能、抗氧化、抗抑郁等药理作用。茯苓能够改善学习记忆和镇静催眠，机制与其味甘入脾能健脾宁心相关，其醋酸乙酯、石油醚及多糖拆分组分可能为其甘味的物质基础。硫酸茯苓多糖具有抗抑郁作用，其机制可能通过增强海马 GluR1 受体功能，进而上调海马 p-CREB 和 BDNF 蛋白表达有关。茯苓还能够通过激活 BDNF/TrkB 信号通路，促进去卵巢大鼠学习、记忆能力，改善认知行为。茯苓多糖可通过抑制 NF-κB 和 NLRP3 信号通路，减轻脂多糖（LPS）诱导的焦虑和抑郁样行为。研究表明，部分食药用真菌（如灵芝、茯苓、香菇、猴头菌以及冬虫夏草等）能够作用于微生物-肠-脑轴，通过调节单胺类神经递质等神经营养因子的分泌等方式缓解抑郁症状，有益于研发新型有效的食药用真菌来源抗抑郁药物和功能食品。

十二、柴胡

本品为伞形科植物柴胡 *Bupleurum chinense* DC. 或狭叶柴胡 *Bupleurum scorzonerifolium* Willd. 的干燥根。按性状不同，分别习称"北柴胡"和"南柴胡"。春、秋二季采挖，除去茎叶和泥沙，干燥。

功效主治:《神农本草经》载柴胡"味苦，平。主心腹，去肠胃中结气，饮食积聚，寒热邪气。推陈致新。久服轻身，明目，益精"。《药典》中载柴胡"辛、苦，微寒。归肝、胆、肺经"。具有疏散退热、疏肝解郁、升举阳气的功效，用于感冒发热，寒热往来，胸胁胀痛，月经不调，子宫脱垂，脱肛。

剂量与配伍:《伤寒论》中使用柴胡的方证共有 7 个，除四逆散外，其余 6 方均以柴胡命名，如小柴胡汤、柴胡桂枝汤、柴胡加龙骨牡蛎汤、柴胡桂枝干姜汤、大柴胡汤、柴胡加芒硝汤，统称为柴胡类方。柴胡在小柴胡汤、大柴胡汤和柴胡桂枝干姜汤中的用量最大，多达半斤；在柴胡桂枝汤、柴胡加龙骨牡蛎汤中的用量为四两；在柴胡加芒硝汤中的用量为二两十六铢；在四逆散中的用量为十分。配伍方面，柴胡配伍黄芩，擅清少阳经腑之邪热，如小柴胡汤；柴胡配伍桂枝，则少阳太阳同治，如柴胡桂枝汤；柴胡配伍大黄、芒硝，则少阳阳明同治，清解少阳，通下里实，如大柴胡汤、柴胡加芒硝汤；柴胡配伍重镇之品如龙骨、牡蛎、铅丹，治疗病入少阳、邪气弥漫、烦惊谵语等症；柴胡配伍枳实、芍药，疏肝解郁，透达阳气，治疗阳郁厥证。此外，观古今医案可知，柴胡类方广泛运用于情志疾病的辨证论治，疗效肯定，值得深入研究。

现代研究：柴胡中主要有皂苷类化合物、挥发油类、黄酮类、多糖类、香豆素类、甾醇类、多炔类成分以及色氨酸、木脂素、豆甾醇、赪桐甾醇等化合物。具有抗癌、抗抑郁、抗炎、抗氧化、保护心脏、保护肝脏、保护肾脏、解热镇痛、抗纤维化、抗病毒等药理作用。柴胡在临床上不仅用于抑郁症的治疗，而且在焦虑、癫痫、阿尔茨海默病和帕金森等多种精神神经疾病防治中也广泛应用。研究发现，柴胡抗抑郁成分柴胡皂苷 A、柴胡皂苷 D 和柴胡总皂苷等主要通过抑制神经细胞凋亡、调节单胺类神经递质、促进脑源性神经营养因子、调节神经炎症、影响免疫平衡、调节蛋白表达、改善肠道菌群等发挥抗抑郁作用。有研究利用慢性不可预知性温和应激模型小鼠悬尾和强迫游泳实验阐明 SSA 的抗抑郁作用，结果发现，柴胡皂苷 A 抗抑郁的作用靶点是催产素受体。柴胡皂苷 D 可通过促进 NLRP3 泛素化和抑制炎症小体激活、调节 Homer1-mGluR5 和 mTOR 信号通路发挥抗抑郁作用。柴胡皂苷 A 通过激活 tet1/dll3/notch1 信号传导并促进海马神经发生以改善小鼠的抑郁样行为。柴胡皂苷类和黄酮类是其防治精神神经疾病的共有物质基础，柴胡在精神神经系统性疾病中的作用是呈现网络状的多靶向调控，而非单一途径。

十三、半夏

本品为天南星科植物半夏 *Pinellia ternate*（Thunb.）Breit. 的干燥块茎。夏、秋二季采挖，洗净，除去外皮和须根，晒干。根据炮制方法的不同，半夏又分为法半夏（用甘草、生石灰炮制）、姜半夏（用生姜、白矾炮制）和清半夏（用白矾炮制）。

功效主治：《神农本草经》载半夏"味辛，平。主伤寒，寒热，心下坚，下气，喉咽肿痛，头眩胸胀，咳逆肠鸣，止汗"。《药典》中半夏"辛、温；有毒。归脾、胃、肺经"。具有燥湿化痰、降逆止呕、消痞散结的功效，用于湿痰寒痰，咳喘痰多，痰饮眩悸，风痰眩晕，痰厥头痛，呕吐反胃，胸脘痞闷，梅核气；外治痈肿痰核。本品有毒，不宜与川乌、制川乌、草乌、制草乌、附子同用；生品内服宜慎。

剂量与配伍：《伤寒论》中使用半夏的方证共有18个，剂量大部分为半升，柴胡桂枝汤、柴胡加龙骨牡蛎汤中半夏的用量均为二合半，苦酒汤中的用量为十四枚。半夏辛、温，归脾、胃、肺经，脾为生痰之源，肺为储痰之器，故半夏的主治证为湿痰寒痰，其配伍不同，则功效各异。如半夏配伍生姜，具有和胃降逆止呕之功效，治疗各种原因引起的呕吐之证，如小半夏汤、黄芩加半夏生姜汤、葛根加半夏汤。半夏配伍干姜，具有燥湿化痰、下气消痞之功效，治疗寒热错杂之痞证，如半夏泻心汤、生姜泻心汤、甘草泻心汤、旋覆代赭汤。半夏配伍厚朴，具有和胃除满之功效，治疗气滞腹满证，如厚朴生姜半夏甘草人参汤。半夏配伍细辛、干姜、五味子，具有化痰止咳之功效，治疗寒饮咳喘证，如小青龙汤、桂苓五味甘草去桂加干姜细辛半夏汤、苓甘五味加姜辛半夏杏仁汤。半夏配伍黄连、瓜蒌，具有涤痰散结之功效，治疗痰热结胸证，如小陷胸汤。

现代研究：半夏主要含有生物碱、挥发油、有机酸、甾醇类等成分，具有镇咳祛痰、镇吐止呕、抗炎、抗肿瘤、镇静催眠、抗溃疡、降血脂、妊娠毒性等药理作用。研究发现，半夏和掌叶半夏具有显著的镇静催眠作用，半夏对戊巴比妥诱导的睡眠有协同作用，能增加入睡小鼠数量，缩短睡眠潜伏期，延长睡眠时间，其镇静催眠作用可能与γ-氨基丁酸能系统有关。半夏能降低组织细胞内某些酶的活性，可通过交通阴阳来抑制中枢神经系统，从而起到催眠镇静的作用。半夏安神的机制主要有和胃安神、化痰安神以及交通阴阳，半夏的配伍、剂量和炮制与半夏安神功效的发挥密切相关，常用的安神配伍有半夏配秫米、半夏配夏枯草、半夏配黄连等；半夏治疗失眠的用量一般为12~150g，取安神功效时多重用；生半夏及半夏的各类炮制品均有安神功效。生半夏安神最佳剂量为60g，煎煮1小时，不宜长期用药。网络药理学预测表明，半夏中24-乙基胆甾醇-4-烯-3-酮、胍、黄芩素、黄芩苷、β-谷甾醇、豆甾醇等8个活性成分通过CASP3、CASP8、CASP9、VEGFA、ESR1、HIF1A和BCL2等20个共有靶点和人类免疫缺陷病毒1感染通路、弓形虫病通路、细胞凋亡通路、p53信号通路、HIF-1信号通路等81条通路发挥治疗癫痫的作用。研究发现，半夏总生物碱有缓解和改善帕金森病大鼠学习记忆功能的作用，机制可能与半夏总生物碱上调中脑黑质热休克蛋白70的表达有关。

条文索引

条文索引

方剂索引

主要参考书目

[1] 国家药典委员会. 中华人民共和国药典 2020 年版一部 [M]. 北京：中国医药科技出版社, 2020.

[2] 熊曼琪, 梅国强, 李赛美, 等. 伤寒论 [M]. 2 版. 北京：人民卫生出版社, 2011.

[3] 佚名. 神农本草经 [M]. 北京：中国医药科技出版社, 2018.

[4] 张锡驹. 伤寒论直解 [M]. 北京：中国中医药出版社, 2015.

[5] 陶弘景. 名医别录 [M]. 北京：人民卫生出版社, 1986.

[6] 陈修园. 伤寒论浅注 [M]. 北京：中国中医药出版社, 2016.

[7] 徐大椿. 伤寒论类方 [M]. 北京：中国中医药出版社, 2015.

[8] 柯琴. 伤寒来苏集 [M]. 上海：上海科学技术出版社, 2021.

[9] 成无己. 注解伤寒论 [M]. 北京：中国医药科技出版社, 2019.

[10] 吴谦. 医宗金鉴 [M]. 北京：中国中医药出版社, 1994.

[11] 周扬俊. 伤寒论三注 [M]. 杭州：浙江书局, 1887.

[12] 方有执. 伤寒论条辨 [M]. 上海：上海科学技术出版社, 2021.

[13] 王子接. 绛雪园古方选注 [M]. 北京：中国医药科技出版社, 2019.

[14] 程应旄. 伤寒论后条辨直解 [M]. 中国医药科技出版社, 2020.

[15] 尤在泾. 伤寒贯珠集 [M]. 北京：中国中医药出版社, 2008.

［16］刘渡舟，聂惠民，傅世垣.伤寒挈要［M］.北京：人民卫生出版社，2006.

［17］李培生.柯氏伤寒附翼笺正［M］.北京：人民卫生出版社，1986.

［18］张锡纯.医学衷中参西录［M］.太原：山西科学技术出版社，2009.

［19］汪琥.伤寒论辨证广注［M］.北京：中国中医药出版社，2016.

［20］方有执.伤寒论条辨［M］.上海：上海科学技术出版社，2021.

［21］陆渊雷.伤寒论今释［M］.北京：学苑出版社，2008.

［22］承淡安.承淡安伤寒论新注附针灸治疗法［M］.福州：福建科学技术出版社，2014.

［23］丹波元坚.皇汉医学精华书系伤寒论述义［M］.北京：中国医药科技出版社，2019.

［24］南京中医药大学.伤寒论译释［M］.上海：上海科学技术出版社，2010.

［25］张璐.伤寒缵论［M］.北京：中国中医药出版社，2015.

［26］吕震名.伤寒寻源［M］.北京：中国中医药出版社，2015.

［27］黄元御.伤寒悬解［M］.北京：中国中医药出版社，2012.

［28］陆渊雷.伤寒论今释［M］.北京：学院出版社，2008.

［29］秦之桢.伤寒大白［M］.北京：中国中医药出版社，2015.

［30］成无己.伤寒明理论［M］.北京：学苑出版社，2009.

［31］章楠.医门棒喝［M］.北京：中国医药科技出版社，2019.

［32］张隐庵.伤寒论集注［M］.上海：上海科学技术出版社，2021.

［33］李今庸.李今庸《金匮要略》释义［M］.北京：中国中医药出版社，2015.

［34］李培生. 柯氏伤寒附翼笺正［M］. 北京：人民卫生出版
社，1986.

［35］唐宗海. 伤寒论浅注补正［M］. 天津：天津科学技术出
版社，2010.

［36］喻嘉言. 尚论张仲景伤寒论三百九十七法［M］. 北京：
人民军医出版社，2011.

［37］吴又可. 温疫论［M］. 北京：中国医药科技出版社，
2019.

［38］吴瑭. 温病条辨［M］. 福州：福建科学技术出版社，
2010.

［39］钱潢. 伤寒溯源集［M］. 上海：上海科学技术出版社，
2021.

［40］许宏撰. 金镜内台方议［M］. 北京：人民卫生出版社，
1986.

［41］周学海. 读医随笔［M］. 北京：中国中医药出版社，
1997.

［42］章楠. 医门棒喝［M］. 北京：中国医药科技出版社，
2019.

［43］舒驰远. 舒驰远伤寒集注［M］. 北京：人民军医出版社，
2009.

［44］喻嘉言. 尚论篇［M］. 北京：学苑出版社，2009.

［45］李培生，刘渡舟. 伤寒论讲义［M］. 上海：上海科学技
术出版社，1985.

［46］孙国杰. 针灸学［M］. 2 版. 北京：人民卫生出版社，
2011.

［47］赵永厚. 中医神志病学［M］. 北京：中国中医药出版社，
2016.

［48］王永炎，张伯礼. 中医脑病学［M］. 北京：人民卫生出
版社，2007.

［49］马辛，毛富强. 精神病学［M］. 北京：北京大学医学出
版社，2019.

［50］陈伟. 精神心理疾病诊治基础与进展［M］. 长春：吉林
科学技术出版社，2019.